Produits de contraste en imagerie médicale

Optimiser leur utilisation

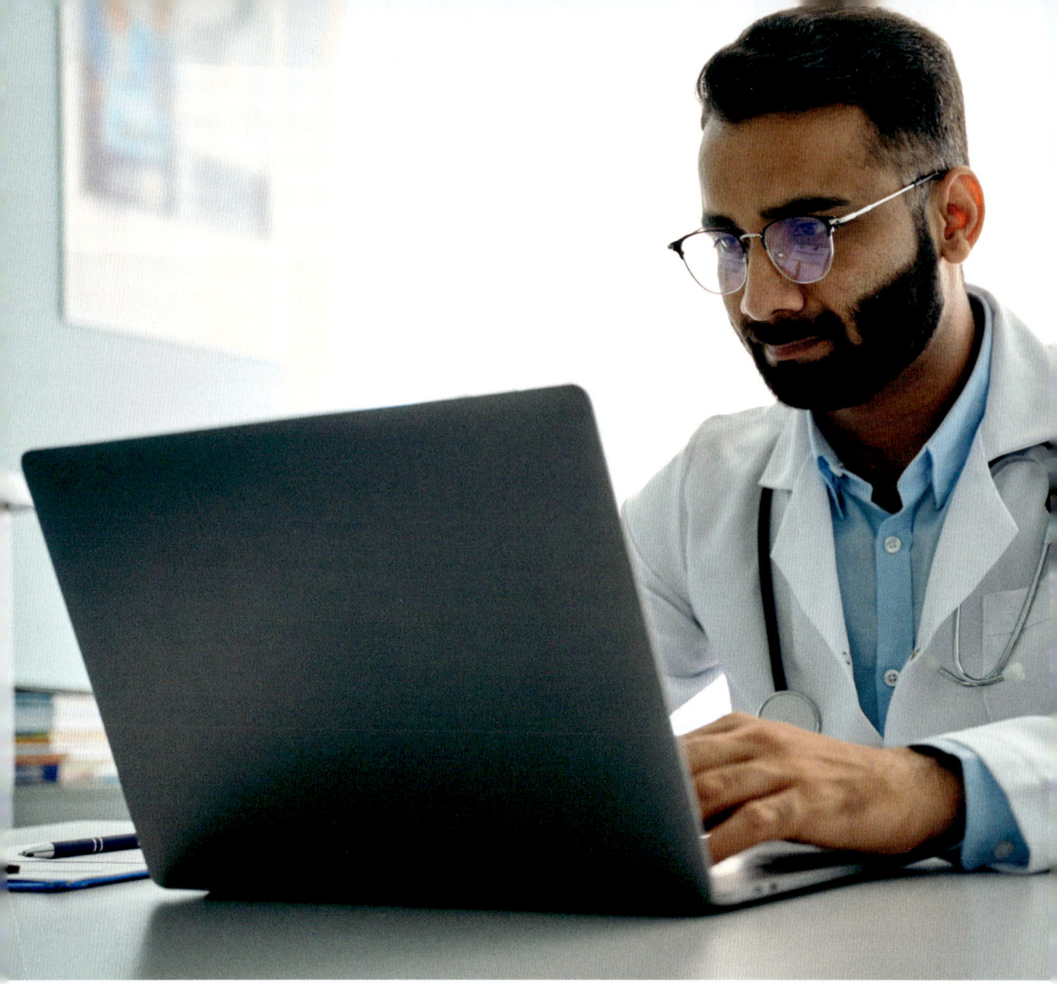

Imagerie médicale
PRATIQUE

Produits de contraste en imagerie médicale

Optimiser leur utilisation

Philippe Coquel
Radiologue,
centre d'imagerie du Faucigny, Cluses
Ancien interne de la région sanitaire de Lille et ancien assistant des hôpitaux de Roubaix

Elsevier Masson

ELSEVIER

Elsevier Masson SAS, 65, rue Camille-Desmoulins, 92442 Issy-les-Moulineaux cedex

Produits de contraste en imagerie médicale. Optimiser leur utilisation, par Philippe Coquel.

ISBN : 978-2-294-78671-6
e-ISBN : 978-2-294-78694-5

Sommaire

Préface

Philippe Coquel, membre actif du CIRTACI de la Société Française de Radiologie, nous propose un ouvrage extensif sur les produits de contraste, dans un texte clair et concis, regroupant les dernières références bibliographiques, et abondamment illustré. C'est un travail de synthèse remarquable et difficile, car les produits de contraste ont peu évolué depuis 20 ans, mais la connaissance de leurs effets secondaires (toxicité rénale, réactions d'hypersensibilité, toxicité du gadolinium…) a beaucoup changé et de vieilles notions persistent encore ça et là qu'il est nécessaire de faire évoluer.

Des crises sanitaires radiologiques (fibrose systémique néphrogénique et dépôts intra-cérébraux de gadolinium) sont venues nous rappeler tous les 7 ans qu'il fallait toujours être vigilant avec des produits qui finissent par être considérés comme anodins quand on les injecte par litres tous les jours sans aucun problème.

Les produits de contraste sont nos alliés indispensables à une radiologie de qualité qui apporte au patient et à son médecin référent le bon diagnostic pour le bon traitement, ou quand il guide l'acte de radiologie interventionnelle.

Ce livre aidera tout radiologue à rafraichir ses connaissances sur l'utilisation des produits de contraste.

Les premiers chapitres nous détaillent les molécules et leurs effets physiques en scanner et IRM. Philippe Coquel détaille ensuite la physio-pathologie des effets secondaires et la conduite à tenir, avec des notions très récentes sur l'hypersensibilité ou la toxicité rénale, et la sécurité du gadolinium, en accord avec les dernières recommandations du CIRTACI ou du Contrast Safety Committee de l'ESUR.

Avec la réforme de dispensation des produits de contraste qui remet le radiologue au centre de la responsabilité de l'injection, le chapitre 10 nous dévoile les recommandations très récentes de la SFR et des sociétés d'organe sur les indications indispensables des injections en scanner et IRM.

Les derniers chapitres sont aussi dans l'actualité avec une revue des différents injecteurs (importance cruciale pour le multi patient), l'écoresponsabilité du radiologue et les problématiques réglementaires.

Ce livre nous manquait, peu de personnes étaient capables de l'écrire, Philippe Coquel l'a fait.

Pr Olivier Clément
Responsable du groupe CIRTACI de la SFR
Chef de Service de Radiologie Hôpital Européen Georges Pompidou, APHP

Remerciements

Je tiens à remercier les laboratoires Bayer Healthcare, Bracco Imaging France, Cabanes Imaging, General Electric Healthcare et Guerbet pour leur collaboration.

Un grand remerciement à Monsieur Thibaut Leturgez, Monsieur Frederic Javanaud et Madame Laurence Julien pour leurs conseils éclairés tout au long de la rédaction de cet ouvrage.

Un remerciement tout particulier au docteur Françoise Landure et à Monsieur Guillaume Rezoagli pour leur disponibilité, la qualité des échanges et leurs précieuses informations.

Cet ouvrage n'aurait pu voir le jour sans les initiatives de Jean-Philippe Masson, président de la Fédération nationale des médecins radiologues (FNMR), dès 2017 pour optimiser l'usage des produits de contraste avec en particulier l'introduction de l'utilisation multipatient, et les actions du Professeur Olivier Clément, président du Comité interdisciplinaire de recherche et de travail sur les agents de contraste en imagerie (CIRTACI), qui m'a permis d'intégrer ce groupe, de participer à l'élaboration des fiches SFR CIRTACI et m'a invité à plusieurs reprises aux sessions sur les produits de contraste des Journées francophones de radiologie.

Tout au long du projet, l'équipe de Elsevier Masson a été présente et je tiens à remercier particulièrement Monsieur Pierre Gondran et Madame Séverine Rolland pour la qualité de leur relecture et de leurs remarques.

Philippe Coquel

Abréviations

AINS	Anti-inflammatoire non stéroïdien
AKI	*Acute Kidney Injury*
AMM	Autorisation de mise sur le marché
AP	Abdominopelvien
ARM	Angiographie par résonance magnétique
AUC	Aire sous la courbe
CA-AKI	*Contrast-Associated Acute Kidney Injury*
CHC	Carcinome hépatocellulaire
CI-AKI	*Contrast-Induced Acute Kidney Injury*
CIRTACI	Comité interdisciplinaire de recherche et de travail sur les agents de contraste en imagerie
cMOAT	*canalicular Multispecific Organic Anion Transporter 1*
DAI	Débit d'administration d'iode
DFGa	Débit de filtration glomérulaire absolu
DFGe	Débit de filtration glomérulaire estimé
DIE	Détecteur à intégration d'énergie
DRESS	*Drug Reaction with Eosinophilia and Systemic Symptoms*
DTPA	Acide diéthylène triamine penta-acétique
EAACI	*European Academy of Allergy and Clinical Immunology*
EC	Extracellulaire
EPC	Extravasation de produit de contraste
ESUR	*European Society of Urogenital Radiology*
FC	Fréquence cardiaque
FDA	*Food and Drug Administration*
FSN	Fibrose systémique néphrogénique
GDD	*Gadolinium Deposed Disease*
HS	Hépato-spécifique
HTA	Hypertension artérielle
ICRP	*International Commission on Radiological Protection*
IgE	Immunoglobuline E
IMV	Image monoénergétique virtuelle
IRA	Insuffisance rénale aiguë
IRA-IC	Insuffisance rénale aiguë induite par les produits de contraste
IRA-PC	Insuffisance rénale aiguë post-contraste
IRM	Imagerie par résonance magnétique
IV	Intraveineux
KDIGO	*Kidney Disease Improving Global Outcomes*

LCS	Liquide cérébrospinal
MICI	Maladies inflammatoires chroniques de l'intestin
mp-MRI	IRM multiparamétrique
MRP	*Multidrug Resistance-associated Protein*
OATP	*Organic Anion Transporting Polypeptide*
PA	Pression artérielle
PACS	*Picture Archiving and Communication System*
PC	Produit de contraste
PCD	Détecteur à comptage de photons
PCG	Produit de contraste gadoliné
PCI	Produit de contraste iodé
PEAG	Pustulose exanthématique aiguë généralisée
POA	Procédés d'oxydation avancés
RC	Réaction croisée
RCP	Résumé des caractéristiques du produit
RH	Réaction d'hypersensibilité
RIS	*Radiology Information System*
ROI	Région d'intérêt
RX	Rayons X
SAGE	*Symptoms Associated With Gadolinium Exposure*
SNC	Système nerveux central
SPD	Sous-produits de désinfection
SPGR	Séquence à gradient dégradé amélioré par contraste
TAP	Thoraco-abdomino-pelvien
TDM	Tomodensitométrie
TIVAD	*Totally Implantable Venous Acces Device*
TOF	*Time of Flight*
TR	Terres rares
TTP	Temps jusqu'au pic
UH	Unités Hounsfield
USPIO	Particules d'oxyde de fer superparamagnétiques ultra-petites
VST	Volume sanguin total

CHAPITRE

1

Produits de contraste iodés

PLAN DU CHAPITRE

Produits de contraste en imagerie médicale

> « La connaissance s'acquiert par l'expérience, tout le reste n'est que de l'information. »
>
> Albert Einstein

Les produits de contraste iodés (PCI) sont largement utilisés en radiologie en raison de leur apport diagnostique, de leur sécurité, de leur excrétion rapide et de leur facilité d'utilisation. L'utilisation des produits de contraste iso-osmolaires et de faible osmolarité a dépassé 4 milliards d'injections entre 1985 et fin 2024. Ils sont principalement utilisés en tomodensitométrie (TDM), en angiographie et en imagerie de l'appareil digestif et urinaire. Ils atténuent directement les rayons X dans les vaisseaux et les organes et cavités vascularisés.

Évolution des produits de contraste iodés

> **« L'histoire des produits de contraste est intimement liée à celle de la radiologie depuis ses débuts. »**
>
> Pr Jean-François Moreau

E. Haschek et O. Lindenthal réalisent la première angiographie en injectant un produit à base de mercure, de paraffine et de chaux dans les veines d'une main amputée un mois seulement après la découverte des rayons X en janvier 1896 à Vienne (Autriche).
En 1921, Jean-Athanase Sicard et Jacques Forestier réalisent la première myélographie pour une suspicion de tumeur médullaire en utilisant une huile iodée, le Lipiodol, inventée par Marcel Guerbet et Laurent Lafay en 1901.
En 1929, le premier produit iodé hydrosoluble, commercialisé sous le nom d'Urosélectan® par Schering AG (maintenant Bayer HealthCare), est utilisé en urographie intraveineuse.
Entre 1929 et 1968, de nombreux produits iodés hydrosolubles hyperosmolaires sont créés.
Sensibilisé par les douleurs ressenties par ses patients au cours d'artériographies, le radiologue suédois Torsten Almén révolutionne la conception des produits de contraste iodé à destinée intravasculaire en développant à partir de 1968 le métrizamide, un produit de contraste monomère non ionique à faible osmolarité, au sein d'une petite société norvégienne dénommée Nyegaard & Co. Le métrizamide est commercialisé en 1974 sous le nom d'Amipaque® et il accompagne ainsi les premiers scanners vendus depuis 1972. L'iopamidol (Iopamiron®) est le premier monomère non ionique prêt à l'emploi, commercialisé par Bracco à partir de 1981. Suivent de nombreuses spécialités : l'iohexol (Omnipaque®) en 1982, l'iopromide (Ultravist®) en 1985, l'ioversol (Optiray®) en 1989, l'ioméprol (Iomeron®) en 1994 ainsi que l'iobitridol (Xenetix®). L'iodixanol, seul dimère non ionique iso-osmolaire (Visipaque®), est commercialisé en 1993.
Les effets secondaires hypertoniques et chimiotoxiques sont considérablement réduits avec les produits de contraste non ioniques de faible osmolarité, condition préalable à l'utilisation en TDM et aux techniques interventionnelles endovasculaires.

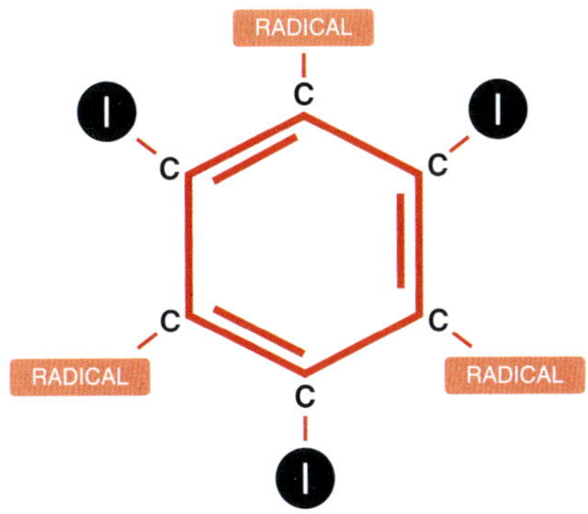

Figure 1.1. Organisation générale des produits de contraste : cycle benzénique avec trois atomes d'iode qui alternent avec trois chaînes latérales.
Source : Cobos Alonsoa J, Fontenla-Martínez C, Concepción Aramendía L, Bernabé García JM, Arenas-Jiménez JJ. Introduction to iodinated contrasts: Properties, intravenous administration and distribution throughout the body. Radiología 2024 ;66 :S3–S14.

Caractéristiques des produits de contraste iodés

Composition

Les différentes molécules de PCI sont formées d'un cycle benzénique avec trois atomes d'iode qui alternent avec trois chaînes latérales, ce qui donne un médicament stable et un risque réduit de toxicité pouvant être provoquée par la libération d'iode (figures 1.1 et 1.2). Les radicaux associés aux trois atomes de carbone restants augmentent la solubilité de la molécule et facilitent son élimination. Selon leur composition, ces radicaux peuvent être associés ou non à des charges ioniques. Les molécules sont monomériques ou dimériques selon qu'elles ont un ou deux cycles benzéniques.
Les produits utilisés actuellement en injection vasculaire sont non ioniques, essentiellement des monomères et un dimère. Lors de la dilution, ils se dissocient sans produire de charges ioniques. Les radicaux sont de type hydroxyle, éther et/ou amide, qui interagissent avec les molécules d'eau pour augmenter l'hydrophilie.

Osmolarité et osmolalité

L'osmolarité est définie comme le nombre de particules osmotiquement actives par litre de solution (Osm/l) et l'osmolalité comme le nombre de particules osmotiquement actives par kilogramme de solvant pur (Osm/kg). L'osmolarité prend en compte le volume total de la solution, y compris le solvant et le soluté, tandis que l'osmolalité ne prend en compte que le poids du solvant, sans tenir compte du volume de la solution. On parle d'osmolalité (Osm/kg) dans les RCP car c'est la mesure chimique la plus stable lors des tests physiques pharmaceutiques, moins soumise aux variations d'environnement des mesures. L'osmolarité permet de mesurer la concentration des particules dans le sang ou dans les urines, ce qui impacte le patient. C'est une mesure plus biologique.
En pratique, les deux termes sont souvent utilisés de manière interchangeable, car la différence entre eux est généralement négligeable pour les solutions diluées.

Cependant, pour les solutions concentrées, l'osmolalité peut être significativement différente de l'osmolarité.

Les produits de contraste iodés sont classés en trois catégories : à osmolarité élevée (quatre à sept fois supérieure à l'osmolarité du sang, c'est-à-dire supérieure à 1 400 mOsm/l), à faible osmolarité (environ deux fois supérieure au niveau sanguin : 400 à 800 mOsm/l) et à iso-osmolarité (osmolarité similaire à celle du sang : 290 mOsm/l).

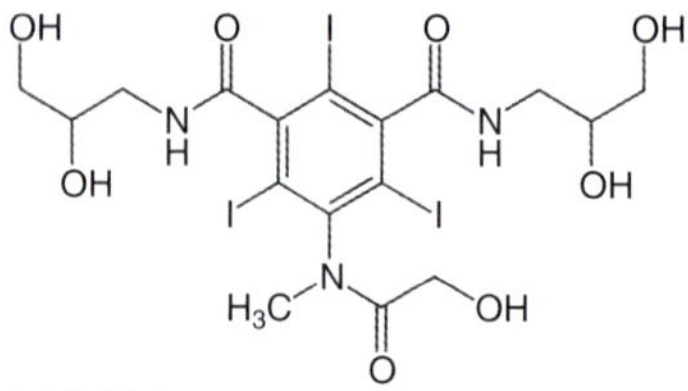

iobitridol

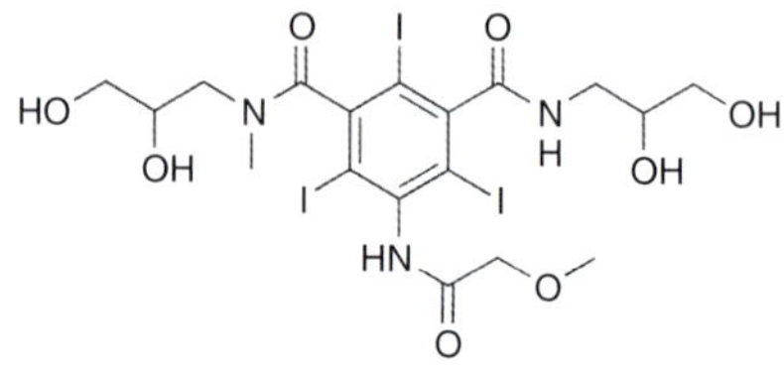

iopromide

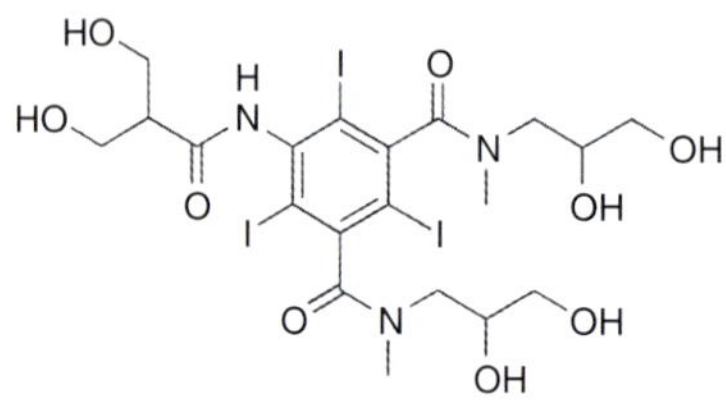

ioméprol

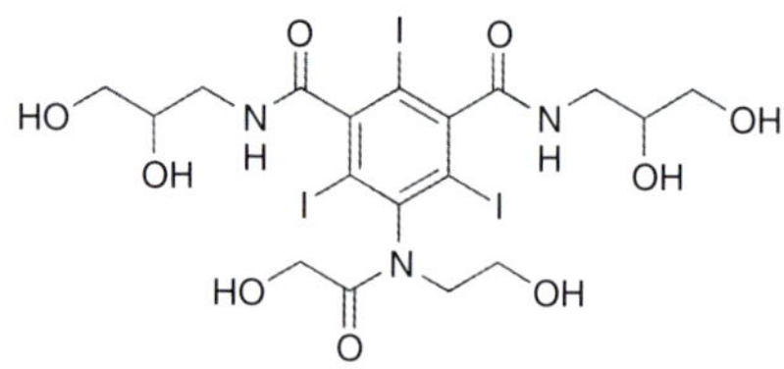

ioversol

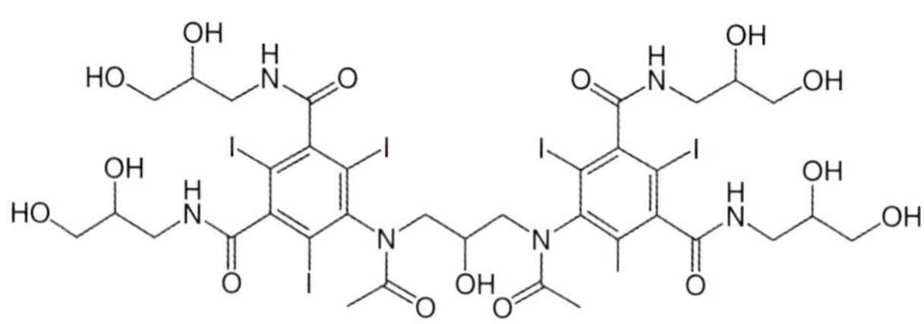

iodixanol

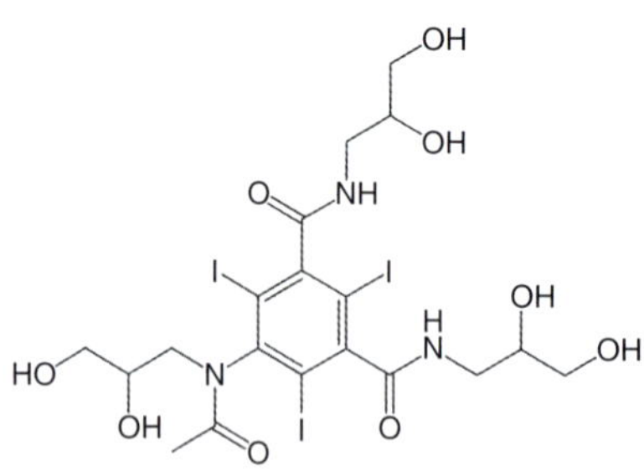

iohexol

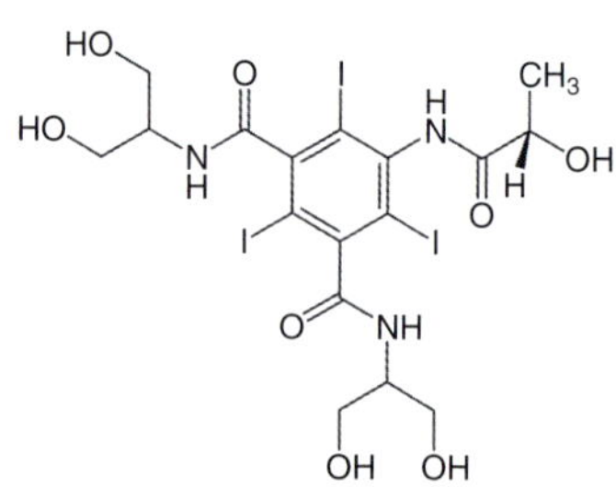

iopamidol

Figure 1.2. Formules chimiques des produits de contraste iodés.

Lorsque les PCI ioniques monomères se dissolvent, ils se dissocient en deux particules, ce qui entraîne une augmentation des particules en solution et donc de l'osmolarité. Compte tenu de leurs effets secondaires, l'usage des contrastes ioniques à osmolarité élevée est actuellement réservé aux contrastes entériques et intracavitaires.

L'osmolarité augmente avec la concentration en iode, exprimée en milligrammes d'iode par millilitre de solutés dans la solution, liée à l'augmentation du nombre de molécules par millilitre. Cependant, à concentration égale en iode, elle peut être différente selon les molécules, variant ainsi pour une concentration de 350 mg d'Iode/ml de 618 à 915 mOsm/l.

Les dimères non ioniques produisent moins de particules en solution à concentration d'iode égale que les monomères, ce qui leur permet d'atteindre l'iso-osmolarité grâce à l'ajout d'électrolytes.

Viscosité

La viscosité, résistance d'un fluide à la déformation, dépend de la taille de la molécule (viscosité plus élevée dans les dimères), de la concentration en iode (plus la concentration est élevée, plus la viscosité est élevée), de la solubilité et de la température (la viscosité augmente lorsque la température diminue).

Une viscosité accrue entraîne un ralentissement de la microcirculation et du transit glomérulaire et tubulaire.

Teneur en iode

La teneur en iode est plus élevée par molécule dans les produits de contraste dimériques que dans les monomères.

Classification des produits de contraste iodés et leurs présentations

Le tableau 1.1 rappelle leurs caractéristiques principales.

La concentration des PCI peut varier de 150 à 400 mg d'Iode/ml. Il existe également différentes formes de présentation, notamment des conditionnements unipatient de 10 à 200 ml et multipatients généralement de 200 à 500 ml, en flacon de verre ou en propylène ainsi que sous forme de seringues préremplies. Les présentations et conditionnements peuvent varier selon les pays.

Le Lipiodol, produit de contraste iodé liposoluble utilisé historiquement en bronchographie, hystérosalpingographie et myélographie, reste utilisé dans le diagnostic des lésions hépatiques (diagnostic par voie artérielle hépatique sélective de l'extension hépatique des lésions malignes hépatiques ou non) et dans l'embolisation chirurgicale, en association avec des colles chirurgicales lors d'embolisations vasculaires, et, plus rarement, en lymphographie.

Tableau 1.1. Caractéristiques principales des produits de contraste iodés.

			Concentration iode (mg d'Iode/ml)	Osmolalité (mOsm/kg)
Monomères non ioniques				
iopromide	Ultravist®	Bayer Healthcare	150 ; 240 ; 300 ; 370	328 ; 483 ; 607 ; 774
iohexol	Omnipaque®	GE Healthcare	180 ; 240 ; 300 ; 350	408 ; 520 ; 672 ; 844
iopamidol	Iopamiron®	Bracco	200 ; 250 ; 300 ; 370	413 ; 524 ; 626 ; 796
ioméprol	Iomeron®	Bracco	150 ; 250 ; 300 ; 350 ; 400	301 ; 435 ; 521 ; 618 ; 726
ioversol	Optiray®	Guerbet	240 ; 300 ; 320 ; 350	502 ; 651 ; 702 ; 792
iobitridol	Xenetix®	Guerbet	250 ; 300 ; 350	585 ; 695 ; 915
Dimères non ioniques				
iodixanol	Visipaque®	GE healthcare	270 ; 320	290 ; 290

Physique de l'atténuation des rayons X par contraste iodé

En tomodensitométrie, l'atténuation du faisceau de rayons X lorsqu'il traverse les tissus cibles est mesurée en comparant la quantité de rayonnement émis à celle reçue par les détecteurs. Cette atténuation va varier selon les tissus traversés.

Sur les scanners monoénergétiques, une différence de potentiel de 70 à 120 kVp est utilisée, générant un faisceau de rayonnement de freinage *Bremsstrahlung* avec un spectre continu d'énergies de 0 à 120 keV (figure 1.3), qui interagit avec le matériau qu'il traverse. Les deux principales interactions qui se produisent dans cette gamme d'énergie sont l'effet photoélectrique et la diffusion Compton (figure 1.4).

L'effet photoélectrique résulte de l'interaction du photon avec un électron dans les couches les plus internes ayant l'énergie de liaison la plus élevée. La couche K est la plus étroitement liée au noyau. Le photon est absorbé et l'électron est libéré. Pour que cette interaction se produise, l'énergie du photon doit être supérieure à l'énergie de liaison de la couche électronique au noyau. La probabilité de cet effet augmente avec des valeurs de keV légèrement supérieures à l'énergie de liaison de la couche K, appelée « bord-K » (K-edge). Cette énergie de liaison varie pour chaque élément et augmente avec un numéro atomique (Z) plus élevé. Plus la densité des éléments à Z élevé est élevée, plus l'effet photoélectrique est susceptible de se produire.

La diffusion Compton se produit lorsque les électrons les plus externes et quasi libres interagissent. Dans ce phénomène, le photon incident change de direction et donne une partie de son énergie à l'électron.

L'absorption des rayons X par l'iode est maximale aux environs de 33,2 kEv avec l'effet photoélectrique (figure 1.5). Pour s'en approcher, les kVp doivent être diminués le plus possible : soit vers 70 à 80 kVp avec les scanners monoénergétiques, soit avec des images monoénergétiques virtuelles à faible énergie (40 keV) dans les scanners multiénergé-

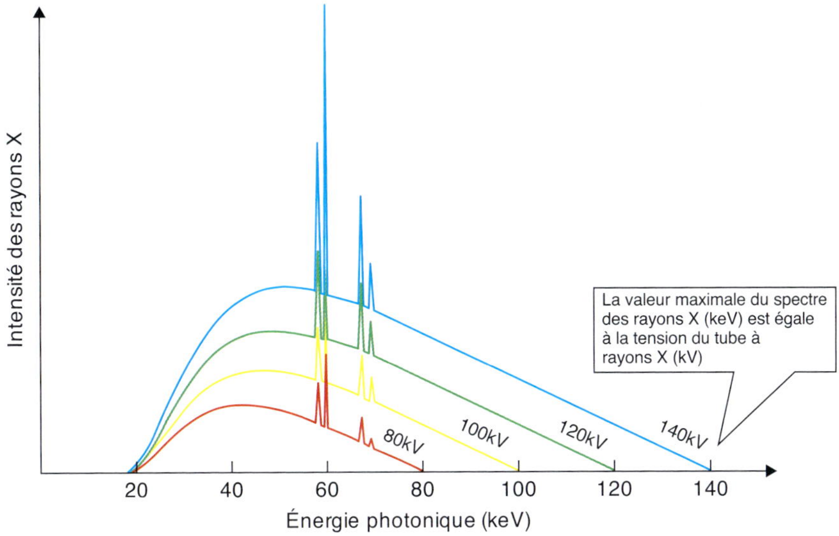

Figure 1.3. Le spectre des rayons X varie en fonction de la tension du tube.
Source : Tatsugami F, Higaki T, Nakamura Y, Honda Y, Awai K. Dual-energy CT: minimal essentials for radiologists. Jpn J Radiol 2022;40(6):547–59.

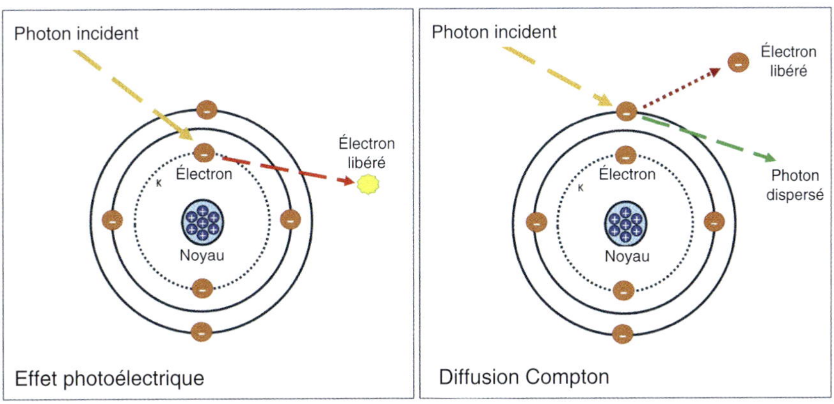

Figure 1.4. Effet photoélectrique et diffusion Compton.
Source : Cobos Alonsoa J, Fontenla-Martínez C, Concepción Aramendía L, Bernabé García JM, Arenas-Jiménez JJ. Introduction to iodinated contrasts: Properties, intravenous administration and distribution throughout the body. Radiología 2024;66 :S3–S14.

tiques avec la technologie spectrale ou par comptage photonique. Inversement, cet effet diminue à mesure que le kilovoltage augmente (140 à 200 kVp) et l'atténuation des rayons X par l'iode est alors moindre (figure 1.6).

Remarque

L'optimisation de l'utilisation des PCI commence par l'optimisation des protocoles TDM.

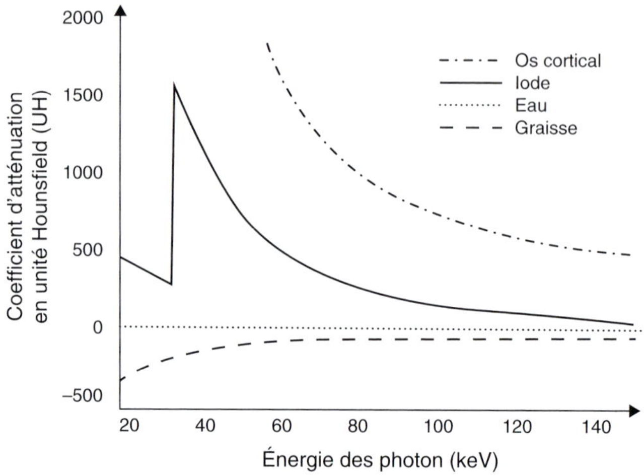

Figure 1.5. Absorption des rayons X par l'iode maximale aux environs de 33,2 kEv avec l'effet photoélectrique.
Source : Tatsugami F, Higaki T, Nakamura Y, Honda Y, Awai K. Dual-energy CT: minimal essentials for radiologists. Jpn J Radiol 2022;40(6):547–59.

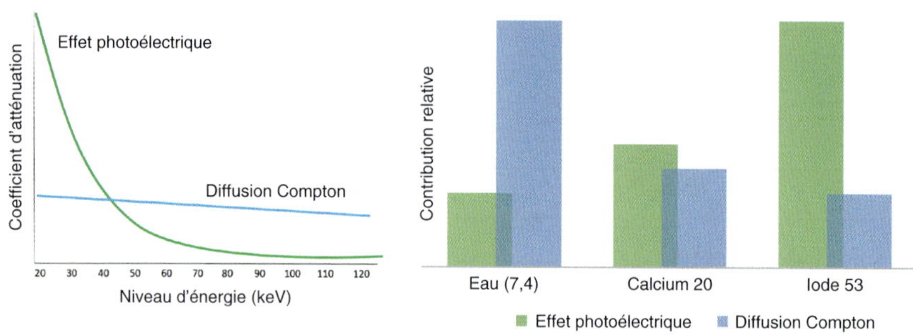

Figure 1.6. Comparaison entre l'effet photoélectrique et Compton sur des composants de numéro atomique différent en fonction du niveau d'énergie (en keV).
Source : Villanueva Campos A, Canales Lachén E, Suevos Ballesteros C, Alarcón Rodríguez J. Multi-energy CT and iodinated contrast. Radiologia (Engl Ed) 2024:66(2):S29–S35.

Pharmacocinétique et distribution des produits de contraste iodés administrés par voie intraveineuse

Le rehaussement est l'augmentation de l'atténuation (en unités Hounsfield, UH) d'une structure par rapport à l'examen sans injection. Cette augmentation est directement liée à la concentration plasmatique et tissulaire du contraste iodé.

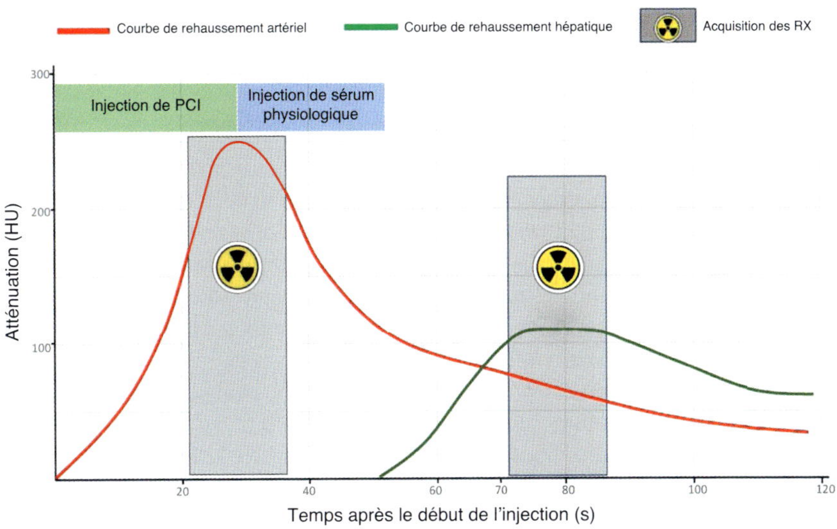

Figure 1.7. Courbes de rehaussement artériel (rouge) et hépatique (vert) après administration d'un produit de contraste iodé avec un protocole en bolus unique. Les rectangles gris représentent les moments d'acquisition de l'image au temps artériel et portal.
Adapté de Arenas-Jiménez JJ, Bernabé García JM, Fernández Suárez G, Calvo Blanco J. Optimising the use of iodinated contrast agents in CT scans: Vascular, visceral, multiphasic and split-bolus examinations. Radiologia (Engl Ed) 2024:66(2):S15–S28.

Distribution

La voie intraveineuse intravasculaire est la plus courante. Le PCI passe dans le flux veineux périphérique puis dans les cavités cardiaques droites, la circulation pulmonaire, avant de revenir vers les cavités cardiaques gauches, puis vers les organes et les tissus, et de nouveau dans le flux veineux.

Tous les PCI disponibles ont une pharmacocinétique similaire. Ces petites molécules à distribution extracellulaire ont un taux négligeable de liaison aux protéines (1 à 3 %), ce qui leur donne une grande capacité de diffusion dans l'espace interstitiel.

Après administration intraveineuse, on décrit deux étapes (figure 1.7) :

- **phase de distribution** : la concentration plasmatique de PCI atteint son maximum juste après l'injection. Le PCI diffuse ensuite rapidement dans l'espace interstitiel des différents tissus et organes. La concentration plasmatique diminue ensuite fortement jusqu'à atteindre l'équilibre entre les concentrations plasmatique et interstitielle quelques minutes après l'injection. Cette distribution n'est pas homogène et dépend de facteurs tels que la perfusion, la microvascularisation, le volume de l'organe et la composition tissulaire. Les organes centraux (rein, rate, foie), vascularisés et bien perfusés, sont fortement opacifiés dès le premier passage, et les tissus périphériques moins bien perfusés (muscles, tissus adipeux ou os) plus faiblement ;

- **phase d'élimination** : après avoir atteint l'équilibre des concentrations plasmatique et interstitielle, le PCI commence à être éliminé par filtration glomérulaire de manière uniforme, plus lentement.

Facteurs influençant la distribution

Trois phénomènes vont influer sur la distribution intraveineuse du PCI :

- dilution : au fur et à mesure de sa progression, le PCI se dilue dans le sang, ce qui réduit l'opacification des sites éloignés du site d'injection ;
- phénomène de recirculation : les voies circulatoires sont multiples et différentes. Certains organes se rehaussent plus tôt en raison d'une plus grande vascularisation (comme la rate) et/ou d'une proximité avec le site d'injection, et contribuent plus tôt au passage du produit de contraste dans le système veineux. Le temps de transit moyen pour la recirculation est de 15 à 40 s. Le phénomène de recirculation peut contribuer à renforcer le rehaussement en contraste d'un organe ; il dépendra de la durée de l'injection ;
- perturbation hémodynamique : le débit d'injection accélère le flux intrinsèquement plus lent du sang veineux périphérique, réduisant la durée de passage du bolus.

Ces phénomènes affectent principalement les études vasculaires avec un débit d'injection élevé (3 à 5 ml/s). Lors d'injections courtes (jusqu'à 15 s), le pic de rehaussement aortique sera peu affecté par la contribution du PCI recirculant. Si l'injection est plus longue, le rehaussement initial est rapide, suivi d'une augmentation progressive jusqu'au pic et une diminution progressive.

Métabolisme et élimination

Les PCI ne sont pas métabolisés et, chez les sujets sains, ils sont éliminés par excrétion rénale via la filtration glomérulaire, sans réabsorption tubulaire significative. La voie extrarénale est insignifiante, mais peut atteindre jusqu'à 20 % chez les patients atteints d'insuffisance rénale, habituellement par les voies biliaires, mais aussi par les voies intestinales ou transmuqueuses et, dans une bien moindre mesure, par la salive, la sueur et les larmes (élimination vicariante). Du produit de contraste peut être vu dans la vésicule biliaire sur des examens TDM réalisés quelques heures après une injection de PCI.

Les molécules ne traversent pas la barrière hémato-encéphalique intacte, mais peuvent traverser la barrière placentaire et diffuser dans le liquide cérébrospinal (LCS).

Facteurs qui déterminent le rehaussement des structures anatomiques

Le PCI est administré en TDM pour délimiter les structures anatomiques et détecter des pathologies grâce aux différences d'atténuation obtenues par la distribution du PCI. Le rehaussement lié au PCI en TDM est affecté par de nombreux facteurs qui dépendent du patient, du PCI et de l'équipement utilisé.

Selon les indications, il est nécessaire d'obtenir une phase vasculaire, une phase parenchymateuse ou viscérale, les deux, ou encore d'évaluer le rehaussement viscéral à

différents temps notamment tardif (lésion hépatique) ou un rehaussement excrétoire (uroscanner).
La capacité d'atténuation des RX du PCI dépend de la quantité d'iode injectée par seconde pour les examens vasculaires et de la quantité d'iode totale, liée à la concentration et au volume injecté, pour les examens viscéraux.

Étude vasculaire

Le débit ou taux d'administration d'iode (DAI) est l'élément essentiel. C'est la quantité d'iode délivrée par seconde, définie par le débit du PCI en millilitres par seconde (ml/s) et la concentration d'iode du PCI (C), exprimée en milligrammes d'iode par millilitre (mg d'Iode/ml). Le DAI permet de calculer le débit volumique du PCI (D) qui correspond au débit d'administration de l'iode divisé par la concentration du PCI.

$$\mathrm{DAI}(\mathrm{mg\,Iode/s}) = \mathrm{C}(\mathrm{mg\,d'Iode/ml}) \times \mathrm{D}(\mathrm{ml/s})$$

$$\mathrm{D}(\mathrm{ml/s}) = \frac{\mathrm{DAI}(\mathrm{mg\,Iode/s})}{\mathrm{C}(\mathrm{mg\,d'Iode/ml})}$$

Optimisation du rehaussement dans les études de tomodensitométrie vasculaire

Les radiologues et les techniciens en imagerie doivent parfaitement connaître les capacités techniques du scanner utilisé et adapter les protocoles d'injection de contraste en conséquence pour réduire les doses d'iode et de RX. Avec un mauvais protocole, du PCI peut être encore injecté alors que l'acquisition est terminée ou une acquisition réalisée alors que le PCI n'est pas encore arrivé (angioscanner des membres inférieurs, par exemple).
Le délai et le temps d'acquisition varient en fonction du scanner, de même que la possibilité d'obtenir en routine pour la plupart des patients des examens abdominaux à 80 voire 70 kV de bonne qualité — en particulier grâce à la puissance des tubes fournissant un milliampérage suffisant à bas kV, aux reconstructions itératives et à l'apprentissage profond pour réduire le bruit.
Les protocoles doivent toujours être personnalisés, en les adaptant à l'examen, au patient et à la machine utilisée.
Une injection avec un débit d'administration d'iode par seconde élevé entraîne une augmentation rapide de l'atténuation vasculaire, qui est suivie d'une diminution tout aussi rapide dans le cas d'une injection de courte durée (figure 1.8). L'acquisition au cours d'une angio-TDM doit coïncider avec le moment de la plus grande atténuation dans le vaisseau souhaité. L'étude doit commencer le plus près possible du pic, le niveau d'atténuation vasculaire maintenu tout au long de l'examen et pendant toute la durée de l'acquisition, ce qui détermine le délai entre le début de l'examen et l'atteinte du pic et la durée d'injection avec une marge de sécurité en fonction de la direction du flux dans la zone étudiée, de l'étendue et de la durée de l'examen. L'optimisation du délai

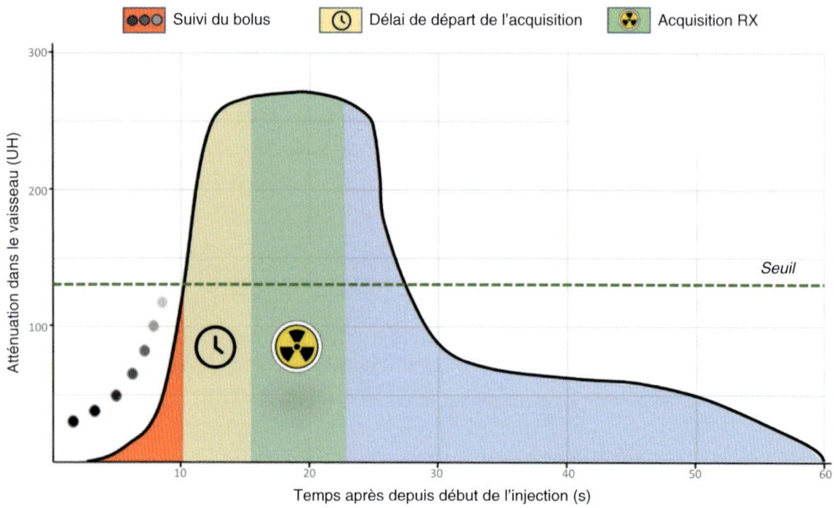

Figure 1.8. Courbe d'atténuation dans un vaisseau lors d'une injection de PCI à débit élevé lors d'un angioscanner.
La première phase correspond au suivi du bolus dans la zone d'intérêt déterminée (en rouge).
Lorsque le seuil prédéfini est atteint (ligne verte en pointillés), le décompte du temps de retard pour le début de l'acquisition commence (en jaune). L'acquisition du scanner commence ensuite (en vert), qui doit coïncider avec les valeurs de plus grande atténuation dans le vaisseau d'intérêt.
Source : Arenas-Jiménez JJ, Bernabé García JM, Fernández Suárez G, Calvo Blanco J. Optimising the use of iodinated contrast agents in CT scans : Vascular, visceral, multiphasic and split-bolus examinations. Radiologia (Engl Ed) 2024:66(2):S15–S28.

Tableau 1.2. Débit d'administration de l'iode selon le kilovoltage.

	80 kV	100 kV	120 kV
Angio-TDM	0,8 à 1,0 g I/s	1,0 à 1,3 g I/s	1,2 à 1,6 g I/s
Coro-TDM	1,3 g I/s	1,6 g I/s	2 g I/s

d'acquisition et de la durée d'acquisition en fonction de la durée du plateau permet d'optimiser la durée de l'injection et donc la dose si l'examen n'est que vasculaire.
Le choix du débit d'administration d'iode dépend du vaisseau étudié, étant plus élevé pour les artères coronaires et plus bas pour l'aorte et ses branches ou les artères pulmonaires. Il est ensuite adapté aux kV utilisés pour l'acquisition, pouvant être réduit avec des kV bas (tableau 1.2).
Une valeur d'atténuation de 300 UH est adaptée à l'étude d'un vaisseau, quelle que soit sa localisation (figure 1.9). Ces valeurs de référence sont à ajuster en fonction des scanners utilisés, des patients et des indications.
Différents éléments vont intervenir pour établir le protocole.

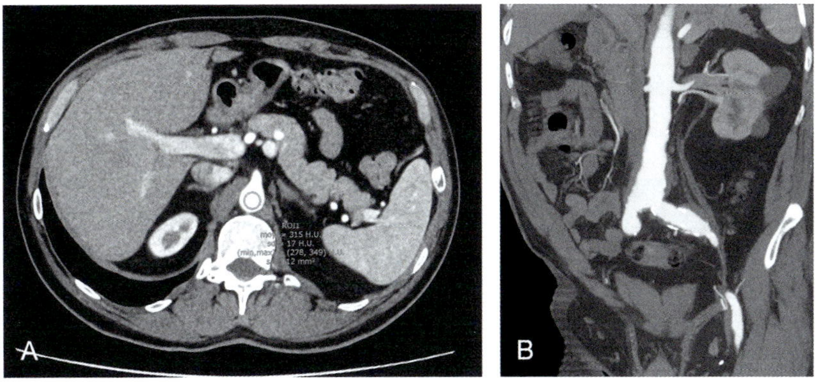

Figure 1.9. Opacification aortique satisfaisante.
A. 315 UH au cours du temps arteriel d'une tomodensitométrie abdominopelvienne. **B.** Au cours d'un angioscanner de l'aorte abdominale pour anévrisme.

Délai d'acquisition

Trois méthodes existent pour déterminer le délai d'émission des RX après l'administration du produit de contraste pour l'étude artérielle. Elles seront strictement similaires pour l'injection de produits de contraste gadolinés (PCG) en IRM.

Délai fixe

Délai identique systématique à tous les patients en fonction de la phase à acquérir, fondé sur la physiologie connue de la circulation sanguine dans une région anatomique spécifique ou sur l'expérience antérieure. Il ne tient pas compte du débit cardiaque du patient au moment de l'examen : le risque de rehaussement inadéquat est élevé.

Bolus de test

Injection d'un petit bolus de test (10 à 20 ml) de PCI. Une seule coupe transversale à faible énergie déterminée sur le topogramme est acquise, dans lequel une région d'intérêt (ROI) est placée sur un organe cible, généralement une structure vasculaire. Après 5 à 10 s, plusieurs images séquentielles sont prises, enregistrant une courbe d'intensité de rehaussement en fonction du temps dans la ROI. Le temps nécessaire pour obtenir le rehaussement de contraste maximal souhaité du bolus de test permet d'établir le début de l'acquisition. Le bolus de test et le bolus de diagnostic doivent être injectés au même débit. En cas d'injection longue, le calcul du début de l'acquisition doit être adapté, car la courbe de rehaussement est plus longue et asymétrique en raison de la recirculation.

Suivi du bolus

Similaire à la méthode du bolus test, mais en utilisant la dose complète du PCI. La ROI est placée sur un vaisseau cible et la densité en unités Hounsfield (UH) est enregistrée au fil du temps. L'acquisition séquentielle s'arrête lorsque le rehaussement dépasse un seuil prédéterminé par l'opérateur et l'acquisition volumique démarre comme programmée. Une alternative est l'appréciation visuelle du rehaussement souhaité et le déclenchement manuel de l'acquisition.

La méthode du suivi du bolus évite deux injections et réduit la quantité de contraste nécessaire. Sa précision dépend de la valeur seuil définie et de la localisation du ROI. L'utilisation d'un bolus de sérum physiologique précédant et suivant l'injection de PCI est indispensable dans tous les cas.

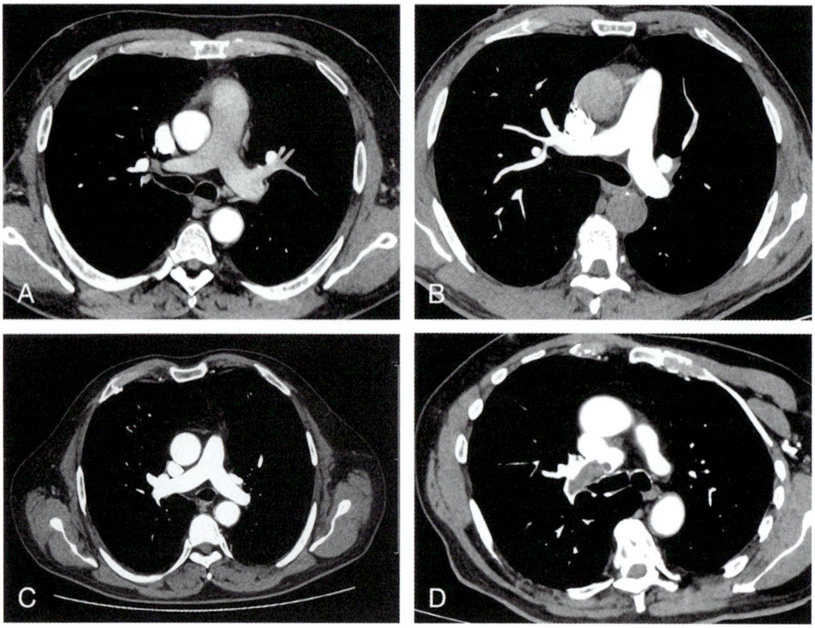

Figure 1.10. Scanner thoracique.
A. Opacification aortique satisfaisante mais pas d'opacification des artères pulmonaires.
B. Opacification satisfaisante des artères pulmonaires mais pas d'opacification aortique.
C. Opacification satisfaisante et simultanée de la circulation pulmonaire et systémique.
D. Embolie pulmonaire lobaire inférieure droite.

Facteurs qui influent sur le rehaussement vasculaire

Les principaux facteurs qui influent sur le rehaussement vasculaire sont le débit d'iode administré par seconde, le débit cardiaque, le poids du patient, les caractéristiques techniques de l'examen.

Débit cardiaque

Le débit cardiaque est le facteur physiologique essentiel qui détermine le rehaussement artériel chez un patient donné. Les méthodes du suivi ou du test de bolus permettent d'en tenir compte. Un débit cardiaque diminué détermine un pic de rehaussement plus tardif, mais également plus élevé, lié à la recirculation avec un temps de transit accru du PCI de l'artère pulmonaire à l'aorte, qui doit être pris en compte dans les examens qui nécessitent un rehaussement des deux vaisseaux (circulation pulmonaire et circulation artérielle systémique) (figure 1.10). Dans ces cas, il faut prendre l'aorte comme référence et administrer suffisamment de contraste pour que les artères pulmonaires soient correctement opacifiées au moment de l'acquisition. En l'absence de suivi de bolus, l'examen risque d'être incomplet.

Kilovoltage

Les kV doivent être le plus bas possible en fonction du morphotype du patient et de l'examen. L'augmentation du bruit dans l'image est peu gênante, car le rapport signal au bruit en imagerie vasculaire reste toujours très élevé et peut être amélioré par les post-traitements avec reconstruction itérative et intelligence artificielle. Ainsi, des angio-TDM de qualité diagnostique peuvent être réalisées à 80 kV avec des débits volumiques d'injection de 2,5 à 3 ml/s et des concentrations de 350 mg d'Iode/ml ou plus chez la plupart des sujets.

Poids

Le poids a un impact beaucoup moins important que dans l'évaluation viscérale. En cas de surcharge pondérale importante ou d'obésité morbide, le débit d'administration doit être adapté. L'augmentation des kV, parfois indispensable, réduit l'absorption par le PCI et conduit à l'augmentation du débit d'administration de l'iode par seconde.

Débit d'iode administré

Si la qualité de l'accès veineux limite le débit d'injection, un produit de contraste avec une concentration plus élevée en iode (370 ou 400 mg d'Iode/ml) permet de réduire le débit volumique d'injection en maintenant l'apport d'iode/s constant.

☑ ***Exemple***

Patient de 70 kg. Acquisition à 80 kV.

Étude vasculaire

Débit d'administration d'iode : 1 g d'iode/s.

Concentration	Débit volumique
400 mg I/ml	2,5 ml/s
370 mg I/ml	2,7 ml/s
350 mg I/ml	2,8 ml/s
300 mg I/ml	3,3 ml/s

Facteurs d'optimisation de la quantité d'iode délivrée

La quantité d'iode totale délivrée pour un examen vasculaire dépend du débit d'administration de l'iode et de la durée d'injection nécessaire pour obtenir un rehaussement de bonne qualité pendant l'acquisition.

L'ajustement de certains facteurs du protocole peut aider à réduire la dose :

- réglage de l'acquisition au début du pic d'atténuation grâce à la technique du suivi du bolus ou du bolus test, en réduisant au minimum le temps entre l'atteinte du seuil et le début de l'étude, en tenant compte de la recirculation si l'injection est longue, du sens du flux sanguin et du délai de transit pour les angioscanners du membre inférieur par exemple ;

- adaptation du temps d'acquisition, qui peut être réduit en ajustant les paramètres de l'examen et la zone d'intérêt, ou allongé, par exemple pour les membres inférieurs, avec différentes séquences d'acquisition ou pitch variable et réduit en fin d'une seule d'acquisition, de manière à obtenir une couverture adaptée dans une zone donnée (figure 1.11).

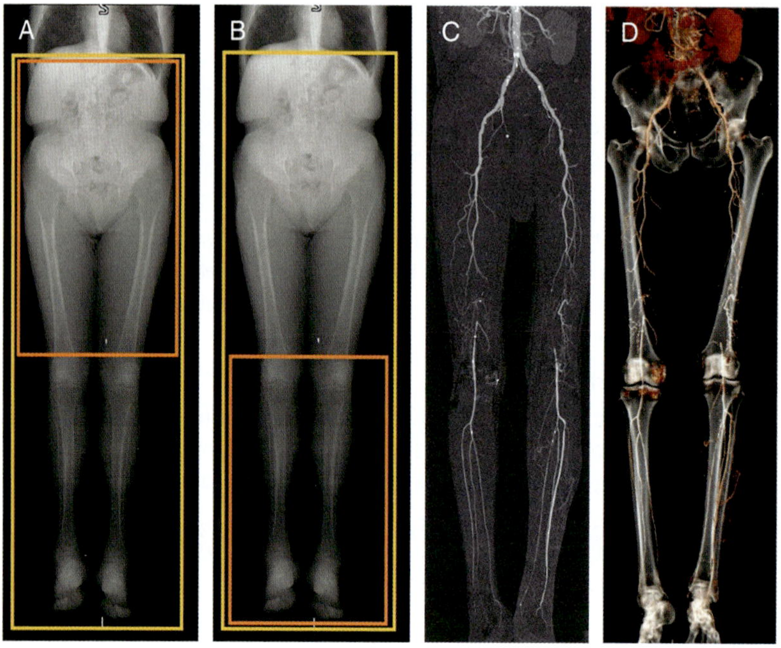

Figure 1.11. Angiographie des membres inférieurs : exemple de protocole
Protocole variable helical parameters (vHp) Canon medical systems. Une seule hélice avec pitch standard (1) jusque artères poplitées puis pitch détail (0,6) jusqu'au niveau pédieux (A et B). Bonne opacification distale. Pas d'opacification veineuse (C et D).

Étude viscérale

Elle est généralement réalisée en phase portale.
La charge en iode est l'élément essentiel. Elle est définie comme la quantité d'iode administrée par rapport au poids corporel du patient. Elle est généralement exprimée en grammes d'iode par kilogramme de poids corporel (g Iode/kg). Le poids peut être remplacé par la surface corporelle (g Iode/m^2) ou le poids maigre (g Iode/kg), en particulier en cas de surcharge pondérale. La dose totale injectée en iode est calculée en multipliant la charge en iode par le poids ou la surface corporelle du patient.
Le volume de PCI à injecter correspond à la dose totale divisée par la concentration.

$$\text{Dose totale g Iode} = \text{Dose g Iode/kg x poids patient kg}$$

$$\text{Volume ml} = \text{Dose mg Iode/C (mg d'iode/ml)}$$

Optimisation de l'amélioration du contraste dans les études de tomodensitométrie viscérale

Le critère de l'opacification de bonne qualité au niveau hépatique en phase portale est une augmentation de l'atténuation hépatique d'environ 50 UH par rapport à sa valeur sans injection ou l'atteinte d'une atténuation de 100 à 110 UH après injection. La mesure de l'atténuation splénique (110 à 120 UH) au temps portal permet de s'affranchir de la stéatose hépatique qui abaisse les valeurs mesurées au niveau hépatique (figure 1.12). Le rehaussement hépatique dépend principalement de l'apport veineux portal.

Charge d'iode

Il n'existe pas de valeur absolue validée de quantité d'iode à injecter et de nombreuses valeurs ont pu être proposées sur différents critères liés au patient et aux conditions techniques de l'examen. La dose doit toujours être personnalisée, pour éviter, en cas de dose fixe, des rehaussements viscéraux très variables, inadéquats dans de nombreux cas, par excès ou par carence (figures 1.12 à 1.15).

Le produit de contraste se dilue dans le volume sanguin contenu dans le système vasculaire et les cavités cardiaques. Il existe deux fractions : le volume globulaire (globules rouges surtout, globules blancs et plaquettes) et le volume plasmatique (solution colloïdale complexe à base d'eau et de substances dissoutes) soumis à des échanges permanents avec le milieu extérieur et le secteur interstitiel de l'espace extravasculaire.

Le volume sanguin est réparti dans deux systèmes : le système artériel à haute pression (ou système résistif) et le système veineux à basse pression (ou capacitif). Ce dernier, en raison d'une compliance 30 fois supérieure à celle du système artériel, contient environ 70 % de l'ensemble du volume sanguin.

Idéalement, un dosage pourrait être défini en fonction du volume sanguin, mais celui-ci ne peut pas être mesuré en pratique clinique. De plus, il varie en fonction de l'âge, du sexe, de la température, de la condition physique, de la pratique sportive, d'un effort

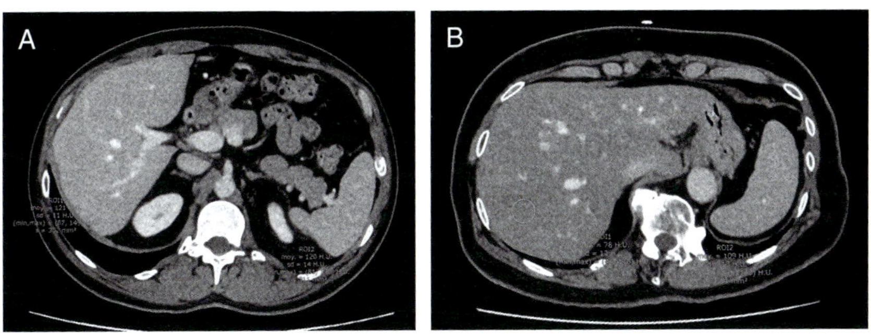

Figure 1.12. Opacification hépatique au temps portal.
A. Rehaussement habituel aux environs de 120 H. Le rehaussement de la rate est également à 120 UH. **B.** Rehaussement paraissant insuffisant aux environs de 78UH. Le rehaussement splénique est normal à 109 UH. L'aspect hépatique n'est donc pas lié à une insuffisance de dose de produit iodé, mais à la stéatose.

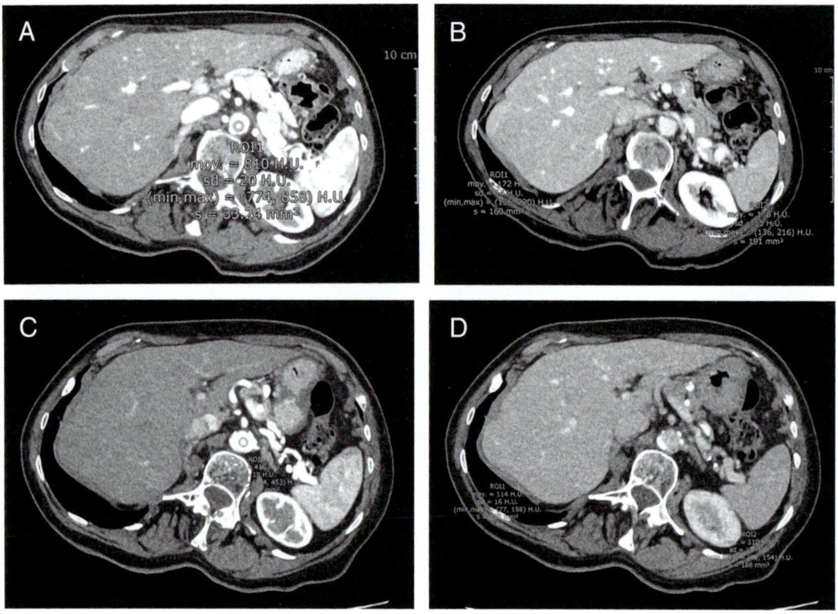

Figure 1.13. Excès de débit et de dose. Patiente de 75 ans pesant 41 kg.
A. Rehaussement aortique excessif lié à un débit d'iode excessif. **B.** Rehaussements hépatique et splénique excessifs à cause d'une dose d'iode trop élevée. **C.** Contrôle 3 mois plus tard. Baisse du débit qui est resté un peu élevé. **D.** Contrôle 3 mois plus tard. Rehaussements hépatique et splénique normaux liés à une dose d'iode adaptée.

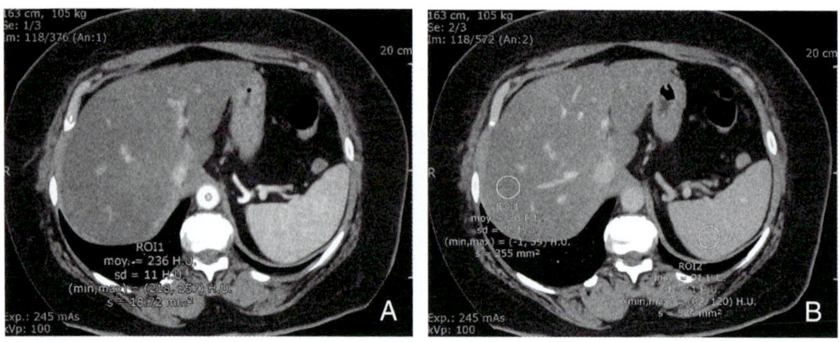

Figure 1.14. Administration d'iode insuffisante.
A. Insuffisance de débit : rehaussement aortique à 236 UH. **B.** Insuffisance de dose d'iode : le rehaussement splénique n'est que de 91 UH. La très faible densité hépatique est liée à la stéatose et à la quantité insuffisante d'iode.

récent, et même en fonction du climat et de la saison. Pour estimer la volémie, il existe de nombreuses formules utilisant le poids, la taille ou la surface corporelle. Elles ne tiennent en général pas compte du ratio masse maigre/masse grasse susceptible de varier

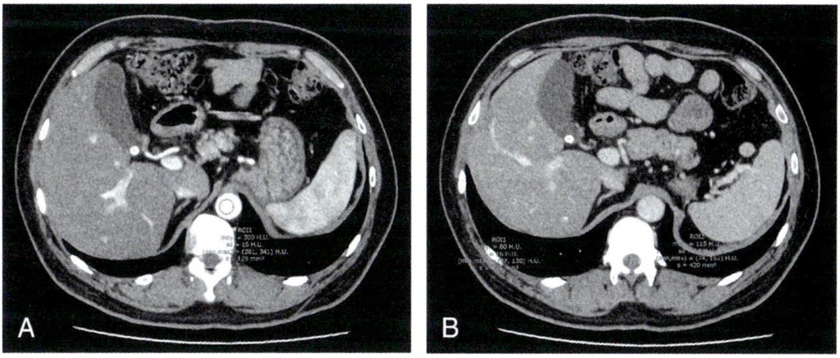

Figure 1.15. Tomodensitométrie abdominale avec administration correcte du produit de contraste en débit et dose.
A. Temps artériel. Aorte 300 UH. **B.** Temps portal. Rate 115 UH. Foie 80 UH en raison de la stéatose.

Tableau 1.3. Règle des « 5 » de Gilcher pour calculer le volume sanguin total.

Femme	Obèse : 60 ml/kg
	Maigre : 65 ml/kg
	Normale : 70 ml/kg
	Athlétique : 75 ml/kg
Homme	VST de la femme + 5 ml/kg
Enfant de plus de 1 an	Identique à la femme adulte normale : 70 ml/kg
Nourrisson de moins de 1 an	70 à 75 ml/kg
Nouveau-né	75 à 85 ml/kg.

Source : Gilcher RO, Belcher L. Predeposit programs. *In:* Sandler G, Silvergleid AJ, editors. Autologous transfusion. Airlington : American Association of Blood Banks 1983;19:1-10.

d'un individu à l'autre. Les valeurs utilisées en transfusion sanguine ont cependant toute leur utilité indirectement (tableau 1.3).

Elles montrent que le volume sanguin n'est pas strictement proportionnel au poids. Il est proportionnellement plus important chez des patients athlétiques et plus faible chez des patients minces ou obèses. La masse musculaire augmente le volume sanguin, mais pas le tissu graisseux très peu vascularisé. Ceci explique la nécessité d'utiliser le poids maigre ou la surface corporelle comme référence chez les patients en surcharge pondérale ou obèse, plutôt que le poids seul. Elles montrent également que le volume sanguin est moins important chez la femme à morphologie identique. Ceci est en accord avec les publications, montrant un discret surdosage de produits de contraste chez la femme par rapport à l'homme en utilisant les références unisexes habituelles.

Il apparaît donc très difficile de définir de manière absolue une quantité d'iode nécessaire. Les valeurs proposées dans la littérature sont donc des estimations précieuses à adapter en fonction du patient et de l'examen. Le contrôle de qualité est représenté par la densité hépatique ou splénique indiquant une quantité d'iode suffisante, insuffisante ou en excès. Il doit être systématique lors de la mise en place de nouveaux protocoles et réalisé en cas de doute au cours d'un examen.

En pratique, les charges d'iode sont estimées en fonction :

- du poids du patient, si morphotype habituel ;
- de la surface corporelle ou de la masse maigre en cas de surcharge pondérale ou d'obésité morbide (tableaux 1.4 et 1.5).

Ce dosage pourrait éventuellement être affiné en tenant compte des variations proportionnelles de volume sanguin, en particulier chez les femmes, pour éviter un surdosage (tableau 1.6).

☑ *Exemple*

Poids 70 kg, acquisition 80 kV.

Étude viscérale

Charge en iode : 0,3 g/kg.

Dose totale iode : 21 g, soit 21 000 mg.

Volume à injecter (ml) = Dose totale (mg)/Concentration (mg/ml).

400 mg I/ml	52,5 ml
370 mg I/ml	57 ml
350 mg I/ml	60 ml
300 mg I/ml	70 ml

Autres variables

Le débit d'administration de l'iode et le débit cardiaque modifient aussi le rehaussement viscéral, comme le débit d'injection, mais différemment :

- débit cardiaque : une diminution du débit cardiaque diminue la vitesse de circulation et entraînera des rehaussements retardés ;
- débit d'administration de l'iode : si celui-ci est trop faible, l'injection durera plus longtemps et le rehaussement hépatique maximal pourra être très tardif. De plus, ce retard entraînera également une plus grande dilution du contraste, ce qui signifie que le même pic de rehaussement qui se produit dans les injections plus rapides ne sera pas atteint.

De même, avec des volumes très élevés de PCI, bien que le pic de rehaussement hépatique soit plus important, le point auquel le pic sera atteint sera plus tardif que dans

Tableau 1.4. Doses d'iode recommandées en fonction du kilovoltage utilisé.

		80 kV	100 kV	120 kV
Dose d'iode/kV	En g/kg	0,3	0,4	0,5
	En g/m^2	11	15	18,6

Le 80 kV doit être privilégié si la capacité du tube RX et le post-traitement le permettent.

Tableau 1.5. Estimation de la surface corporelle en m² en fonction du poids et de la taille selon l'équation de Mosteller.

		Poids (kg)														
		50	55	60	65	70	75	80	85	90	95	100	105	110	115	120
Taille (cm)	150	1,44	1,51	1,58	1,65	1,71	1,77	1,83	1,88	1,94	1,99	2,04	2,09	2,14	2,19	2,24
	155	1,47	1,54	1,61	1,67	1,74	1,80	1,86	1,91	1,97	2,02	2,07	2,13	2,18	2,23	2,27
	160	1,49	1,56	1,63	1,70	1,76	1,83	1,89	1,94	2,00	2,05	2,11	2,16	2,21	2,26	2,31
	165	1,51	1,59	1,66	1,73	1,79	1,85	1,91	1,97	2,03	2,09	2,14	2,19	2,25	2,30	2,35
	170	1,54	1,61	1,68	1,75	1,82	1,88	1,94	2,00	2,06	2,12	2,17	2,23	2,28	2,33	2,38
	175	1,56	1,64	1,71	1,78	1,84	1,91	1,97	2,03	2,09	2,15	2,20	2,26	2,31	2,36	2,42
	180	1,58	1,66	1,73	1,80	1,87	1,94	2,00	2,06	2,12	2,18	2,24	2,29	2,35	2,40	2,45
	185	1,60	1,68	1,76	1,83	1,90	1,96	2,03	2,09	2,15	2,21	2,27	2,32	2,38	2,43	2,48
	190	1,62	1,70	1,78	1,85	1,92	1,99	2,05	2,12	2,18	2,24	2,30	2,35	2,41	2,46	2,52
	195	1,65	1,73	1,80	1,88	1,95	2,02	2,08	2,15	2,21	2,27	2,33	2,38	2,44	2,50	2,55
	200	1,67	1,75	1,83	1,90	1,97	2,04	2,11	2,17	2,24	2,30	2,36	2,42	2,47	2,53	2,58
	205	1,69	1,77	1,85	1,92	2,00	2,07	2,13	2,20	2,26	2,33	2,39	2,45	2,50	2,56	2,61
	210	1,71	1,79	1,87	1,95	2,02	2,09	2,16	2,23	2,29	2,35	2,42	2,47	2,53	2,59	2,65
	215	1,73	1,81	1,89	1,97	2,04	2,12	2,19	2,25	2,32	2,38	2,44	2,50	2,56	2,62	2,68
	220	1,75	1,83	1,91	1,99	2,07	2,14	2,21	2,28	2,35	2,41	2,47	2,53	2,59	2,65	2,71

Les nouveaux logiciels incorporés avec les injecteurs intègrent ce calcul.

Tableau 1.6. Correctifs à appliquer éventuellement chez la femme ou chez l'homme en fonction de la volémie sanguine estimée.

Homme	Femme	Volume sanguin total (ml/kg)	Variation par rapport à homme normal
Musclé		80	+ 7 %
Normal	Musclée	75	0 %
Mince	Normale	70	– 7 %
Obèse	Mince	65	– 12 %
	Obèse	60	– 20 %

une phase portale normale, lorsque tout le contraste a été distribué et renvoyé par la circulation veineuse.

Vingt-cinq à 30 secondes sont nécessaires à partir de la fin de l'injection pour que la dose totale d'iode administrée atteigne une atténuation maximale du parenchyme hépatique. Par conséquent, pour une acquisition d'images théoriquement en phase portale, par exemple à 80 s, des injections d'une durée supérieure à 50 s (soit en raison d'un faible débit, soit de volumes très élevés) conduiront à une d'atténuation sous-optimale. En pratique, la vitesse d'administration du PCI doit être adaptée de façon que la durée de l'injection ne dépasse pas 40 s ; si cela n'est pas possible, le délai d'acquisition doit être adapté. Une durée d'injection entre 20 et 30 secondes est souhaitable le plus souvent.

Autres facteurs

- La réduction du kilovoltage dans les examens parenchymateux permet de réduire la quantité d'iode de 10 % tous les 10 kV ainsi que de la dose de RX. Elle est responsable d'une augmentation du bruit et d'une détérioration du rapport du signal au bruit. L'utilisation des reconstructions itératives et surtout de l'intelligence artificielle permet de compenser cela et d'obtenir des images de qualité diagnostique sans trop augmenter le milliampérage.
- La technologie spectrale et celle du comptage photonique permettent de réduire les charges d'iode.
- L'administration de solution saline après le contraste permet d'optimiser l'utilisation de la dose de PCI administrée. Le volume variera selon la viscosité et le volume injecté (cf. chapitre 8).
- Le réchauffement extrinsèque des produits de contraste iodés pour TDM à la température du corps humain (37 °C), plutôt que leur maintien à température ambiante, réduit la viscosité et les pressions d'injection. Il paraît surtout utile pour les concentrations élevées égales ou supérieures à 350 mg d'Iode/ml et le iodixanol. Malgré les résultats contradictoires de la littérature et l'absence formelle de preuves, l'ESUR considère que le chauffage du produit de contraste iodé avant injection est une bonne pratique (cf. chapitre 8).

Acquisitions multiphasiques et dynamiques

Les acquisitions multiphasiques permettent d'étudier le comportement des organes et des lésions dans différentes phases. Différents protocoles combinent les phases vasculaire et interstitielle en fonction de l'indication de l'examen. Une étude multiphasique peut être constituée d'une série sans contraste (facultative), d'une phase artérielle, d'une phase viscérale ou parenchymateuse et, occasionnellement, d'une autre phase plus tardive.

La phase artérielle sera déterminée par le débit d'administration d'iode, tandis que la phase viscérale dépendra principalement de la charge en iode. Dans ce type d'examen, le débit d'injection d'iode doit donc être similaire à une étude vasculaire, tandis que la dose totale d'iode doit être ajustée à la phase viscérale et, par conséquent, au poids ou à la surface corporelle.

Ceci peut être fait en routine pour les TDM abdominopelviennes (TDM AP) avec étude au temps artériel et portal.

Exemple

Étude vasculaire et viscérale au cours d'une TDM AP, patient de 70 kg, acquisition à 80 kV.

Étude vasculaire

Débit d'administration d'iode : 1 g/s.

Concentration	Débit volumique
400 mg I/ml	2,5 ml/s
370 mg I/ml	2,7 ml/s
350 mg I/ml	2,8 ml/s
300 mg I/ml	3,3 ml/s

Étude viscérale

Charge en iode : 0,3 g/kg. Poids 70 kg.

Dose totale iode : 21 g.

Volume à injecter (ml) = Dose totale (mg)/Concentration (mg/ml).

400 mg I/ml	52,5 ml
370 mg I/ml	57 ml
350 mg I/ml	60 ml
300 mg I/ml	70 ml

La durée d'injection est adaptée au débit d'administration d'iode et au volume total en fonction de la concentration du produit de contraste utilisé. Elle est très voisine dans les quatre cas, ce qui est cohérent.

400 mg I/ml	20,8 s
370 mg I/ml	20,7 s
350 mg I/ml	21,4 s
300 mg I/ml	21,2 s

Ceci permet de définir secondairement en fonction des caractéristiques du scanner le moment du départ de l'acquisition et la durée d'acquisition au temps vasculaire.

Phases de base les plus utilisées en pratique clinique (les phases artérielles doivent être optimisées par le suivi du bolus pour s'affranchir des variations du débit cardiaque, cf. supra) :

- phases artérielles :
  - vasculaire : 25 secondes ;
  - artérielle tardive : 35 secondes ;
  - pancréatique : 40 à 45 secondes ;
- phase portale : 80 à 90 secondes ;
- phase tardive : 3 à 4 minutes ;
- phase urinaire excrétoire : 7 minutes.

Une diminution du débit cardiaque dans la phase artérielle produira une amélioration plus tardive mais plus intense et prolongée, tandis que dans la phase viscérale, elle provoquera une amélioration beaucoup plus tardive pouvant nécessiter une acquisition retardée.

Technique d'injection en bolus fractionné

La technique la plus couramment utilisée en scanner est le bolus unique. Cependant, l'injection biphasique (bolus fractionné) est une technique d'administration de produit de contraste iodé qui permet d'étudier simultanément différentes structures qui se rehaussent avec des délais différents, comme les artères et les veines ou le système excréteur et le parenchyme rénal. Cela permet de réaliser une seule acquisition hélicoïdale au lieu de plusieurs acquisitions multiphasiques et de réduire l'exposition aux rayons X mais, parfois, avec l'inconvénient d'une augmentation de la quantité d'iode devant être injectée.

L'injection de contraste est divisée en deux ou plusieurs bolus séparés par une injection de solution saline et une pause, avec un bolus initial pour réaliser le rehaussement de la structure viscérale ou de l'excrétion pour les uroscanners, et le second bolus pour réaliser le rehaussement des structures vasculaires. L'augmentation de la quantité totale d'iode injectée doit être limitée.

L'injection de contraste en bolus fractionné est utilisée dans de nombreuses applications, mais elle est particulièrement utilisée dans les études de la tête et du cou (figure 1.16), chez les sujets stables atteints de polytraumatismes et en urographie TDM (figure 1.17).

Divers protocoles sont publiés mais ils doivent être actualisés, car ne tenant pas compte le plus fréquemment des DAI pour la phase vasculaire et des doses de charge en iode recommandées en fonction du kilovoltage utilisé pour la phase viscérale.

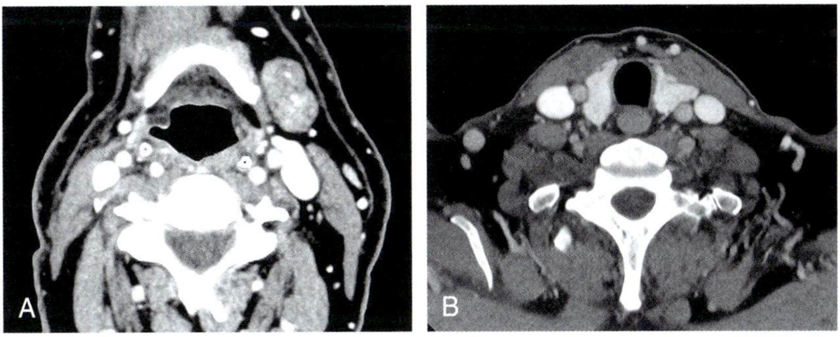

Figure 1.16. A. Scanner de la région cervicale. B. Injection en bolus fractionné biphasique et mono acquisition.

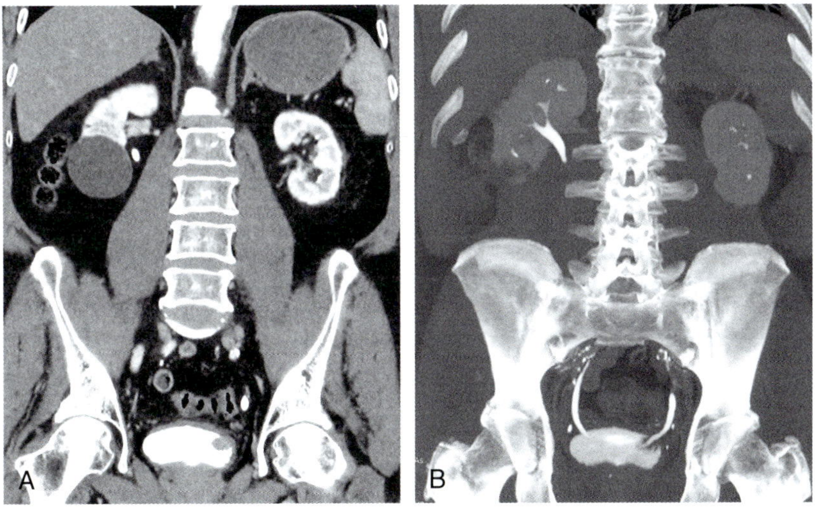

Figure 1.17. A et B. Uroscanner avec bolus fractionné et acquisition tardive. Kyste rénal droit et lésion de la jonction vésico-utérale gauche.

Tomodensitométrie multiénergie et produits de contraste

Ces dernières années, la dose de RX délivrée aux patients a diminué et la qualité de l'image s'est améliorée en réduisant le bruit de l'image et/ou en améliorant la résolution spatiale lors des examens tomodensitométriques monoénergetiques grâce aux améliorations au niveau :

- de l'acquisition : réduction des temps de rotation, augmentation des plages de kilovoltage (kV) et de milliampérage (mA) du tube RX, filtration supplémentaire ;

- de la détection : réduction de la taille des détecteurs sur l'axe z ;
- de la reconstruction : algorithmes de reconstruction itérative ou d'apprentissage profond.

Le développement de la **TDM à double énergie** a été une avancée majeure. La TDM conventionnelle utilise un seul spectre d'énergie de rayons X pour différencier les matériaux en fonction de leurs différentes atténuations, exprimées en unités Hounsfield (UH). Si deux structures différentes présentent le même coefficient d'atténuation à une énergie donnée, elles ne peuvent pas être différenciées. Le principe de la tomodensitométrie multiénergie est de soumettre ces deux structures à des niveaux d'énergie différents pour les différencier en analysant l'effet photoélectrique (prédominant avec les photons de faible énergie) et la diffusion Compton (prédominante avec les photons de haute énergie) de chacune. L'effet photoélectrique est directement proportionnel au numéro atomique du tissu (Z) (voir figure 1.6) alors que la diffusion Compton est influencée par la densité électronique d'un matériau. La TDM bi-énergie combinée à des techniques de post-traitement, avec des images monoénergétiques virtuelles (IMV) et des images de décomposition de matériaux (qui cartographient ou suppriment le contraste iodé, l'acide urique, etc.), permet ainsi de différencier les matériaux, d'améliorer le contraste des tissus et de réduire les artefacts (tels que les artefacts de métal ou de durcissement du faisceau) par rapport à la TDM conventionnelle. Les IMV simulent l'atténuation d'une image de spectre d'énergie unique dans la plage de 35 à 200 keV. Une valeur d'atténuation de 70 keV est l'équivalent d'une TDM conventionnelle réalisée à 120 kVp, et de 55 keV à 90 kVp. Les cartes les plus pertinentes pour l'iode sont les cartes IVM à faible énergie (40 à 50 keV) compte tenu de son k_{edge} à 33,2 keV et de l'influence de l'effet photoélectrique directement lié à la valeur Z. L'utilisation des produits de contraste iodés peut donc être optimisée dans ces systèmes.

Le développement de **détecteurs à comptage de photons** (DCP) est la dernière innovation majeure. Par rapport aux détecteurs à intégration d'énergie (DIE) utilisés dans les deux autres technologies, ces détecteurs offrent une meilleure efficacité de dose, éliminent le bruit électronique, améliorent la résolution spatiale grâce à des détecteurs plus petits, le rapport signal contraste iode au bruit, et ont une sensibilité spectrale intrinsèque (voir figure 1.6). Ces détecteurs permettent de compter l'énergie de chaque photon, améliorant ainsi l'échantillonnage du spectre des rayons X dans plusieurs compartiments d'énergie au lieu de deux (inclusion de matériaux supplémentaires dans la décomposition spectrale), de mieux distinguer les coefficients d'atténuation photoélectrique et Compton, produisant ainsi de meilleures images spectrales et des images K-edge en couleur spécifiques. Les rayons X à faible énergie contribuent autant au signal du détecteur que les rayons X à énergie plus élevée avec les détecteurs à comptage photonique, contrairement aux DIE, où les rayons X absorbés à faible énergie contribuent à moins de signal au détecteur. Cela permet l'utilisation d'agents de contraste fondés sur leurs énergies de bord-K (c'est-à-dire l'énergie de liaison entre la couche K et le noyau). En effet, à leurs bords d'absorption K, les atomes présentent une discontinuité dans leur spectre d'atténuation qui peut être utilisée pour les distinguer des autres contributions à l'atténuation globale des rayons X.

Cette approche, appelée imagerie couleur K-edge, permet la reconstruction d'images distinctes à la fois de l'agent de contraste et de l'anatomie en une seule acquisition TDM, ce qui ouvre de nouvelles perspectives. Des produits de contraste à visée entérique sont en cours de développement.

La TDM multiénergie permet également de réduire les doses de RX en remplaçant l'acquisition sans injection par une carte virtuelle sans contraste. Les concepts fondamentaux d'optimisation des contrastes iodés liés au patient, au scanner et aux produits de contraste intraveineux décrits pour les scanners monoénergétiques restent valables en multiénergie. Les études publiées confirment la réduction en dose des PCI en TDM viscérales pour le foie ou en angioscanner (par exemple moins de 10 g d'iode pour un angio-scanner aortique et iliaque avec une atténuation de 478 UH avec une IMV de 40 keV, et 331 UH à 50 keV).

Bibliographie

Arenas-Jiménez JJ, Bernabé García JM, Fernández Suárez G, Calvo Blanco J. Optimising the use of iodinated contrast agents in CT scans: Vascular, visceral, multiphasic and split-bolus examinations. Radiologia (Engl Ed) 2024;66(Suppl 2):S15-28.

Borkowski P, Ng E, Vicaretti M, Young N. Use of ultra-low contrast dose CT aortography for the management of aortic aneurysmal disease. J Cardiothorac Surg 2024;19(1):582.

Bae KT. Intravenous contrast medium administration and scan timing at CT: considerations and approaches. Radiology 2010;256(1):32-61.

Brat HG, Dufour B, Heracleous N, Sastre P, Thouly C, Rizk B, Zanca F. Validation of a multi-parameter algorithm for personalized contrast injection protocol in liver CT. Eur Radiol Exp 2024;8(1):112.

Camera L, D'Ambrosio V, Pinto L, Paludi A, Liuzzi R, De Cicco R, Ponsiglione A, Lagnese MG, Maurea S, Brunetti A. Fixed rate vs fixed injection duration in single-pass contrast-enhanced abdominal multi-detector CT: effects on vascular enhancement. Br J Radiol 2025;98(1165):114-23.

Carlqvist J, Nyman U, Brandberg J, Nyström HF, Hellström M. Effects of iodine contrast media on thyroid function - a prospective study. Eur Thyroid J 2024;13(6):e240244.

Cobos Alonso J, Fontenla-Martínez C, Concepción Aramendía L, Bernabé García JM, Arenas-Jiménez JJ. Introduction to iodinated contrasts: Properties, intravenous administration and distribution throughout the body. Radiologia (Engl Ed) 2024;66(Suppl 2):S3-S14.

Coudyzer W, Cockmartin L, Miseur B, Busselot T, Bielen D, Vanbeckevoort D, Oyen R, Bosmans H. Personalized Contrast Agent Volumes in Abdominal CT: Bridging Theory with Practice. J Belg Soc Radiol 2025;109(1):21.

Frenzel T, Wels T, Pietsch H, Schöckel L, Seidensticker P, Endrikat J. Recent Developments and Future Perspectives in Magnetic Resonance Imaging and Computed Tomography Contrast Media. Invest Radiol 2025 Apr 1. doi: 10.1097/RLI.0000000000001180. Epub ahead of print.

Geenen RWF, Van der Molen AJ, Dekkers IA, Bellin MF, Bertolotto M, Correas JM, et al. Contrast media for hysterosalpingography: systematic search and review providing new guidelines by the Contrast Media Safety Committee of the European Society of Urogenital Radiology. Eur Radiol 2024;34(10):6435-43.

Guerrini S, Zanoni M, Sica C, Bagnacci G, Mancianti N, Galzerano G, et al. Dual-Energy F CT as a Well-Established CT Modality to Reduce Contrast Media Amount: A Systematic Review from the Computed Tomography Subspecialty Section of the Italian Society of Radiology. J Clin Med 2024;13(21):6345.

Gulizia M, Ding S, Sá Dos Reis C, Jaques C, Dromain C. Adjustments of iodinated contrast media using lean body weight for abdominopelvic computed tomography: A systematic review and meta-analysis. Eur J Radiol 2024;178:111631.

Gulizia M, Viry A, Jreige M, Fahrni G, Marro Y, Manasseh G, Chevallier C, Dromain C, Vietti-Violi N. Contrast Volume Reduction in Oncologic Body Imaging Using Dual-Energy CT: A Comparison with Single-Energy CT. Diagnostics (Basel) 2025;15(6):707.

Harashima S, Fukui R, Samejima W, Hirose Y, Kariyasu T, Nishikawa M, Yamaguchi H, Machida H. Virtual Monochromatic Imaging of Half-Iodine-Load, Contrast-Enhanced Computed Tomography with Deep Learning Image Reconstruction in Patients with Renal Insufficiency: A Clinical Pilot Study. J Nippon Med Sch 2025;92(1):69-79.

He W, Huang F, Wu X, Xie A, Sun W, Liu P, Hu R. Achieving low radiation dose and contrast agents dose in coronary CT angiography at 60-kVp ultra-low tube voltage. BMC Med Imaging 2025 Mar 4;25(1):73.

Higaki F, Morimitsu Y, Iguchi T, Saito H, Takaki H, Nakagoshi A, et al. Photon-Counting Detector CT: Potential for 75 % Reduction in Contrast Medium Amount: A Phantom Study. Acta Med Okayama 2024;78(2):135-42.

Imrek AK, Hızal M, Yılmazsoy Y, Cos¸gun Z. The use of dual and triple rule-out computerized tomography angiography by using diagnostic low-dose contrast material and radiation in acute chest pain. Acta Radiol 2025;66(1):125-33.

Isabelle M, Lacson R, Johnston H, Pianykh O, Sharma A, Gervais DA, et al. Reducing Intravenous Contrast Utilization for CT: A Health System-Wide Intervention With Sustained Impact. J Am Coll Radiol 2024;21(11):1746-54.

Karout L, Kalra MK. ConRad Working Group. Survey of CT radiation doses and iodinated contrast medium administration: an international multicentric study. Eur Radiol 2025;35(4):1915-32.

Klambauer K, Flohr T, Moser LJ, Mergen V, Eberhard M, Prokein A, Alkadhi H, Jost G, Pietsch H. Contrast media and radiation dose optimization with task-based automatic keV selection: a proof-of-concept study with photon-counting detector CT. Eur Radiol 2025 Jun 12.

Klok FA, Barco S, Bertoletti L, Bhalla S, Dubois S, Le Gal G, et al. Optimal Approach to Performing and Reporting Computed Tomography Angiography for Suspected Acute Pulmonary Embolism: A Clinical Consensus Statement of the ESC Working Group on Pulmonary Circulation & Right Ventricular Function, the Fleischner Society, the Association for Acute Cardiovascular Care (ACVC) and the European Association of Cardiovascular Imaging (EACVI) of the ESC, Endorsed by European Respiratory Society (ERS), Asian Society of Thoracic Radiology (ASTR), European Society of Thoracic Imaging (ESTI), and Society of Thoracic Radiology (STR). Radiology 2025;315(3).

Layer YC, Isaak A, Mesropyan N, Kupczyk PA, Luetkens JA, Dell T, Attenberger UI, Kuetting D. Image quality of abdominal photon-counting CT with reduced contrast media dose: Evaluation of reduced contrast media protocols during the COVID19 pandemic supply shortage. Heliyon 2024;10(6):e28142.

Li XS, Geng JG, Zhu YH, Liu LY, Qiao YQ, Ma YL, et al. CT imaging using variable helical pitch scanning for lower extremity arterial disease: Reduced contrast medium dose, improved image quality and diagnostic accuracy. Eur J Radiol 2024;181:111792.

Li J, Wei WF, Song LN, Mei XY, Yuan XS, He JB, et al. Double low-dose computed tomography (CT) angiography of craniocervical arteries using a test bolus of diluted contrast medium and a personalized contrast protocol. Clin Radiol 2024;(11):79.

Lin WH, Zhang FP, Wang BQ, Huang RG, Zhan AL, Xiao HJ. Optimization of head and neck vascular CT angiography using variable rate bolus tracking technique and third-generation dual-source CT dual-energy scanning. BMC Med Imaging 2025;25(1):72.

Mei W, Tang Q, Li C, Wang S, Zhou Q, Xu L, Chen S, Liu C, Chen W. Improving lower-extremity artery depiction and diagnostic confidence using dual-energy technique and popliteal artery monitoring in dual-low dose CT angiography. Sci Rep 2025;15(1):16143.

Merhav G, Yahav-Dovrat A, Klein E, Nitai B, Saban M, Katson M, et al. Impact of reducing iodinated intravenous contrast volume in brain CT on image diagnostic quality. Eur J Radiol 2024;178:111635.

Miyoshi K, Tanabe M, Ihara K, Tanabe M, Higashi M, Narikiyo K, et al. Dual-Source Contrast-Enhanced Multiphasic CT of the Liver Using Low Voltage (70 kVp): Feasibility of a Reduced Radiation Dose and a 50 % of Contrast Dose. Tomography 2023;9(5):1568-76.

Nas L, Hoppe BF, Stüber AT, Grosu S, Fink N, von Fragstein A, Rudolph J, Ricke J, Sabel BO. Optimizing lower extremity CT angiography: A prospective study of individualized vs. fixed post-trigger delays in bolus tracking. Eur J Radiol 2025;185:112009.

Oechsner T, Soschynski M, Schlett CL, Krauss T, Schupppert C, Müller-Peltzer K, et al. Feasibility of very low iodine dose aortoiliac CT angiography using dual-source photon-counting detector CT. Eur J Radiol 2025;183:111919.

Pickhardt PJ, Blake GM, Moeller A, Garrett JW, Summers RM. Post-contrast CT liver attenuation alone is superior to the liver-spleen difference for identifying moderate hepatic steatosis. Eur Radiol 2024;34(11):7041-52.

Qi K, Li L, Yuan D, Zhang Y, Zhang M, Zhang W, Gu Y, et al. Optimized contrast enhancement and homogeneity in aortic CT angiography: bolus tracking with personalized post-trigger delay. Quant Imaging Med Surg 2025;15(1):709-20.

Shabbir A, Ali Z, Colletti G, Dudek D, Garbo R, Hellig F, Moses J, Mozid A, Nakamura S, Patel B, Toth GG, Wongpraparut N, Gonzalo N, Escaned J. Ultra-Low-Contrast PCI: A Structured Approach to Reducing Dependence on Contrast Vessel Opacification in PCI. JACC Cardiovasc Interv 2025;18(4):409-24.

Shin DJ, Choi YH, Lee SB, Cho YJ, Lee S, Cheon JE. Low-iodine-dose computed tomography coupled with an artificial intelligence-based contrast-boosting technique in children : a retrospective study on comparison with conventional-iodine-dose computed tomography. Pediatr Radiol 2024;54(8):1315-24.

Shin YR, Youn SY, Kim H, Chun HJ, Lee HY, Kim HJ, Oh SN. Comparative Safety Profiles and Usage Patterns of Iodinated Contrast Media in Medical Imaging. Diagnostics (Basel) 2024;14(22):2487.

Sun YX, Shang J, Cui Y, Zhang KJ, Li XT, Li DN, et al. Impact of different concentration iodinated contrast media on pain and comfort in abdominal computed tomography. Eur J Radiol 2024;179:111664.

Tachibana Y, Otsuka K, Shiroo T, Asayama Y. Equilibrium phase images of the liver using a contrast-enhancement boost instead of the portal vein phase. World J Radiol 2025;17(2):102462.

Tembelis M, Blumberg G, Colon-Flores L, Hong J, Hoffmann JC, Katz DS. Potpourri of Contrast Controversies and Myths: Where Is the Actual Evidence ? Radiol Clin North Am 2024;62(6):971-8.

Valletta R, Bonatti M, Vingiani V, Corato V, Proner B, Lombardo F, et al. Feasibility of a single-phase portal venous CT protocol using bolus tracking technique and lean body weight-based contrast media dose. Eur Radiol 2025;35(2):1067-75.

Varga R, Weiss F, Raudner M, Prosch H, Schernthaner RE. Personalized high pitch CTPA facilitates a reduction of contrast agent volume. Eur J Radiol 2025;189:112172.

Varughese NA, Panakkal NC, Nair VT, Kadavigere R, Lakshmi V, Sukumar S. Effect of patient characteristics on aortic attenuation in iodinated contrast-enhanced Abdominopelvic CT: A retrospective study. Radiography (Lond) 2024;30(Suppl 1):94-101.

Villanueva Campos A, Canales Lachén E, Suevos Ballesteros C, Alarcón Rodríguez J. Multi-energy CT and iodinated contrast. Radiologia (Engl Ed) 2024;66(Suppl 2):S29-35.

Wollny C, Schwarz F, Scheurig-Muenkler C, Kroencke T, Decker JA. Are we systematically overdosing women? Revisiting standardized contrast protocols for thoracoabdominal CT scans. Eur Radiol 2025 Jan 9.

Yang L, Zhang H, Sheng J, Wang M, Liu Y, Xu M, et al. Contrast enhancement boost improves the image quality of CT angiography derived from 80-kVp cerebral CT perfusion data. BMC Med Imaging 2024;24(1):193.

Yang K, Sun J, Zhao Y, Yang X, Sun L, Wu L, Liu Y, Shi S. Low-dose and low-contrast computed tomography pulmonary angiography in pediatric with pulmonary embolism: a prospective study. BMC Med Imaging 2025;25(1):123.

Zhang QH, Lin SS, Zhao X, Qin Z, Ge H, Qian JX, Wang YC. Nonrigid temporal registration of multiphase CT pulmonary angiography using low-kV and low contrast: a feasibility study with dual-source CT. Clin Radiol 2025;85:106916.

Zhang Q, Wang K, Ren H. Wide-Detector CT-Based optimized triple Rule-Out CT angiography for emergency chest pain: reducing contrast and radiation without compromising diagnostic quality. Emerg Radiol 2025 May 28.

Zhao Y, Hubbard L, Malkasian S, Abbona P, Bosemani V, Molloi S. A patient-specific timing protocol for improved CT pulmonary angiography. Res Diagn Interv Imaging 2023;8:100036.

CHAPITRE

2

Produits de contraste oraux en tomodensitométrie

PLAN DU CHAPITRE

L'utilisation des produits de contraste par voie orale reste intensément débattue. Les agents de contraste oraux positifs et neutres existants peuvent améliorer la détection de certaines anomalies et diminuer la détectabilité d'autres, parfois au cours du même examen.
La TDM peut évaluer à la fois toute la longueur de l'intestin et les structures en dehors de la lumière intestinale, mais l'évaluation précise de l'intestin reste difficile. L'intestin normal peut prendre de nombreuses apparences différentes, qui changent d'un moment à l'autre en fonction de sa mobilité, de sa distension ou de son affaissement, de son contenu.
La plupart des organes abdominopelviens sont adjacents à l'intestin et peuvent être affectés secondairement par une inflammation intestinale ou une tumeur maligne. De même, l'intestin peut être secondairement atteint par de nombreux organes adjacents ou leur traitement local.
L'administration d'agents de contraste tomodensitométriques oraux peut réduire les erreurs de perception et améliorer la visibilité des lésions en dilatant la lumière intestinale pour empêcher l'agglutination des plis, le collapsus de l'intestin pouvant masquer des tumeurs ou l'épaississement de la paroi intestinale, et en augmentant la différence d'atténuation entre les zones pathologiques et la lumière ou la paroi intestinale normale.

Agents de contraste oraux : types et rôles

Le contraste oral est positif ou neutre.

Agents de contraste oraux positifs

Le contraste oral positif se compose de suspensions de sulfate de baryum ou de solutions iodées hydrosolubles. Les concentrations d'iode et de baryum requises en TDM par voie orale sont 30 à 60 fois inférieures à celles requises pour l'imagerie fluoroscopique.
Les agents à base de baryum sont des solutions denses et radio-opaques qui offrent un excellent revêtement muqueux. Ils sont contre-indiqués chez les patients présentant une suspicion de perforation intestinale en raison du risque de péritonite barytée. Les préparations disponibles en pharmacie ne bénéficient plus de remboursement.
Les agents iodés ont tendance à fournir une opacification de la lumière plus homogène que le baryum. En raison de la résorption d'eau des agents de contraste pendant le transit intestinal, plus marquée pour les agents iodés, l'atténuation des RX est généralement plus élevée dans les segments intestinaux opacifiés distaux (iléon).
Des préparations prêtes à l'emploi sont disponibles (par ex., diatrizoate de méglumine et Ioxitalamate de méglumine) mais uniquement en format 100 ml. Beaucoup de centres font la leur. Pour une opacification intestinale optimale, satisfaisante de l'intestin proximal et plus élevée de l'intestin distal, une solution contenant 13 à 15 mg d'iode par ml est généralement recommandée pour l'administration orale (et rectale) chez l'adulte.

☑ ***Exemples***

40 ml (2 flacons de 20 ml) d'un produit de contraste dosé à 350 mg d'iode organique par ml de solution dilués dans 900 ml d'eau (volume total 940 ml) fournissent envi-

ron 15 mg d'iode/ml. Pour une concentration de 370 mg d'iode par ml, la dose est environ de 16 mg d'iode/ml, 14 mg d'iode/ml pour une concentration de 320 par ml et de 13 mg d'iode par ml pour une concentration de 300 par ml. Ces différents produits sont disponibles en pharmacie de ville et bénéficient des remboursements habituels des médicaments à 65 % par la CPAM (figure 2.1).

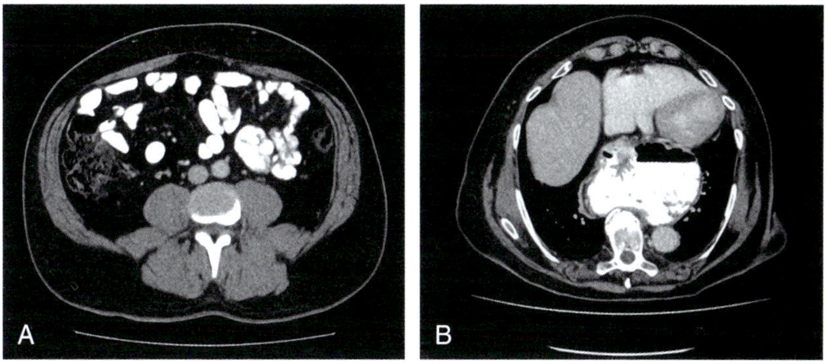

Figure 2.1. Opacification digestive à l'aide d'un PCI 350 mg/ml.
A. Au niveau iléal. **B.** Au niveau d'une volumineuse hernie hiatale demandé par le chirurgien en pré-opératoire.

Le produit de contraste oral peut être administré 1 heure avant la TDM. Le goût n'est pas toujours très agréable. Les effets secondaires sont limités, avec des nausées, diarrhées et anomalies électrolytiques.

Agents de contraste oraux neutres

Les agents de contraste oraux neutres ont des atténuations voisines de celles de l'eau (– 10 à 40 UH). L'eau n'est pas recommandée car absorbée par l'intestin proximal. Plusieurs agents neutres sont formulés pour préserver le volume de liquide intraluminal et ainsi favoriser la distension de l'iléon avec des agents osmotiques, tels que les alcools de sucre, la cellulose, les gommes ou d'autres agents non résorbables. Ces additifs peuvent provoquer transitoirement des selles molles ou une diarrhée en raison de la rétention d'eau dans les selles, des sensations transitoires de plénitude abdominale, de ballonnement et de flatulence en raison du remplissage intestinal par du liquide. Les agents à très faible concentration de baryum (0,1 % de $BaSO_4$) présentent des atténuations inférieures à 40 UH identiques aux contrastes aqueux.

Utilisation des agents de contraste oraux actuels

Avantages et inconvénients

Les produits de contraste positifs apparaissent radio-opaques sur les images TDM et ne peuvent pas être différenciés de manière fiable des atténuations des PCI

intravasculaires positifs, même avec la TDM multiénergie. Les produits de contraste neutres ont une atténuation voisine de celle des tissus mous, des tissus nécrotiques, du sang et des fluides corporels, ne permettant pas de les différencier. L'avantage du contraste oral positif est l'inconvénient du contraste oral neutre et inversement. Le contraste oral positif peut aider à identifier ou à caractériser les masses et les liquides extraluminaux (c'est-à-dire les hématomes), tandis que le contraste neutre atténue le dépistage de ces affections. Le contraste oral neutre peut détecter les causes des saignements gastro-intestinaux, une contre-indication du contraste oral positif.
Leurs contre-indications sont liées à la nécessité d'une restriction de volume hydrique, à de très rares hypersensibilités aux produits de contraste — car une petite partie du produit de contraste iodé oral est absorbée par le tractus gastro-intestinal — et à un risque d'inhalation.

Indications et contre-indications

En urgence

L'absence de préparation orale est la règle. L'utilisation de PC oraux ne doit pas retarder un examen urgent à cause d'une préparation orale une heure avant. De plus, les patients peuvent avoir besoin de maintenir un statut de non-absorption orale en préparation d'une anesthésie générale d'urgence.

En dehors de l'urgence

Les données solides statistiquement sont très limitées et les pratiques très variées.

Agents de contraste positifs

La résolution en contraste entre les anses intestinales et les structures environnantes est améliorée, ce qui facilite la visualisation des abcès suspectés entre les anses intestinales, des fuites anastomotiques intestinales postopératoires, des tumeurs hypovasculaires extraluminales de densité similaire à celle des tissus mous et des fistules intestinales.
Les agents à base d'iode sont préférés en cas de risque de perforation intestinale, car ils sont absorbés dans la circulation sanguine et excrétés par les reins, réduisant ainsi le risque de réaction inflammatoire grave en cas de fuite.
En cas d'évaluation postopératoire d'une fuite anastomotique intestinale, il faut s'assurer que le contraste oral hydrosoluble a atteint l'anastomose : contraste oral ou/et rectal, imagerie tardive ou répétition de l'examen.
L'évaluation de la douleur abdominale non spécifique non aiguë ou subaiguë mal localisée peut bénéficier d'un contraste oral positif, en particulier chez les patients ayant un faible IMC (21 ou moins), en raison d'une graisse intra-abdominale et intrapelvienne insuffisante pour séparer efficacement les structures anatomiques sur les images TDM sans contraste oral.
Pour certains, le contraste oral positif peut également être utilisé en complément pour la coloscopie-TDM, adhérant à la surface des polypes en particulier villeux selon un aspect différent des matières.

Les agents positifs gênent l'évaluation diagnostique et évolutive de l'inflammation ou de l'ischémie intestinales (appréciation de la densité et du rehaussement de la paroi intestinale contiguë). Ils peuvent également masquer une fuite d'agents de contraste IV, par exemple en cas d'hémorragie gastro-intestinale, masquer des lésions hypervasculaires ou calcifiées.

Ils ne sont pas non plus recommandés pour l'imagerie des indications hépatobiliaires, pancréatiques ou génito-urinaires, car il n'apporte aucun avantage diagnostique direct.

Bien que l'occlusion de l'intestin grêle (OIG) soit considérée habituellement comme une contre-indication, l'utilisation d'un agent de contraste oral positif s'est avérée utile dans la pratique de certains pour exclure en cas de doute une occlusion mécanique. De plus, pour les patients souffrant de constipation due à l'utilisation d'opioïdes ou à d'autres causes, le produit de contraste iodé hydrosoluble peut avoir un effet thérapeutique bénéfique. Une méta analyse récente n'a pas démontré l'intérêt thérapeutique des agents de contraste hydrosolubles dans l'occlusion de l'intestin grêle par adhérences.

Agents neutres

Le rehaussement de la paroi intestinale par les agents de contraste iodés IV reste visible avec les agents neutres, moins atténuants. Ces agents de contraste aident à visualiser le contenu luminal et la paroi intestinale et sont utilisés en entéro-scanner. Le contraste oral neutre est largement utilisé lors de l'évaluation des maladies inflammatoires chroniques de l'intestin (MICI), des lésions tumorales intraluminales, des causes de saignements gastro-intestinaux récurrents et des calcifications de la paroi intestinale, de l'évaluation de la paroi gastrique ou duodénale (par exemple, cancers du pancréas et de l'estomac).

Orientations futures

Les préoccupations concernant les agents de contraste oraux positifs et neutres existants ont conduit à l'étude d'agents de contraste oraux qui ont une « couleur » différente sur les images TDM par rapport aux agents de contraste IV, aux fluides corporels et aux tissus mous.

Deux classes d'agents de contraste TDM oraux pour résoudre ce problème sont en cours d'essais cliniques ou sont actuellement en développement préclinique avancé.

Agents de contraste oraux foncés ou sombres

Les agents de contraste oraux « sombres » sont plus radiotransparents que l'eau, mais pas aussi transparents que le gaz (– 600 à – 40 UH). Ils ont le potentiel de marquer la lumière intestinale avec une atténuation visiblement différente des lésions hyperdenses et hypodenses. Les agents sombres, notamment les émulsions de paraffine, les émulsions d'huile de maïs et les boissons nutritionnelles hautement grasses, ont toujours été reconnus comme offrant une excellente délimitation de la paroi intestinale en TDM.

Agents à haut numéro atomique Z et TDM multiénergie

Une autre approche consiste à utiliser des éléments à haut numéro atomique, qui diffèrent en termes d'atténuation des rayons X à basse et haute énergie de l'iode (Z = 53) et du baryum (Z = 56). Les signaux d'agent à Z élevé et ceux des agents à base d'iode et de baryum peuvent être séparés avec la TDM multiénergie en utilisant les méthodes existantes de décomposition des matériaux. Parmi les agents de contraste à Z élevé, ceux à base de tungstène, de tantale et de rhénium ont montré une séparation de signal supérieure de l'iode sur la TDM à double énergie, de sorte que leur signal peut être affiché comme positif, neutre ou de toute couleur attribuée sans affecter le signal d'iode. La TDM à comptage de photons améliore la différenciation en permettant l'imagerie de plusieurs agents de contraste de Z élevé simultanément.

L'utilisation combinée de plusieurs agents de contraste oraux et intravasculaires qui se distingueraient les uns des autres sur la base de leur atténuation ou de leurs propriétés spectrales deviendrait possible.

Bibliographie

Arslani N. Gastrografin® Use and Its Benefits in Small Bowel Obstruction - A Single-Center Retrospective Study. Niger J Clin Pract 2025;28(3):339-43.

Gowell M, Baker DM, McLachlan G, Naumann DN, Peckham-Cooper A, Smart NJ, Lee MJ. Water-soluble contrast agents in adhesional small bowel obstruction: meta-analysis and PRECIS-2 assessment of trials. BJS Open 2025;9(3).

Heimer MM, Sun Y, Bonitatibus PJ, Yeh BM. Oral CT Contrast Agents: What's New and Why, From the AJR Special Series on Contrast Media. Am J Roentgenol 2024;223(4):e2329970.

Patel A, Lalwani N, Kielar A. Use of oral contrast in 2024: primer for radiologists. Abdom Radiol (NY) 2024;49(8):2953-9.

CHAPITRE
3

Produits de contraste gadolinés

PLAN DU CHAPITRE

« Rendez les choses aussi simples que possible, mais pas plus simples. »

Albert Einstein

Une brève histoire du temps de relaxation…

Le gadopentétate de diméglumine (Magnevist®) fut le premier produit de contraste à base de gadolinium, commercialisé en Europe en 1986 puis en 1988 dans le monde. Depuis, une dizaine de chélates de gadolinium ont été développés et sont utilisés.

Vingt-sept pour cent environ des examens IRM bénéficient d'une injection de gadolinium, en particulier les examens du système nerveux central (SNC), du foie, du pancréas, de la prostate et des seins, ainsi qu'en angiographie. On estime à plus de 900 millions le nombre d'injections réalisées depuis 1988 jusque fin 2024 avec environ 65 millions de procédures chaque année. L'utilisation des produits de contraste gadolinés doit continuer à être optimisée en utilisant la dose plus faible possible utile au diagnostic grâce à l'amélioration de leur relaxivité et, dans le futur, à l'évolution technique des IRM (post-traitement aidé par l'intelligence artificielle et nouvelles séquences), qui permettra d'éviter dans certains cas une injection de produit de contraste en gardant un service rendu diagnostic identique.

Les débuts des produits de contraste gadolinés

La première image du corps humain a été obtenue le 3 juillet 1977 sous un champ magnétique de 0,05 T avec 4 heures d'acquisition pour une seule coupe grâce à la machine d'IRM « corps entier » (Fonar) produite par Raymond V. Damadian. Dès 1978, Paul C. Lauterbur (prix Nobel de médecine 2003) introduit le concept selon lequel les temps de relaxation des protons pourraient être influencés par la présence d'ions paramagnétiques, ouvrant la possibilité d'un meilleur contraste tissulaire et donc d'une meilleure visibilité des différents tissus et organes. La recherche commence alors sur des complexes d'ions paramagnétiques utilisables comme produits de contraste pour l'IRM.

En 1982, lors du congrès de la *Radiological Society of North America*, Val Runge présente les recherches sur les ions paramagnétiques, notamment le cuivre (Cu^{2+}), le chrome (Cr^{3+}), le fer (Fe^{3+}), le manganèse (Mn^{2+}) et le gadolinium (Gd^{3+}), décrivant les complexes potentiels qui pourraient être suffisamment stables pour une utilisation clinique. En Allemagne, un groupe de recherche de Schering AG (maintenant Bayer HealthCare), dirigé par H.J. Weinmann, développe un produit de contraste à base de Gd^{3+}, qui est l'ion paramagnétique le plus efficace en termes de relaxivité. Il utilise le chélate d'acide diéthylène triamine penta-acétique (DTPA), qui avait été utilisé pendant de nombreuses années en combinaison avec du technétium (99 mTc) pour la médecine nucléaire, et crée le gadopentétate de diméglumine. Les essais cliniques débutent le 10 novembre 1983 à Berlin avec la première injection chez un volontaire. H.J. Weinmann publie en 1984 un article fondateur sur les caractéristiques et les premiers résultats de l'étude sur le gadopentétate de diméglumine.

▷

▷

> Simultanément, d'autres laboratoires développaient des produits de contraste gadolinés : gadotérate de méglumine (Dotarem®, 1989), gadotéridol (Prohance®, 1992), gadodiamide (Omniscan®, 1993), gadobutrol (Gadovist®, 1998), gado-versétamide (Optimark®, 1999) et, plus récemment, gadopiclénol (Elucirem®, Vueway®, 2022) et gadoquatrane (2026). Deux autres produits ont un profil pharmacocinétique différent : le gadobénate de diméglumine (Multihance®, 1997) et l'acide gadoxétique (Primovist®, Eovist®, 2004) qui, en plus de la distribution extracellulaire, sont absorbés à différents degrés par les hépatocytes.

Caractéristiques physicochimiques

Sous sa forme basique, le gadolinium (Gd) est toxique mais, lorsqu'il est lié à des ligands organiques, il forme des complexes stables dénommé chélates de gadolinium.
La structure chimique des chélates de gadolinium détermine leurs propriétés physico-chimiques, leur capacité à modifier la relaxation des protons, leur profil de sécurité et la fréquence des réactions indésirables.
À l'état pur, le gadolinium (Z = 64) est un métal blanc argenté ressemblant à l'acier, ductile, malléable, avec une structure cristalline hexagonale à température ambiante. Stable dans l'air sec, il s'oxyde rapidement dans l'air humide. Le gadolinium existe sous forme de plusieurs isotopes stables, le plus abondant ayant la masse 158.
Le gadolinium appartient à la famille des « terres rares » qui regroupe un ensemble de dix-sept éléments métalliques comprenant le scandium, l'yttrium et les quinze éléments de la famille des lanthanides. Contrairement à ce que leur nom peut suggérer, les terres rares sont retrouvées au sein de nombreuses roches en abondance dans la croûte terrestre, mais le plus souvent en très faible concentration, toujours incluses dans la structure atomique de minéraux particuliers souvent légèrement radioactifs et non pas sous forme métallique, comme l'or par exemple (cf. chapitre 11).
Son utilisation en IRM est liée à ses fortes propriétés paramagnétiques.

Paramagnétisme

Le paramagnétisme est le comportement d'un matériau, comme le gadolinium, qui ne possède pas d'aimantation spontanée mais qui, soumis à un champ magnétique extérieur, acquiert une aimantation dans le même sens, ce qui génère un champ magnétique dans le même sens que le champ extérieur.
Le paramagnétisme est lié à la présence d'électrons non appariés sur la couche externe d'un atome. Les électrons possèdent un moment magnétique lié à leur spin électronique, beaucoup plus important que celui des protons en raison d'un rapport charge/masse nettement plus favorable aux électrons.Lorsque les électrons sont appariés, leur moment magnétique s'annule. Non appariés, ils possèdent un moment magnétique d'autant plus important que le nombre d'électrons non appariés est important.
Grâce à ses sept électrons non appariés sur la couche 4f ([Xe]$4f^7$), le cation métallique Gd^{3+} a un moment magnétique théorique très élevé. L'interaction entre le moment magnétique du gadolinium et celui des protons de l'eau sera donc forte.

De plus, il ne possède pas d'anisotropie du fait de son état orbital S symétrique (moment cinétique total orbital nul), ce qui implique une relaxation électronique longitudinale lente aux temps de l'imagerie ($t_1 > 10^{-9}$ s), favorable à l'augmentation du contraste en imagerie IRM.

Action du gadolinium sur les protons : une histoire de moment

Lorsque le gadolinium est à proximité des protons, il y a une interaction dipolaire entre son moment magnétique électronique très élevé et le moment magnétique nucléaire des protons (base du signal IRM).

Cette interaction va entraîner une augmentation de la vitesse de relaxation magnétique des protons dans son voisinage, conduisant à une réduction de leur temps de relaxation longitudinale (T1) et du temps de relaxation transversale (T2) et donc l'obtention d'un hypersignal T1 et d'un hyposignal T2 (figure 3.1).

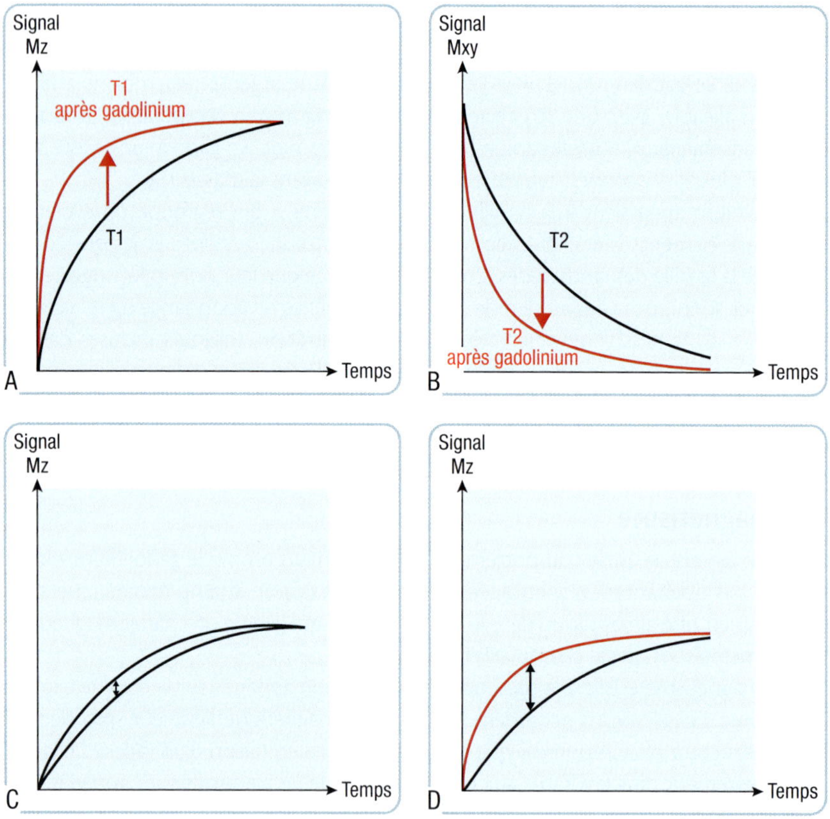

Figure 3.1. Action du gadolinium sur le signal.
A. Action du PCG sur le raccourcissement du T1 responsable d'un hypersignal. **B.** Action du PCG sur le raccourcissement du T2 responsable d'un hyposignal. **C.** Faible contraste spontané entre deux tissus de T1 voisins. **D.** Augmentation du contraste entre les deux structures après administration de gadolinium.
Illustration de Carole Fumat.

Relaxivité du gadolinium

Chaque tissu possède des propriétés de relaxation magnétique propres qui dépendent de sa nature physicochimique et de la concentration des molécules d'eau.

Le contraste en IRM dépend des paramètres intrinsèques des différents tissus (T1, T2, densité protonique) et des paramètres de séquences IRM (TR, TE, TI).

Le contraste naturel engendré par la différence de temps de relaxation des tissus peut être amélioré par l'adjonction d'un agent de contraste qui agit sur les deux seuls paramètres modifiables, c'est-à-dire le T1 et le T2.

Le produit de contraste gadoliné n'est pas directement visible contrairement à l'iode pour les RX. C'est son influence sur les protons qui l'entoure qui est visible en réduisant le T1 (hypersignal) et le T2 (hyposignal).

Ainsi le contraste entre différents tissus augmente grâce à la distribution différentielle du gadolinium en leur sein, liée à leur vascularisation, ce qui permet d'identifier des lésions tumorales ou inflammatoires (figure 3.1).

L'efficacité d'un agent de contraste pour raccourcir les temps de relaxation est appelée relaxivité. Elle dépend du ligand entourant le Gd^{3+} et est influencée par des facteurs extrinsèques, tels que la température, la force du champ magnétique et l'environnement des tissus (eau, plasma ou sang). Aux doses cliniques des PCG, l'effet du raccourcissement du temps de relaxation T1 domine, responsable d'un hypersignal.

Les produits de dégradation de l'hémoglobine (désoxyhémoglobine, méthémoglobine dans les hématomes) ont des propretés paramagnétiques utilisées depuis longtemps en séméiologie IRM.

Les constantes de relaxivité r1 et r2 des chélates de gadolinium sont du même ordre de grandeur. Leur action sur l'augmentation de vitesse de la relaxation longitudinale R1 et transversale R2 est donc voisine. Elle s'ajoute à celle des tissus, mais le temps de relaxation T2 des tissus étant presque 10 fois plus court que le T1, la vitesse de relaxation R2 du tissu est 10 fois plus élevée que son R1. L'effet T2 responsable d'un hyposignal n'apparaît donc vraiment qu'à des concentrations d'agent de contraste élevées dans les capillaires cérébraux en mode perfusion T2*, dans les veines, la vessie ou la vésicule biliaire (figure 3.2).

Cet effet T2 a été historiquement le premier observé lors de l'injection expérimentale inaugurale de gadolinium en raison du très long temps d'acquisition de la séquence et de la concentration résultante du gadolinium dans la vessie.

Cet aspect peut s'observer au niveau de la vessie après injection avec visualisation de trois couches (figure 3.3A) :

- partie postérieure déclive : gadolinium concentré : réduction du T2 avec signal noir ;
- au milieu : urine faiblement concentrée en gadolinium : hyper signal T1 ;
- au-dessus : urine normale sans gadolinium noire en hyposignal T1.

Un aspect similaire peut être observé au niveau de la vésicule biliaire après administration de PCG hépato-spécifique (figure 3.3B).

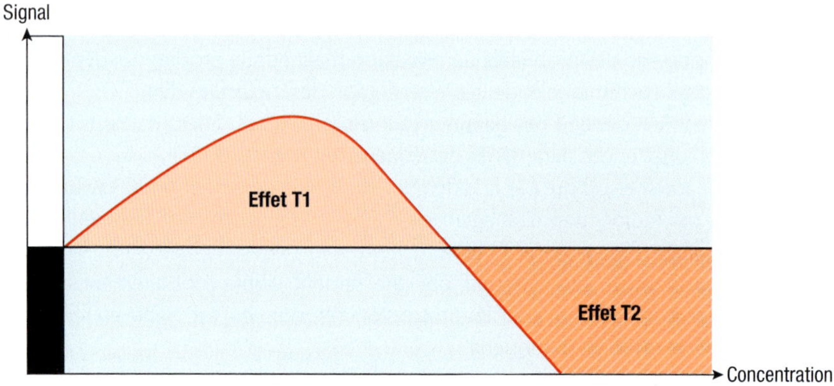

Figure 3.2. Les PCG ont un effet T1 prédominant, mais T2 à forte concentration.
Illustration de Carole Fumat.

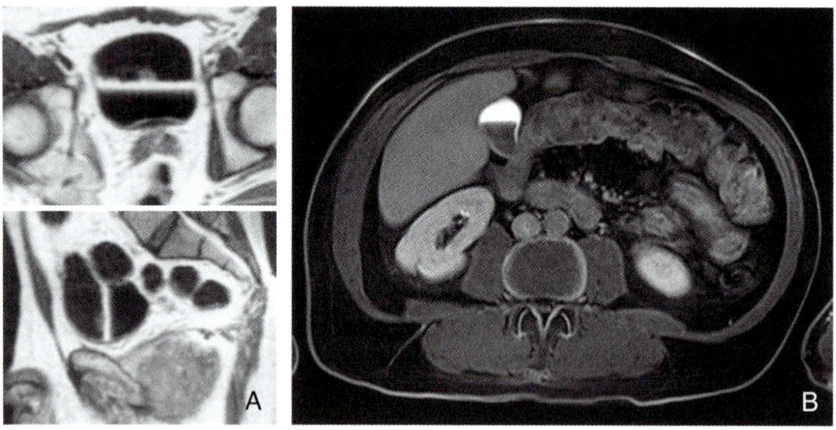

Figure 3.3. A. Mise en évidence des effets T1 et T2 au niveau d'une vessie opacifiée avec du gadolinium. B.Mise en évidence des effets T1 et T2 au niveau d'une vésicule opacifiée avec un PCG hépato-spécifique (Multihance®) à 1 h 45. Bile en hypersignal surnageant la bile en hyposignal en raison de l'hyperconcentration du PCG.
Source de A : Bruno Kastler, Daniel Vetter. Comprendre l'IRM. Manuel d'auto-apprentissage. 8e édition. Elsevier Masson ; 2018.

La relaxivité est une propriété clé des PCG. Cette constante physique dépend du temps de résidence (τ_m) des molécules d'eau dans la sphère interne du complexe de gadolinium, du temps de rotation du complexe (τ_r) et du temps de relaxation (τ_s) du gadolinium chélaté.
On distingue trois types de relaxation : le mécanisme de sphère interne, le mécanisme de seconde sphère et le mécanisme de sphère externe (figure 3.4).

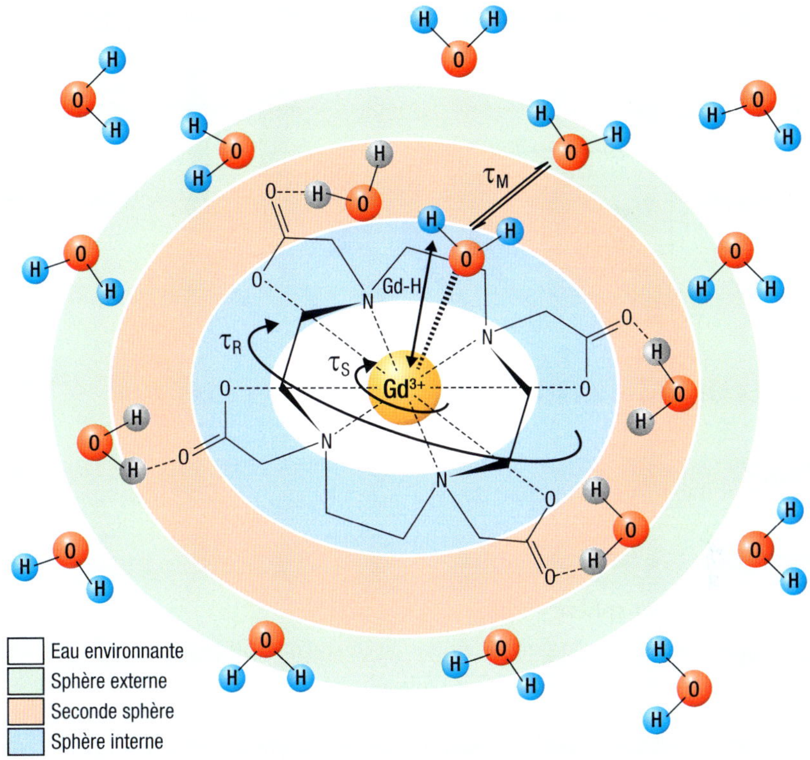

Figure 3.4. Représentation schématique d'un complexe de Gd^{3+}.
Sphère interne (« inner sphere ») et externes d'un chélate de gadolinium affectant la relaxation des protons du milieu environnant.
- Sphère interne (en bleu) : molécules d'eau interagissant avec le Gd^{3+} ;
- Seconde sphère (en orangé) : molécules d'eau interagissant avec le ligand ;
- Sphère externe (en vert) : molécules d'eau pouvant remplacer celle de la sphère interne via un échange modulé par le temps de résidence τ_M et le temps de corrélation rotationnel τ_R du chélate.

Illustration de Carole Fumat.

Relaxivité de sphère interne

La relaxivité de sphère interne est obtenue par la coordination directe d'une ou de plusieurs molécules d'eau au centre métallique. Plus il y aura de molécules d'eau coordonnées au métal (nombre d'hydratation du complexe), plus le temps de relaxation diminuera, et le signal T1 sera augmenté. Cette interaction va être de très courte durée, une autre molécule d'eau prenant la place d'une précédente en presque 1 microseconde. Ainsi, des millions de protons seront affectés par la présence de la molécule paramagnétique, pendant un temps très court.
Les autres facteurs influençant la relaxivité de la sphère interne sont la distance Gd^{3+}-proton ($r_{Gd\text{-}H}$), le temps de corrélation rotationnelle (τ_R), la vitesse d'échange des molé-

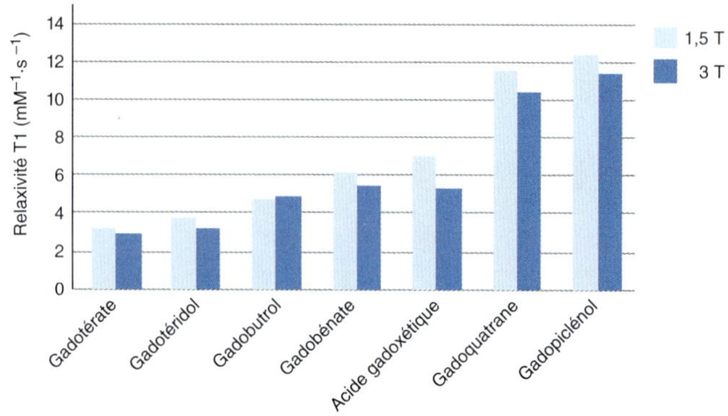

Figure 3.5. Relaxivité T1 des PCG dans le plasma humain à 37 °C à 1,5 T et 3 T.

cules d'eau k_{ex}, le temps de relaxation électronique. Plus le complexe gadoliné aura une masse importante, plus la rotation de celui-ci sera longue, ce qui favorise l'interaction G^{3+}-proton.

L'interaction avec la sphère interne intervient pour 60 %.

Seconde sphère et sphère externe

Le ligand lui-même, par l'intermédiaire des groupements carboxyles, va influencer la relaxation de protons environnants. La diffusion des molécules d'eau au voisinage du complexe crée des fluctuations du champ magnétique local ressenti par les protons. Tout paramètre influant sur ces interactions a donc un impact sur la contribution de sphère externe.

Les effets de seconde sphère et de sphère externe dépendent de la distance du Gd aux protons et de paramètres de diffusion. Ils représentent environ 40 % de l'apport du chélate de Gd à la relaxivité.

Relaxivité in vitro

L'efficacité paramagnétique d'un complexe gadoliné chélaté est évaluée en mesurant sa relaxivité in vitro.

Les chélates de gadolinium sont caractérisés par leurs constantes de relaxivité longitudinale r1 et transversale r2, exprimées en $mM^{-1}.s^{-1}$, correspondant aux raccourcissements de vitesse de relaxation T1 et T2 (en s^{-1}) des protons du tissu par unité de concentration C (en mM). La relaxivité est variable selon le champ magnétique. Elle est mesurée dans des conditions physiologiques dans un champ de 1,5 T et de 3 T avec des valeurs pour T1 entre 3,6 et 5,2 $mM^{-1}.s^{-1}$ pour les chélates non spécifiques, et plus élevée, soit 6,3 et 7,2 $mM^{-1}.s^{-1}$, pour les deux chélates hépato-spécifiques (gadobénate, gadoxétate), qui ont été approuvés à posologie moindre. La relaxivité est beaucoup plus élevée pour le gadopiclénol 12,8 $mM^{-1}.s^{-1}$ et le gadoquatrane 11,8 $mM^{-1}.s^{-1}$ (figure 3.5).

Le signal T1 sera d'autant plus renforcé que la constante de relaxivité r1 d'un chélate de gadolinium est élevée et que la concentration tissulaire locale de gadolinium est élevée (jusqu'à une certaine concentration où l'effet s'inverse).

Augmenter la relaxivité

Il existe deux stratégies fondamentales pour augmenter la relaxivité des PCG : augmenter l'hydratation de la sphère interne et/ou de la seconde sphère et/ou ralentir leur vitesse de rotation.

L'augmentation de l'hydratation de la sphère interne augmente la relaxivité

Le nombre de coordinations du Gd^{3+} est proche de neuf, ce qui signifie qu'il peut interagir avec des atomes environnants donneurs d'électrons en recevant jusqu'à neuf électrons.

Les ligands utilisés sont classiquement octadentés. Le Gd^{3+} verra donc huit de ses neuf sites de coordination occupés par le ligand. Un site reste pour interagir avec les protons ($q = 1$).

Le gadopiclénol a un ligand heptadenté, ce qui lui permet d'interagir avec deux molécules d'eau ($q = 2$). L'augmentation du nombre de molécules d'eau q coordonnées en sphère interne s'accompagne d'une amélioration proportionnelle de la relaxivité, quel que soit le champ magnétique. Cependant, l'augmentation de q est associée à une diminution du nombre de coordinations du complexe peut s'accompagner théoriquement d'une diminution de la stabilité thermodynamique et/ou cinétique qui devra être compensée.

Grâce à des groupes accepteurs de liaisons hydrogène sur le ligand, il est possible d'augmenter le nombre de molécules d'eau dans la deuxième couche d'hydratation et de diminuer leur distance moyenne par rapport au centre métallique paramagnétique. Ainsi en plus d'une hydratation accrue de la sphère interne, le gadopiclénol a également considérablement augmenté la relaxivité de la seconde sphère en raison de la présence de trois bras polyalcool (isosérinol) sur le ligand qui facilitent l'accès et la diffusion des molécules d'eau.

Le ralentissement de la vitesse de rotation d'un PCG augmente sa relaxivité

Une rotation plus lente peut être obtenue en augmentant la taille de la molécule ou en concevant des molécules qui se lient aux macromolécules in vivo de telle sorte que la vitesse de rotation du complexe PCG-macromolécule soit ralentie par rapport à celle des petites molécules de PCG non liées aux macromolécules. C'est le cas du monomère macrocyclique gadoquatrane (Bayer Healthcare), un tétramère macrocyclique avec quatre complexes simples Gd-GlyMe-DOTA liés via des ponts amides hautement hydrophiles produisant un mouvement de rotation (τ_R) plus lent. Les ligands sont octadentates ($q = 1$). Le gadoquatrane a également une hydrophilie plus élevée et un effet eau de la deuxième sphère amélioré par rapport aux PCG établis. Il est iso-osmolaire. Les dossiers d'agréments ont été déposés mi-2025 auprès de la FDA (USA), de la PMDA (Japon) et de l'EMA (Europe). L'influence du diamètre moléculaire plus grand sur la diffusion est négligeable.

Parmi les exemples de PCG présentant une meilleure relaxivité en raison de l'interaction avec les macromolécules, on trouve le gadobénate de diméglumine (Gd-BOPTA, Multihance®, Bracco) et le gadoxétate disodique (Gd-EOB-DTPA, Primovist®, Eovist®, Bayer Healthcare). Dans l'eau, le gadobénate et le gadoxétate présentent des valeurs de relaxivité qui ne sont pas différentes de celles des PCG extracellulaires, qui ne se lient pas aux macromolécules, tandis que dans les milieux biologiques contenant des macromolécules, leur relaxivité augmente d'environ 50 % ou plus.

Stabilité des chélates du gadolinium

Le gadolinium, comme les autres éléments dits 4f, perd facilement trois électrons pour donner l'ion Gd^{3+} utilisé dans les PCG. Gd^{3+} est extrêmement toxique sous sa forme libre.

Les effets toxiques aigus de type non allergique de Gd^{3+} peuvent résulter :

- de la capacité du gadolinium de se substituer au Ca^{2+} et de le concurrencer dans les processus biologiques calcium-dépendants (rayon ionique et valence proches) ;
- d'être un agent cytotoxique notamment hépatique ;
- de moduler le système immunitaire.

Il est donc essentiel d'utiliser Gd^{3+} sous forme complexée (ligand) afin d'en annihiler les effets toxiques, tout en gardant les électrons célibataires disponibles nécessaires pour les effets paramagnétiques. Les complexes doivent être non toxiques, inertes, stables dans l'organisme et facilement éliminés par voie urinaire, permettant une utilisation sans risque pour le patient.

La relaxivité du complexe est nettement inférieure à celle du gadolinium libre, mais l'amélioration de la tolérance permet une utilisation clinique.

Les chélates de gadolinium présentent cependant certains risques notamment d'hypersensibilité immédiate, de fibrose systémique néphrogénique et de rétention cérébrale et tissulaire (cf. chapitres 5 et 7).

La stabilité est déterminée par leur structure chimique. Les produits chélatants sont des ligands organiques qui peuvent appartenir à deux types de familles de polyaminocarboxylates : les linéaires et les macrocycliques. Le complexe chélaté peut être ionique ou non. Les ligands différencient les produits disponibles sur le marché.

Les produits de contraste gadolinés les moins stables sont les chélates linéaires non ioniques, les plus stables les chélates macrocycliques ioniques. In vivo, tous les produits macrocycliques (ioniques et non ioniques) semblent avoir une stabilité élevée similaire. Ces constatations sont à la base des décisions réglementaires plus ou moins restrictives dans différentes agences du médicament dans le monde sur l'usage des gadoliniums de structure linéaire.

La molécule macrocyclique offre une meilleure protection et liaison de Gd^{3+} en raison de sa structure en anneau rigide préorganisée de taille presque optimale pour mettre en cage l'ion. En effet, la structure linéaire est une chaîne ouverte flexible qui offre une protection plus faible de l'ion. Pour que le Gd^{3+} se libère d'un chélate macrocyclique, il doit simultanément casser cinq à six sites de coordination. Le Gd^3+ peut se libérer facilement du chélate linéaire, car la séparation se produit séquentiellement.

Tous les produits macrocycliques, qu'ils soient ioniques ou non ioniques, sont dérivés d'un cycle polyaminocarboxylate macrocyclique à douze chaînons. Le nombre et l'identité des chaînes latérales affectent la stabilité de ces produits. Un minimum de trois groupes latéraux carboxylates est nécessaire pour former des complexes Gd raisonnablement stables. Le ligand encage l'ion Gd^{3+} par des liaisons avec quatre groupes amines centraux et quatre groupes carboxyles pour les ioniques ou trois groupes carboxyles et un groupe alcool pour les ligands dits « non ioniques » (équilibre des trois charges positives de Gd^{3+} avec trois charges négatives des trois groupes carboxyliques). Quatre molécules macrocycliques sont disponibles et une cinquième le sera bientôt (figures 3.6 et 3.7, tableau 3.1) :

- Gd-DOTA, ou gadotérate de méglumine (Dotarem®, Clariscan®, Senajor®), macrocyclique ionique qui possède quatre groupes latéraux carboxylate ;

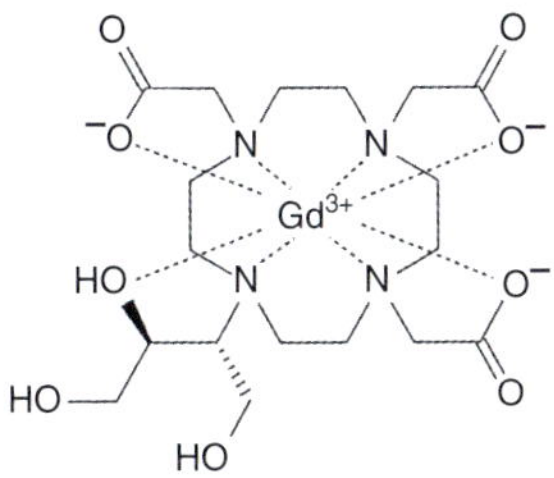

Gadobutrol

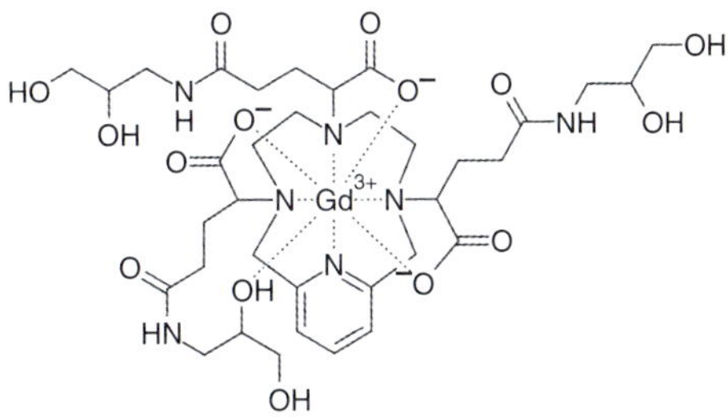

Gadopiclénol

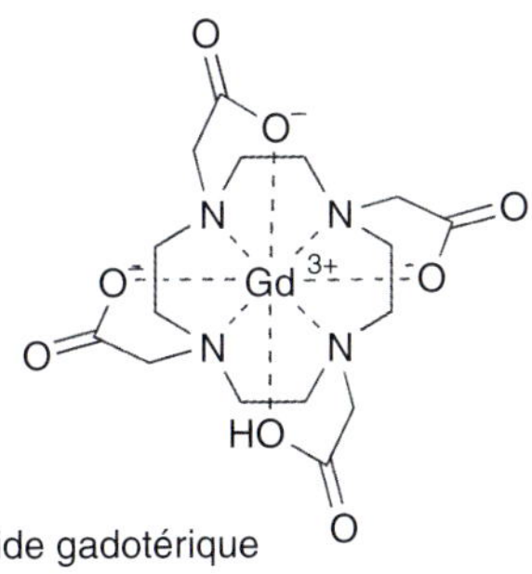

Acide gadotérique

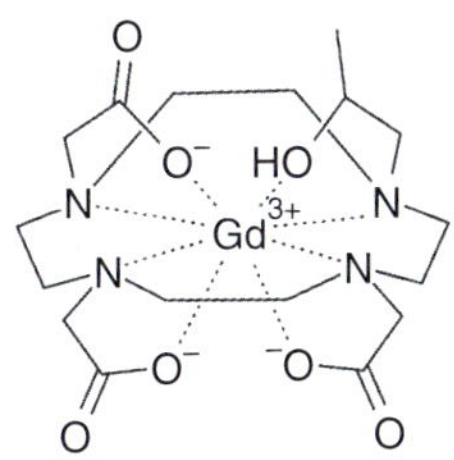

Gadotéridol

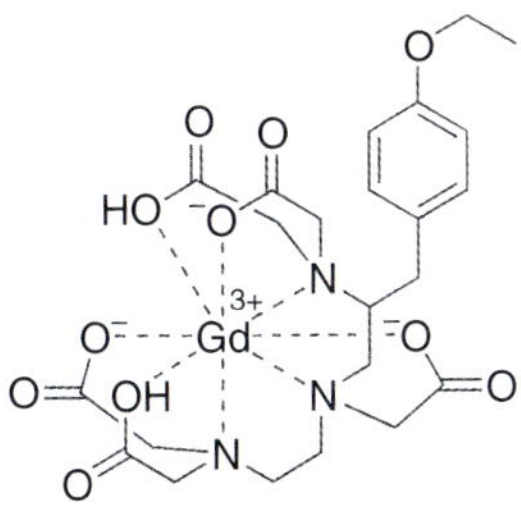

Acide gadoxétique

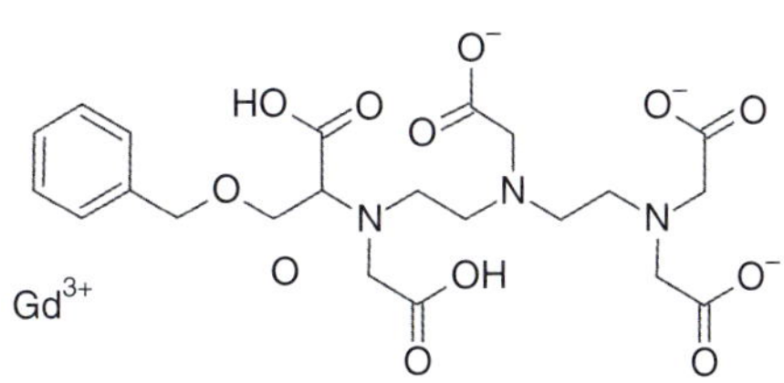

Acide gadobénique

Figure 3.6. Produits de contrastes gadolinés disponibles.

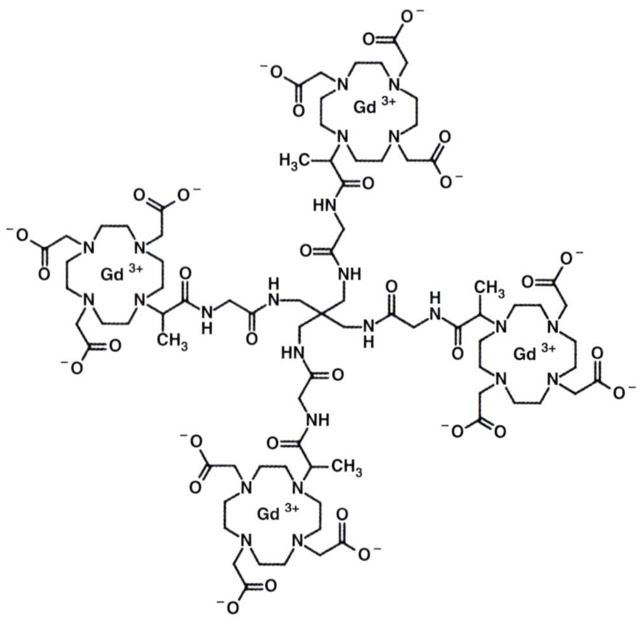

Figure 3.7. Gadoquatrane, en cours d'agrément.

Tableau 3.1. Caractéristiques des produits gadolinés.

Nom générique	Chélate	Spécialité commerciale	Laboratoire	Structure	Charge ionique
Gadotérate	Gd-DOTA	Dotarem®, Clariscan®, Senajor®	Guerbet, GE, Cabanes Imaging	Macrocyclique	Ionique
Gadotéridol	Gd-HP-DO3A	Prohance®	Bracco	Macrocyclique	Non ionique
Gadobutrol	Gd-BT-DO3A	Gadovist®, Pixxoscan®	Bayer, GE	Macrocyclique	Non ionique
Gadobénate	Gd-BOPTA	Multihance®	Bracco	Linéaire	Ionique
Acide gadoxétique	Gd-EOB-DTPA	Primovist®	Bayer	Linéaire	Ionique
Gadoquatrane	Gd-GlyMe-DOTA		Bayer	Macrocyclique	Non ionique
Gadopiclénol	Gd-PCTA	Elucirem®, Vueway®	Guerbet, Bracco	Macrocyclique	Non ionique

- Gd-HPDO3A, ou gadotéridol (ProHance®), un groupe carboxylate est remplacé par un groupe hydroxypropyle ;
- Gd-BTDO3A, ou gadobutrol (Gadovist®), un groupe carboxylate est remplacé par un groupe 2,3-dihydroxy-(1-hydroxyméthyl) ;

- Gd-PCTA, ou gadopiclénol (Elucirem®, Vueway®), avec un ligand macrocyclique, fondé sur un ligand PCTA parent qui contient une fraction pyridine dans le squelette polyamine macrocyclique ;
- Gd-GlyMe-DOTA, ou gadoquatrane, à venir en 2026.

La stabilité des molécules chélatées est évaluée in vitro en fonction de la stabilité thermodynamique à pH alcalin, de la stabilité conditionnelle à pH physiologique, de la stabilité cinétique à pH acide et des excès de chélate.

La stabilité thermodynamique reflète la quantité d'énergie nécessaire au ligand organique pour libérer le Gd^{3+}. Avec une faible stabilité thermodynamique, le chélateur est plus susceptible de libérer le Gd^{3+} libre et de se lier à un cation différent endogène. Le remplacement du Gd^{3+} dans le complexe chélaté par des cations comme le zinc conduit à la libération de gadolinium libre dans le sang qui se réassocie immédiatement à une autre entité. C'est la transmétallation (figure 3.8). Le zinc remplace le gadolinium

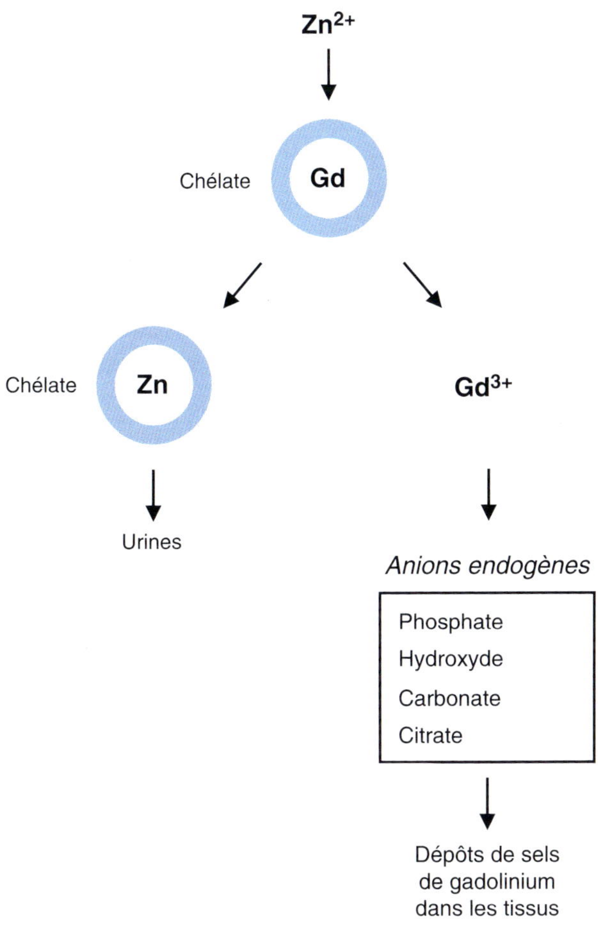

Figure 3.8. Transmétallation.

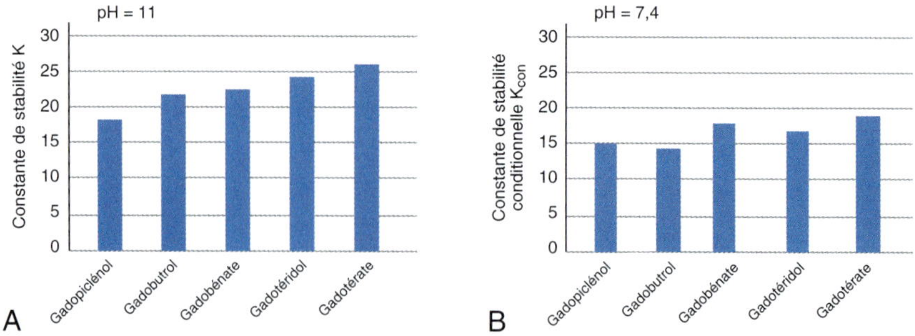

Figure 3.9. Stabilité thermodynamique. **A.**pH 11. **B.** Stabilité thermodynamique conditionnelle, pH 7,4.

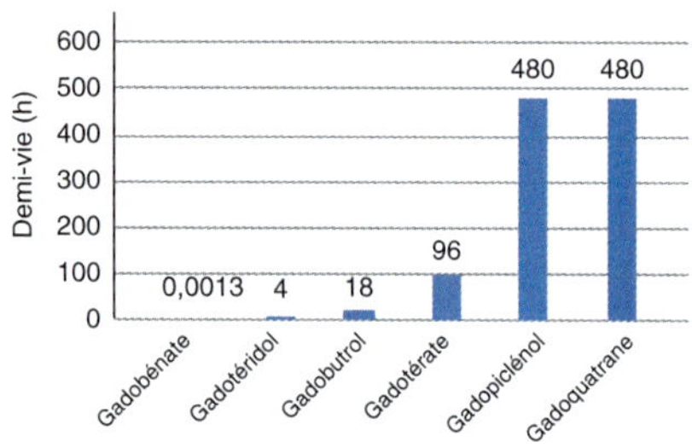

Figure 3.10. Stabilité cinétique.
pH 1,2, 37 °C.

et est éliminé dans les urines sous forme de chélate. Le gadolinium libre se combine avec les anions endogènes ou constitue des sels qui se déposent dans les tissus. Seul le zinc peut déplacer une quantité importante de Gd^{3+}, car sa concentration dans le sang est relativement élevée (55 125 mol/l). Les produits de contraste macrocycliques gadolinés sont insensibles à la transmétallation par les ions zinc contrairement aux complexes linéaires à chaîne ouverte.

La constante de stabilité des complexes macrocycliques du gadolinium est généralement supérieure à celle des complexes linéaires les moins stables, le gadobénate linéaire ayant des constantes supérieures à certains macrocycliques. La constante de stabilité thermodynamique apparente ou « conditionnelle » (K_{con}) est physiologiquement plus pertinente (figure 3.9). Elle correspond à la stabilité thermodynamique ajustée pour le pH physiologique (pH = 7,4) et non à un pH alcalin.

La stabilité cinétique (figure 3.10) correspond à la vitesse de dissociation du complexe, c'est-à-dire la durée nécessaire au complexe pour atteindre l'état d'équilibre thermodynamique. La molécule est d'autant plus stable que la stabilité cinétique est élevée.

Il est important de définir si le complexe est susceptible de se dissocier pendant le temps où il est présent dans l'organisme. La demi-vie de dissociation des chélates de gadolinium dépend de la structure de leur ligand. Ainsi, tous les chélates macrocycliques de gadolinium disponibles sont cinétiquement plus stables que les chélates linéaires et ne

se déchélatent qu'après un délai très long en heures et jours au lieu de secondes. Cette étude n'est techniquement réalisable qu'en milieu très acide (pH = 1,2), car l'ensemble des PCG disponibles restent très longtemps stables à pH physiologique.
La stabilité a été encore améliorée avec les deux nouvelles molécules (gadopiclénol et gadoquatrane).

Excès de ligands

Une grande quantité de ligands en excès est présente dans les produits de contraste gadolinés à faible stabilité de type linéaire pour contrecarrer la libération éventuelle de Gd^{3+} en favorisant sa chélation par le ligand « libre » dans le sang du patient.

Au total, les différentes mesures de stabilité in vitro et in vivo confirment la stabilité supérieure des chélates macrocycliques ioniques et la faible stabilité des chélates linéaires non ioniques.
Conformément aux recommandations du comité européen d'évaluation des risques en matière de pharmacovigilance (PRAC), les PCG linéaires (Magnevist®, Optimark® et Omniscan®) ont été retirés du marché en 2017. Les PCG linéaires à visée hépato-spécifique restent autorisés (Primovist®, Multihance®).

Pharmacocinétique

Pharmacocinétique des produits de contraste gadolinés non spécifiques

Une modélisation à trois compartiments est utilisée pour les PCG : le premier compartiment est le plasma dans lequel les molécules sont diluées ; les deuxième et troisième compartiments sont l'espace extracellulaire où il existe une perméabilité capillaire liée aux tissus à équilibre rapide (deuxième compartiment) et lent correspondant à un compartiment de stockage (troisième compartiment).
La pharmacocinétique des produits de contraste iodés (PCI) et gadolinés (PCG) non spécifiques est similaire pour les deux premiers compartiments (cf. chapitres 1 et 4).
Classiquement, les produits de contraste ne franchissent pas la barrière hémato-encéphalique intacte et cette notion reste essentielle dans l'interprétation de rehaussements par les PCI et PCG. Ceci est cependant remis en cause depuis la découverte de la rétention intracérébrale de gadolinium et de la détection de PCG injecté par voie intraveineuse dans le LCR bien qu'en faibles concentrations, ainsi que d'une partie du produit injecté par voie intrathécale dans le sang. Depuis une vingtaine d'année, les PCG injectés par voie veineuse sont utilisés comme traceur pour étudier la circulation et la clairance du LCR au niveau cérébral. Une application clinique est le bilan de la maladie de Ménière (hydrops). Les mécanismes de transit restent mal élucidés. Une analyse complète des voies potentielles de pénétration des PCG IV dans la circulation du LCR (vascularisation fenêtrée du plexus choroïde, interfaces sang-LCR des artères piales et vascularisation veineuse des espaces sous arachnoïdiens , nerfs crâniens notamment optiques et ophtalmiques) a été publié par van Osch et al., en 2024.

Après administration intraveineuse, on distingue deux étapes :

- **phase de distribution** : la concentration plasmatique diminue par distribution du produit de contraste du plasma vers le volume extracellulaire. La concentration plasmatique de PCG atteint son maximum après l'injection. Le PC diffuse ensuite rapidement dans l'espace interstitiel. La concentration plasmatique diminue ensuite fortement jusqu'à atteindre l'équilibre entre les concentrations plasmatique et interstitielle quelques minutes après l'injection ;
- **phase d'élimination** : après avoir atteint l'équilibre entre les concentrations plasmatique et interstitielle, le PCG commence à être éliminé par excrétion rénale. Une phase d'excrétion résiduelle lente est liée au troisième compartiment. Du gadolinium résiduel a été détecté principalement dans les os, le foie et le cerveau, suggérant la présence d'un compartiment interstitiel extracellulaire où le gadolinium peut être retenu pendant des périodes prolongées.

Pharmacocinétique des gadoliniums à excrétion biliaire

Ils sont rapidement éliminés par les reins, mais également par le foie en partie.

Les PCG à visée hépatique sont des produits ioniques linéaires porteurs d'une chaîne latérale lipophile : éthoxybenzyle pour le gadoxétate disodique (Gd-EOB-DTPA, Eovist®, Primovist®, Bayer Healthcare) et benzoylméthyle pour le gadobénate diméglumine (Gd-BOPTA, Multihance®, Bracco Diagnostics). Ils ont des propriétés extracellulaires globalement similaires aux gadoliniums classiques mais sont partiellement absorbés au niveau hépatique grâce à des transporteurs spécifiques des hépatocytes et excrétés dans le système biliaire. L'excrétion biliaire est de 50 % pour le gadoxétate disodique chez les patients ayant une fonction hépatique et une fonction rénale normales, contre 4 % d'excrétion biliaire par le gadobénate diméglumine. Il existe donc un hypersignal hépatique, relativement prolongé, offrant un meilleur contraste avec une lésion qui ne se rehausse pas.

L'utilisation optimale de ces produits contraste repose sur une fonction hépatique sous-jacente normale. Une fonction hépatique anormale, y compris l'hyperbilirubinémie, peut modifier l'absorption hépatique de ces produits. Dans ce cas, le chélate de gadolinium reste dans la circulation sanguine, se déplace dans les espaces interstitiels et subit finalement une excrétion rénale comme les chélates de gadolinium classiques — en supposant une fonction rénale normale.

Les hépatocytes sont des cellules polarisées constituées d'un pôle baso-latéral (ou sinusoïdal) et d'un pôle apical (ou canaliculaire), qui contiennent de multiples protéines de transport. Les transporteurs extraient les chélates de gadolinium hépato-spécifiques du sang à travers la membrane sinusoïdale. Une absorption active, en compétition avec la bilirubine, au niveau des sinusoïdes est réalisée par les protéines de transport des anions organiques dépendants de l'ATP : OATP (*Organic Anion Transporting Polypeptide*), avec pour Gd-BOPTA : rOATP1A1, rOATP1A4 et rOATP1B2, et pour EOB-DTPA : OATP1B1 et OATP1B3 (ou OATP8) (figure 3.11).

L'agent de contraste est excrété via le transporteur cMOAT (dénommé également MRP2, *Multidrug Resistance-associated Protein* 2) dans l'arbre biliaire et via MRP3 dans les sinusoïdes pour l'excrétion sanguine. L'expression de ces transporteurs MRP3 dans le paren-

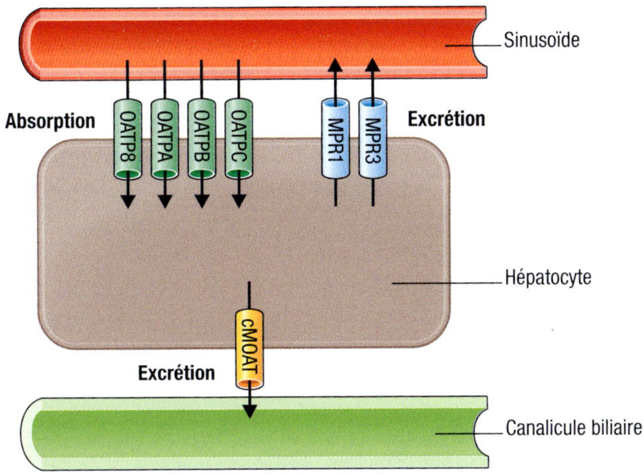

Figure 3.11. Transport dans les hépatocytes.
Les hépatocytes sont des cellules polarisées qui contiennent de multiples protéines de transport : absorption active par les transporteurs d'anions organiques dépendants de l'ATP (OATP, *Organic Anion Transporting Polypeptides*) ; excrétion via le transporteur cMOAT (*canalicular Multispecific Organic Anion Transporter*, dénommé également MRP2) dans l'arbre biliaire et via MRP3 dans les sinusoïdes pour l'excrétion sanguine.
Illustration de Carole Fumat.

chyme hépatique est faible et peut augmenter dans les carcinomes hépatocellulaires ou en cas de cholestase, ce qui modifie la clairance du contraste et des lésions hépatiques.
Les deux produits sont autorisés en Europe uniquement pour des applications hépatiques.

Gd-BOPTA

Le gadobénate (Multihance®, Bracco) a une demi-vie d'élimination ($t_{½β}$) du même ordre que celles des chélates non spécifiques (1,9 à 2 heures).
Par rapport aux chélates de gadolinium habituels, le Gd-BOPTA a une plus haute relaxivité dans le plasma et elle est environ 6 fois plus élevée dans les hépatocytes. Cela explique le signal élevé produit par la quantité relativement faible de contraste au sein des hépatocytes dans la phase hépato-spécifique.
Le gadobénate a une distribution similaire aux gadoliniums extracellulaires non spécifiques dans les 5 premières minutes, avec un pic de rehaussement hépatique pendant la phase portale, ce qui le rend approprié pour l'acquisition de phases vasculaires dynamiques, suivi d'une lente augmentation du signal du parenchyme hépatique, atteignant un plateau à 60 minutes et durant environ 60 minutes, puis le rehaussement du foie commence à diminuer. Ainsi, pour Gd-BOPTA, le moment optimal de la phase hépato-spécifique se situe dans les 60 minutes et 120 minutes.
Le gadobénate est disponible à une concentration de 0,5 mmol [Gd]/ml. En imagerie hépatique, la dose est de 0,05 mmol [Gd]/kg de poids corporel soit 0,1 ml/kg de poids corporel.

Gd-EOB-DTPA

Le Gd-EOB-DTPA, ou acide gadoxétique (Eovist®, Primovist®, Bayer Healthcare), a une absorption hépatocellulaire commençant au début de la phase veineuse portale environ 40 secondes depuis l'injection. Le signal du parenchyme hépatique continue à augmenter pendant encore 20 minutes et atteint un plateau qui dure environ 20 minutes. Le signal hépatique commence à diminuer 40 minutes après l'injection.

Dans les phases vasculaires pendant les 5 premières minutes, le Gd-EOB-DTPA produit un signal plus faible dans l'aorte abdominale, la veine porte et les veines sus-hépatiques que le Gd-BOPTA et les contrastes gadolinés habituels extracellulaires. À 3–5 min, le rehaussement du parenchyme hépatique est fortement influencé par l'absorption hépatique du gadoxétate disodique, et il n'est pas possible d'acquérir une phase veineuse tardive — celle-ci est remplacée par une phase appelée « de transition » selon la nomenclature LIRADS. L'évaluation du lavage des lésions n'est pas possible.

La clairance rapide du Gd-EOB-DTPA du compartiment vasculaire entraîne un hyposignal marqué des vaisseaux intrahépatiques dans la phase hépato-spécifique.

Il présente une demi-vie $t_{½β}$ d'environ 1 heure. Plusieurs médicaments et substances endogènes interfèrent avec le gadoxétate disodique en raison d'une voie d'excrétion hépatique commune : en cas d'hyperbilirubinémie ($\geq$ 2 mg/dl), l'excrétion hépatobiliaire est significativement réduite.

L'injection de gadoxétate disodique présente quelques inconvénients. La dose recommandée est associée à un petit bolus injecté conduisant à des artefacts de troncature. Une solution possible est un débit d'injection lent (de 1 ml/s) ou l'addition de sérum physiologique. De plus, le gadoxétate disodique provoque une dyspnée transitoire d'environ 10 à 20 secondes chez 6 à 14 % des patients, entraînant des artefacts de mouvement sur la phase artérielle. Ces problèmes peuvent être réduits en utilisant des techniques de compensation de mouvement, telles que des séquences d'acquisition d'images rapides pour l'acquisition de plusieurs phases artérielles.

Le gadoxétate disodique est disponible en Europe et aux États-Unis à une concentration de 0,25 mmol [Gd]/ml. Le gadoxétate disodique est utilisé avec une dose de 0,025 mmol [Gd]/kg de poids corporel, égale à 0,1 ml/kg.

Analyse du rehaussement lié aux produits de contraste gadolinés extracellulaires

Il existe différentes manières d'évaluer la prise de contraste des lésions : morphologique, qualitative et quantitative.

Analyse morphologique

Des séquences pondérées en T1 (*spin echo*) sont utilisées pour identifier le rehaussement du signal, mieux identifié avec une suppression spectrale de la graisse.

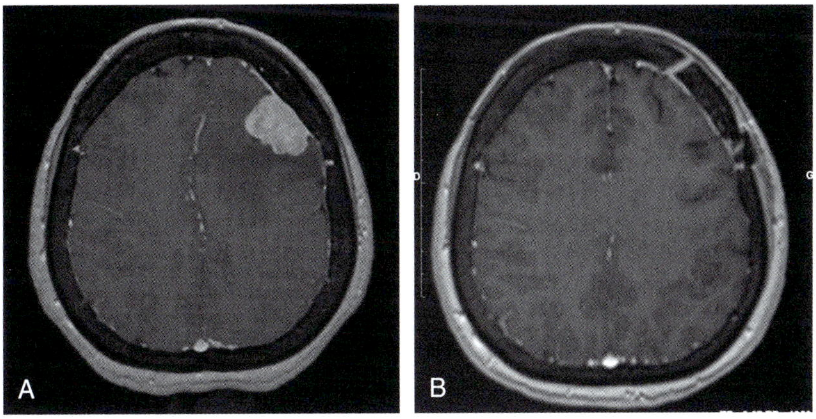

Figure 3.12. Lésion extraxiale (méningiome) avec effet de masse (A) et après exérèse (B). Bonne visualisation de la dure mère opacifiée.

L'augmentation du signal après l'administration du contraste est évaluée en comparant avec les séquences sans injection.

Celles-ci doivent être réalisées avec des paramètres identiques, permettant l'obtention de soustractions, en particulier en cas d'hypersignal T1 sans injection ou en angiographie. Il ne doit pas y avoir de déplacement de la structure entre les deux temps. Dans les lésions à composante hémorragique, la soustraction peut différencier les zones hémorragiques et les zones avec prise de contraste.

À ce jour, il n'existe pas de critères de qualité d'injection de PCG contrairement aux injections de PCI avec la mesure des densités UH des artères et du foie et de la rate (cf. chapitre 1).

La prise de contraste peut être homogène, hétérogène, nodulaire ou linéaire. Les zones sans prise de contraste au sein des tumeurs représentent des zones nécrotiques. La prise de contraste dans les structures adjacentes aux lésions focales peut être utile au diagnostic : par exemple, au niveau de la dure-mère en continuité avec une tumeur extra-axiale évoquant un méningiome (figure 3.12). De même, la prise de contraste d'un nerf en contiguïté avec une tumeur des tissus mous évoque une lésion d'origine nerveuse telle qu'un schwannome.

La morphologie et la localisation de la prise de contraste retardée dans les études d'IRM cardiaque sont essentielles pour le diagnostic.

Il existe des limites dans l'étude morphologique statique. La chimiothérapie, la radiothérapie, les médicaments ciblés et l'immunothérapie modifient le microenvironnement tumoral, ce qui a un impact sur la vascularisation de la néoformation tumorale, les processus inflammatoires et la réponse immunitaire. La diminution de la vascularisation, une hypoxie et une augmentation de la perméabilité vasculaire vont modifier la prise de contraste et gêner l'interprétation entre changements post-traitement, pseudo-progression ou progression tumorale. Pour ces cas, d'autres types d'analyse doivent être utilisés.

Analyse qualitative

Des séquences multiphasiques dynamiques peuvent être réalisées à l'aide de séquences 2D ou 3D pondérées en T1 avec ou sans suppression de la graisse. La même séquence est répétée au même endroit avant, pendant et après l'administration IV du PCG. Des séquences en respiration libre (dynamique 4D) sont également disponibles.
La longueur de la séquence dynamique multiphasique, ou résolution temporelle, varie en fonction de l'organe étudié, des indications du champ et de l'IRM utilisée.
L'aspect de la courbe de prise de contraste pendant la séquence dynamique est important pour la caractérisation des lésions, par exemple dans les tumeurs du sein ou du foie (hémangiome, hyperplasie nodulaire focale...).

Courbes d'intensité du signal en fonction du temps (SI/T)

La définition d'une région d'intérêt (ROI) permet la représentation graphique de la variation du signal au cours du temps. La morphologie de la courbe SI/T permet d'en distinguer différents types (figure 3.13).
L'absence de prise de contraste (courbes de type 1) indique des lésions bénignes. La plupart des lésions bénignes (prostate ou sein, par exemple) présentent une courbe lentement progressive ou de type 2. En revanche, la plupart des lésions malignes présentent des courbes de type artériel, avec une augmentation rapide et intense du signal et une diminution progressive du reste de l'étude dynamique (type 4). Les lésions inflammatoires ont une fixation précoce et intense, progressant tout au long de l'étude (type 5). Les lésions dont l'augmentation de signal est intense et précoce, maintenue pendant la séquence dynamique (type 3) sont indéterminées et peuvent être observées dans les lésions bénignes ou malignes. Il existe un chevauchement entre les différents types de courbes. Les courbes SI/T sont très utiles pour le diagnostic, par exemple dans les tumeurs parotidiennes et l'évaluation de la réponse au traitement (cancer du sein sous traitement néoadjuvant, tumeurs musculosquelettiques).
Les courbes SI/T peuvent aussi être évaluées semi-quantitativement à l'aide d'un certain nombre de paramètres, tels que le temps jusqu'au pic (TTP), l'aire sous la courbe à 60 % (AUC60), le rehaussement du pic, la brièveté du rehaussement, le temps jusqu'à la pente maximale ou le taux de *wash-in* et de *wash-out*. Les lésions malignes présentent souvent une courbe hypervasculaire, avec un TTP court, une AUC60 augmentée et un *wash-in* prononcé. Ces paramètres peuvent être codés à l'aide d'une échelle de couleurs et superposés sur une image morphologique, ce qui faciliter l'identification de lésions spécifiques en fonction de leurs comportements.

Analyse quantitative

Le raccourcissement des temps de relaxation longitudinal (T1) et transversal (T2) dépend de la concentration locale du PCG dans le tissu. À faibles concentrations, le raccourcissement de T1 prédomine, avec un hypersignal T1 ; à des concentrations élevées, le raccourcissement de T2 prédomine, avec un hyposignal en T2. Les séquences de perfusion T1 et T2 reposent sur cette propriété physique.

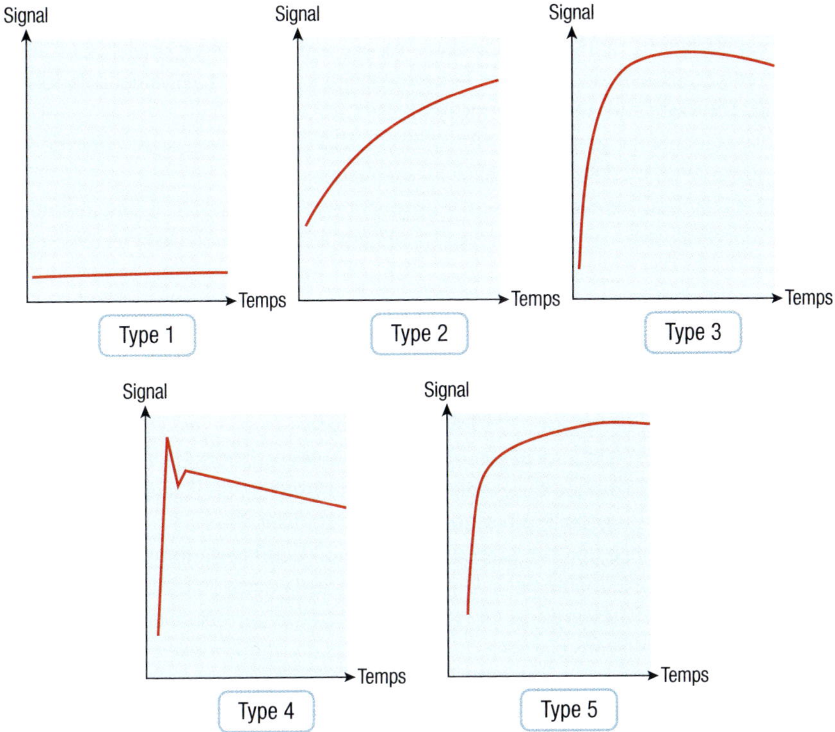

Figure 3.13. Analyse qualitative des courbes SI/T.
Type 1 : pas de rehaussement : kyste, lésion bénigne, graisse. Type 2 : lent rehaussement progressif : lésion bénigne. Type 3 : rehaussement précoce intense persistant : lésion indéterminée. Type 4 : rehaussement précoce et intense avec diminution progressive du signal : lésion maligne. Type 5 : rehaussement précoce, intense et progressif : lésion inflammatoire.
Illustration de Carole Fumat.

L'analyse quantitative est fortement influencée par les paramètres techniques utilisés dans les séquences d'acquisition, le volume injecté, le débit d'injection et la relaxivité des PCG. L'absence de standardisation rend difficile la comparaison des données obtenues.

Perfusion T1 (voir figure 1.12)

Les séquences de perfusion T1 sont principalement utilisées en oncologie (sein, cerveau).

Le mouvement des substances entre l'espace vasculaire et l'espace extravasculaire extracellulaire peut être quantifié avec différentes constantes, les plus courantes étant K_{trans} (transfert de l'espace intravasculaire vers l'espace extravasculaire), K_{ep} (retour de l'interstitium extracellulaire vers l'espace vasculaire), V_e (fraction d'espace extravasculaire-extracellulaire) et V_p (fraction volumique plasmatique). Elles fournissent des informations physiologiques non invasives en étudiant le premier passage du contraste à travers le réseau capillaire et la diffusion rapide dans l'espace extravasculaire-extracellulaire. Elles permettent également de quantifier la perméabilité capillaire et d'évaluer à la fois le retour du contraste dans l'espace intravasculaire et son élimination.

Une dose standard de gadolinium (0,1 mmol [Gd]/kg) est utilisée à un débit de 2 à 3 ml/s, suivie de 25 ml de solution saline au même débit.

Les études quantitatives avec perfusion T1 peuvent être réalisées pour la caractérisation des lésions, l'évaluation de la réponse au traitement et la détection de la récidive néoplasique.

Perfusion T2*

L'imagerie de perfusion T2*est fondée sur la susceptibilité magnétique du gadolinium à des concentrations élevées, ce qui conduit à une diminution du signal des tissus proportionnellement à la concentration capillaire du contraste.

Elle permet d'explorer la microcirculation et d'estimer les variations de volume sanguin dans les tissus. La dynamique du gadolinium est analysée lors du passage capillaire. La forte concentration du gadolinium est obtenue par un débit élevé de contraste (5 ml/s ou plus) avec des concentrations standards (0,1 mmol [Gd]/kg) ou doublées, suivies de sérum physiologique au même débit. Un logiciel mesure la variation d'intensité du signal par voxel en fonction du temps ou sur une zone d'intérêt, et permet de calculer le temps d'arrivée du bolus, le temps d'arrivée du pic, le temps de transit moyen, l'amplitude du pic, le volume et le débit sanguin cérébral régional.

Cette technique permet l'exploration des ischémies cérébrales aiguës en objectivant les modifications de perfusion de la zone ischémique : retard de perfusion ou hypoperfusion. L'analyse de la courbe de perfusion T2* sert également à la caractérisation des lésions cérébrales.

Phases de rehaussement du parenchyme hépatique après injection de gadolinium hépato-spécifique

Les PCG hépato-spécifiques permettent, lorsque cela est nécessaire, la réalisation d'une séquence hépatobiliaire tardive, en plus des séquences morphologiques dynamiques. Cette séquence hépatobiliaire tardive complète les acquisitions précoces extracellulaires, en apportant des données fonctionnelles, pour différencier les lésions avec hépatocytes fonctionnels (lésions qui se rehaussent en phase tardive, généralement bénignes) ou sans hépatocytes fonctionnels (lésions apparaissant hypo-intenses en phase tardive — critère de malignité) (figures 3.14 à 3.16).

Phase artérielle

Cette phase est importante pour détecter et caractériser les lésions hépatiques avec vascularisation artérielle, qui peuvent être bénignes (par exemple, hyperplasie nodulaire focale) ou malignes (par exemple, carcinomes hépatocellulaires [CHC] et certains types de métastases), ainsi que la réponse au traitement du CHC.

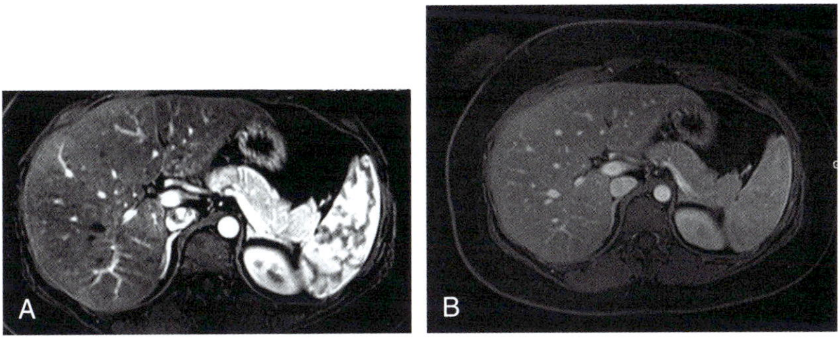

Figure 3.14. Injection de gadolinium.
A. Temps artériel tardif. **B.** Temps portal.

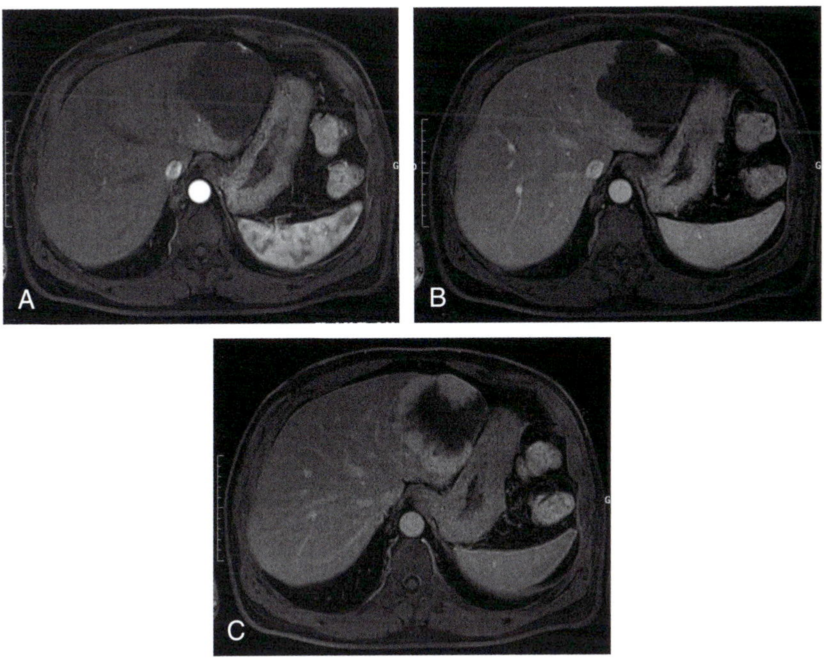

Figure 3.15. Hémangiome.
A. Temps artériel. **B.** Temps portal. **C.** Temps tardif 5 minutes.

L'artère hépatique est rehaussée sans modification du flux antérograde des veines hépatiques. Cette phase peut être divisée en phases artérielles précoce et tardive.

Phase artérielle précoce

Il n'y a pas de rehaussement de la veine porte. Cette phase artérielle précoce permet d'évaluer l'anatomie artérielle.

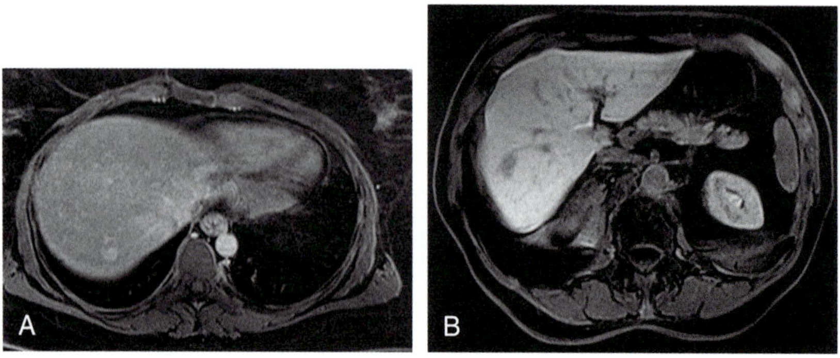

Figure 3.16. Phase hépato-spécifique à 1 heure 30 avec acide gadobénique. **A.** Lésion en hypersignal. **B.** Lésion en hyposignal.

Phase artérielle tardive

Il y a rehaussement des branches portales. Cette phase permet d'évaluer les lésions hypervascularisées. Un minutage précis est nécessaire, car la fenêtre temporelle du premier passage artériel de la plupart des contrastes est étroite et courte par rapport au temps d'acquisition des séquences SPGR 3D. Pour obtenir le contraste souhaité, le passage de l'agent gadoliné dans le compartiment artériel tardif du foie doit se produire lorsque la partie centrale de l'espace k est échantillonnée. Par exemple, si la partie centrale de l'espace k est acquise à la mi-temps de la séquence, le délai d'acquisition à partir du moment du début de l'injection est :

½ (Temps d'injection) + Temps aortique + Temps aorte-foie + ½ (Temps de séquence)

Où :

- Temps d'injection : durée totale de l'injection.
- Temps aorte-foie : 4 à 10 s.
- Temps aortique : plusieurs méthodes sont disponibles pour déterminer le temps aortique dont le principe est strictement similaire à celui pour les injections iodées (cf. chapitre 1) :
    - **retard fixe** : démarrer l'acquisition d'image avec un délai fixe (environ 32 s chez des sujets sains) ; mais il y a environ 40 % d'échecs comme pour les produits iodés, car il n'est pas tenu compte du débit cardiaque ;
    - **bolus test**: une seule coupe axiale SPGR de l'abdomen supérieur (par exemple, aortique au niveau de l'axe cœliaque) est acquise à plusieurs reprises avec de courts intervalles (1 à 2 s) après l'administration d'un petit bolus de produit de contraste (par exemple, 1 à 2 ml), suivie d'un rinçage salin (15 à 30 ml), à l'aide d'un injecteur automatique. Un logiciel trace le signal aortique dans le temps, génère une courbe et montre un pic lorsque le bolus de test traverse l'aorte ;
    - **suivi du bolus**: la technique consiste à échantillonner un volume pour le tracking (par exemple, aortique au niveau de l'axe cœliaque) avec une résolution temporelle élevée. La phase artérielle démarre automatiquement lorsque le signal aortique

dépasse un seuil, avec un délai fixe entre le pic aortique et le rehaussement du foie artériel (4 à 10 secondes). Cette technique ne nécessite pas d'administration supplémentaire de PCG, mais nécessite une meilleure collaboration du patient en raison du bruit produit par la séquence de suivi des bolus. Une variante est manuelle avec par exemple un suivi en acquisition coronale et envoi de la séquence lorsque le bolus apparaît au niveau d'un repère anatomique tel que l'aorte abdominale.

Phase veineuse portale

Il existe un rehaussement au niveau des branches de la veine porte et les veines hépatiques. Le rehaussement du parenchyme hépatique est à son maximum. Cette phase est essentielle pour la détection et la caractérisation des lésions. En particulier, les lésions malignes ont une vascularisation artérielle (néovascularisation) et un afflux portal nul ou minimal, et présentent généralement un signal plus faible que le parenchyme hépatique voisin.

La phase veineuse porte est atteinte à un temps moyen estimé de 54 secondes après l'injection de contraste ; cependant, cette phase peut être plus tardive dans les foies cirrhotiques en raison de modifications de perfusion.

Phase dynamique tardive (EC et Gd-BOPTA) ou transitionnelle pour Gd-EOB-DTPA

Il y a un rehaussement des branches portes, du parenchyme hépatique et des veines hépatiques.

Le rehaussement est moins intense et plus uniforme par rapport à la phase veineuse porte, grâce à la circulation et à la distribution des contrastes dans les compartiments vasculaire et extravasculaire. Il doit être acquis entre 3 et 5 minutes après l'injection d'un bolus.

On évalue le lavage (*wash-out*) de certaines lésions (par exemple, hépatocarcinome) qui s'est majoré, ou le rehaussement tardif des composants stromaux de certaines lésions (hémangiomes, cicatrice dans l'hyperplasie nodulaire focale, réaction desmoplastique d'un cholangiocarcinome) après l'administration d'un contraste extracellulaire habituel. La pharmacocinétique particulière du Gd-EOB-DTPA avec captation rapide du foie ne permet pas l'évaluation du lavage des lésions par rapport au parenchyme hépatique au cours de cette phase. Le Gd-BOPTA fournit une évaluation du lavage des lésions similaire aux produits de contraste extracellulaires en raison de l'absorption dans les hépatocytes beaucoup plus tardive.

Phase hépato-spécifique

Cette phase est caractérisée par une hyperintensité du parenchyme hépatique par rapport aux vaisseaux intrahépatiques et par la présence d'une excrétion biliaire de contraste gadoliné. Les différentes cinétiques des deux contrastes hépato-spécifiques entraînent un monitorage différent de la phase hépato-spécifique, généralement de 15 à 20 minutes pour Gd-EOB-DTPA et de 60 à 90 minutes pour Gd-BOPTA depuis l'injection. Ces temps peuvent être plus longs dans les foies cirrhotiques. L'étude d'une fuite biliaire ou de l'anatomie biliaire peut nécessiter une acquisition plus tardive que les

20 minutes habituelles pour le Gd-EOB-DTPA afin d'avoir un remplissage de l'ensemble des voies biliaires.

La spécificité des agents gadolinés hépato-spécifiques pour la bénignité par rapport à la malignité n'est pas aussi élevée qu'on le croyait initialement. L'iso-intensité ou l'hyper-intensité en phase hépatobiliaire par rapport au parenchyme hépatique n'est pas toujours un indicateur de la bénignité. La prudence reste de mise puisqu'une minorité de lésions telles que des adénomes hépatiques ou des carcinomes hépatocellulaires peuvent contenir des hépatocytes fonctionnels, ce qui conduit à l'absorption des PCG hépato-spécifiques dans la phase hépatobiliaire et donc à un hypersignal. Si les lésions solides hypo-intenses à la phase hépatobiliaire par rapport au parenchyme hépatique sont potentiellement préoccupantes, un iso- ou hypersignal lésionnel n'est pas suffisant pour rassurer.

La phase hépatobiliaire fonctionnelle ne peut s'interpréter qu'avec les séquences morphologiques (T1 in et out, T2 diffusion, après injection) et jamais isolément. Un isosignal ou un discret hypersignal ne sursoit jamais à la biopsie si des atypies morphologiques y conduisent (par exemple, saignement, discret *wash-out*, aspect hétérogène).

L'analyse du gradient de signal foie-lésion avant et après gadolinium sur des séquences identiques est essentielle, permettant d'éviter le piège lié au foie stéatosique.

Le contexte, la confrontation avec des examens antérieurs et l'éventuelle évolution sont fondamentaux.

En résumé

Il existe différentes phases du rehaussement hépatique, qui varient quelque peu selon le type de contraste administré.

- Phase artérielle précoce : 25 s extracellulaires et hépato-spécifiques.
- Phase artérielle tardive : 30 à 35 s extracellulaires et hépato-spécifiques.
- Phase veineuse porte : 60 à 70 s extracellulaires et hépato-spécifiques.
- Phase dynamique tardive (extracellulaires et Gd-BOPTA) ou transitionnelle (Gd-EOB-DTPA) : 3 à 5 minutes.
- Phase hépatobiliaire : hépato-spécifiques uniquement (maximum du rehaussement hépatique) :
  - 15 à 20 minutes pour Gd-EOB-DTPA ;
  - 1 à 2 heures pour Gd-BOPTA.

Biomarqueurs d'imagerie, analyse computationnelle et intelligence artificielle

Les séquences IRM dynamiques avec des PCG et les études de perfusion fournissent de multiples données qui peuvent être analysées informatiquement pour caractériser des biomarqueurs. La stratégie idéale serait de pouvoir analyser un volume 3D complet pendant la séquence dynamique. Une étude volumétrique avec IRM mammaire dynamique, qui acquiert 192 coupes avec une résolution de 512 × 512 pixels, génère environ 50 millions de courbes SI/T.

Un logiciel d'intelligence artificielle pourrait être alimenté avec toutes ces données pour apprendre à distinguer les différents modèles de courbes SI/T et comment ils sont corrélés avec différents types de lésions.

Comment choisir le produit de contraste gadoliné

En pharmacologie, une puissance médicamenteuse plus élevée in vitro ne se traduit pas nécessairement par une amélioration de l'efficacité en clinique. Les études in vitro ne sont donc pas suffisantes. L'efficacité diagnostique de la relaxivité r1 est mesurée par des études cliniques statistiquement valides comparant des examens IRM sans et avec injection et des examens injectés avec différents agents à différentes doses. Un schéma d'étude croisé dans lequel chaque patient subit deux IRM séparées d'au moins 48 heures avec chaque comparateur permet une comparaison robuste intra-patient. Les différences de relaxivité entre les PCG deviennent cliniquement pertinentes lorsqu'une relaxivité plus élevée se traduit par un taux plus faible de résultats inexacts ou non concluants, ou par la possibilité de réduire la dose de PCG sans perte d'efficacité diagnostique.

Une différence de relaxivité in vitro d'au moins 40 % entre deux agents de contraste à base de gadolinium se traduit par une efficacité diagnostique supérieure pour l'agent à relaxivité élevée lorsqu'il est utilisé à la même dose équimolaire de gadolinium que l'agent à relaxivité plus faible, ou par des performances d'imagerie similaires lorsqu'il est utilisé à une dose plus faible.

L'utilisation des produits de contraste gadoliné doit être justifiée et optimisée de sorte que la valeur diagnostique la plus élevée soit obtenue avec le maximum de sécurité pour le patient et avec le plus faible accès aux ressources liées au PCG.

Justification

L'utilisation des PCG n'est justifiée que lorsqu'elle peut potentiellement influencer les décisions cliniques, en fonction des antécédents du patient et de l'évaluation clinique pré-IRM.

Optimisation

La dose raisonnable la plus faible de PCG doit être fondée sur la question clinique et le poids corporel (principe ALADA, « *As Low As Diagnostically Acceptable* », appliqué aux produits de contraste).

La dose de contraste du PCG peut être réduite si la relaxivité du composé Gd est supérieure aux normes actuelles, si le rehaussement peut être augmenté par des techniques de numérisation ou de post-traitement, si les informations diagnostiques des séquences avec contraste peuvent être obtenues sans PCG, s'il existe un agent de contraste alternatif sans Gd disponible.

Relaxivité

En ce qui concerne les PCG macrocycliques à usage général, les valeurs de relaxivité du gadotérate et du gadotéridol sont proches. Malgré sa structure chimique très similaire, le gadobutrol présente une puissance légèrement supérieure, qui peut être expliquée par une relaxivité de seconde sphère plus élevée en raison de deux groupes hydroxyles libres dans son ligand. Le gadobénate et l'acide gadoxétique présentent une valeur de relaxivité plus élevée en présence de macromolécules dans le milieu, ce qui a conduit à recommander des doses divisées par deux et par quatre, respectivement, par comparaison aux PCG extracellulaires purs conventionnels. Par ailleurs, la molécule du gadobénate et de l'acide gadoxétique comprend un noyau benzénique, ce qui permet la captation hépatocytaire par les hépatocytes fonctionnels, offrant une caractérisation précise des lésions en phase hépatobiliaire. Le gadopiclénol et le gadoquatrane présentent la puissance la plus élevée, avec des valeurs de relaxivité deux à quatre fois supérieures à celles de tout autre PCG utilisé en clinique, indépendamment du milieu utilisé.

Compte tenu d'une dose standard recommandée de 0,1 mmol [Gd]/kg avec les PCG actuels, la correction des différences de relaxivité donne théoriquement une dose de gadobutrol d'environ 0,075 mmol [Gd]/kg et pour le gadopiclénol une dose qui pourrait être inférieure à la dose actuellement approuvée de 0,05 mmol [Gd]/kg. Pour le gadoquatrane, la dose sera de 0,04 mmol [Gd]/kg.

Il existe peu d'études sur les réductions de doses. Certaines ne sont pas utilisables en Europe, car le gadobénate n'est plus autorisé que pour les examens hépatiques et les autres produits linéaires totalement interdits. Elles confirment cependant la validité de moduler les doses en fonction de la relaxivité du PCG. L'étude BENEFIT n'a montré aucune différence significative entre 0,05 mmol [Gd]/kg de gadobénate et 0,1 mmol [Gd]/kg de gadotérate dans les tumeurs cérébrales. Pour la détection de tumeurs malignes, l'étude LEADER-75 a montré une sensibilité équivalente entre 0,075 mmol [Gd]/kg de gadobutrol et 0,1 mmol [Gd]/kg de gadotérate, lors d'une imagerie à 1,5 T ou 3 T. Ce dosage est maintenant inscrit dans le résumé des caractéristiques du produit (RCP) du gadobutrol. Cela a aussi été démontré en pathologie cardiovasculaire, en comparant le gadobénate diméglumine au gadopentétate diméglumine, le gadobutrol au gadopentétate diméglumine ainsi que le gadobutrol à la dose de 0,1 mmol/kg par rapport à des dosages plus élevés. Dans de multiples territoires vasculaires, comme dans les artères périphériques ou les artères supra-aortiques, le gadobénate diméglumine utilisé à 0,05 mmol [Gd]/kg au lieu de 0,1 mmol/kg donne des résultats similaires. Les PCG à relaxivité élevée devraient permettre des doses plus faibles en IRM cardiaque y compris pour le rehaussement tardif des cicatrices ischémiques myocardiques. Les essais phase III sont en cours pour le gadopiclénol. les demandes d'agrément pour le gadoquatrane comportent les indications cardiovasculaires. Il est probable que des publications scientifiques de bonne qualité soient publiées avec des utilisations hors AMM.

Toutes ces études valident le fait de tenir compte de la relaxivité des différents PCG pour optimiser la dose. L'utilisation de PCG à relaxation plus élevée apporte un bénéfice clinique en IRM, soit en termes d'efficacité diagnostique supérieure à la même dose équimolaire de gadolinium, soit en termes de performances d'imagerie similaires à une dose plus faible. La réduction des doses est toujours bénéficiaire d'abord pour le patient compte tenu de la problématique de dépôt de gadolinium, mais aussi pour la collectivité en réduisant la pollution des nappes phréatiques. La meilleure relaxivité devrait permettre également de doubler les doses si nécessaire dans certaines applications neurologiques (métastases cérébrales) avec une meilleure sécurité, sous réserve de validations cliniques.

Les premières applications des PCG de relaxivité élevée paraissent donc concerner les femmes enceintes, les enfants, les adultes jeunes, en particulier ceux qui doivent bénéficier d'examens répétés avec injection et certains examens spécifiques neurologiques et ORL (hydrops) pouvant bénéficier d'une augmentation de la relaxivité. Plusieurs études sont en cours pour la validation des applications cardiaques et vasculaires. Il est probable qu'ils remplaceront à court ou moyen terme complètement les produits de contrastes actuels, dès lors que leur prix aura baissé.

Rehaussement accru grâce à une acquisition optimisée

Le niveau d'amélioration du PCG dépend non seulement de la relaxivité, mais aussi du type de séquence et de l'intensité du champ. Le rehaussement des lésions tissulaires est sensiblement plus élevé à 3 T qu'à 1,5 T. À 3,0 T, une dose de gadopentétate de 50 % s'est avérée donner un rapport contraste/bruit significativement plus élevé (1,3 fois plus élevé) qu'une imagerie à pleine dose. Le rehaussement est plus élevé pour les séquences en *spin echo* qu'en écho de gradient. Les premiers résultats avec une IRM bas champ de 0,055 T sont également prometteurs (figure 3.18).

Amélioration accrue grâce au post-traitement

L'évolution rapide de l'intelligence artificielle a conduit récemment au développement de solutions informatiques visant à obtenir la même quantité d'information en IRM sans injection (amélioration virtuelle) ou avec une réduction de la dose PCG (amélioration augmentée).

Les images virtuelles post-contraste utilisent les informations disponibles sur d'autres séquences de l'examen pour estimer le rehaussement grâce à l'utilisation d'algorithmes d'apprentissage profond. Actuellement, l'amélioration virtuelle apparaît peu susceptible de refléter les nombreux facteurs qui influent sur le rehaussement du contraste, notamment des événements pharmacocinétiques : densité protonique, distribution tissulaire du PCG, densité tissulaire des microvaisseaux, perméabilité endothéliale des tissus sains et pathologiques. La distribution tissulaire du PCG dépend du temps : hémodynamique pour la perfusion tissulaire, compartimentation tissulaire pour le rehaussement tardif au gadolinium. Les différences de résolution spatiale et du rapport signal au bruit selon les différents systèmes matériels et logiciels d'IRM complexifient encore les problèmes à résoudre.

L'amélioration augmentée vise à obtenir des images virtuelles à dose complète grâce à l'augmentation du signal et/ou du contraste des images réelles obtenues avec l'injection de faibles doses de PCG, jusqu'à 10 % de la dose standard. Cette approche utilise toutes les informations de la distribution tissulaire et de la concentration de PCG en fonction du temps et paraît donc actuellement plus prometteuse que l'option virtuelle sans injection. De nombreux logiciels sont en cours de développement par les laboratoires ou des sociétés indépendantes.

Les limites restent les lésions petites ou qui prennent faiblement le contraste à dose totale.

Protocoles alternatifs sans produits de contraste gadolinés

Une méta-analyse sur les schwannomes vestibulaires a montré que les protocoles d'IRM non injectés avec imagerie T2w sont très fiables pour le dépistage, le diagnostic et le suivi de ces tumeurs en comparaison avec l'imagerie T1 gado. Dans une autre étude, les dimensions du méningiome mesurées sur T2w avant contraste étaient équivalentes aux résultats de l'imagerie T1 gado.

Chez les patients suivis pour une sclérose en plaques sans progression clinique, l'administration systématique de PCG a une valeur limitée et ne modifie pas l'intervalle diagnostique de progression de la maladie compte tenu du taux d'incidence très faible de nouvelles lésions rehaussées. L'OFSEP et le consensus MAGNIMS-CMSC-NAIMS recommandent l'injection lors du bilan initial de diagnostic, lors de l'aggravation ou d'une rechute ou lors de l'initiation d'un nouveau traitement.

De nouvelles séquences IRM sont constamment développées, pouvant fournir des informations rendant inutile l'administration de gadolinium dans des cas précis. Certaines restent à valider, tandis que d'autres sont rentrées dans la pratique courante. Nous ne ferons que les citer, car elles sortent de l'objet de ce livre.

L'imagerie par transfert de protons amides (APT), technique de transfert de saturation par échange chimique (CEST) est proposée pour le diagnostic, la caractérisation, la planification et le suivi du traitement chez les patients atteints de gliome.

Plusieurs techniques spécialisées d'angiographie par résonance magnétique permettent de ne pas administrer de gadolinium, comme le QISS ou des techniques de précession libre à l'état stable (SSFP). Ainsi les ARM sans et avec injection sont toutes deux acceptables pour mesurer l'aorte chez les patients atteints d'une maladie aortique thoracique et chez les adultes atteints d'une cardiopathie congénitale. Les sténoses des artères rénales sont bien analysées avec la SSFP.

L'angiographie par résonance magnétique à temps de vol (TOF-MRA) est principalement utilisée pour l'imagerie des artères cérébrales et des artères carotides. L'imagerie à contraste de phase est souvent utilisée dans l'imagerie du flux valvulaire cardiaque.

La séquence de susceptibilité magnétique SWI (*Susceptibility-Weighted Imaging*) est une séquence écho de gradient avec un contraste optimisé pour visualiser les structures veineuses et les produits de dégradation de l'hémoglobine. Les séquences de perfusion ASL (*Arterial Spin Labeling*, ou marquage des spins artériels) ou l'ASL pseudo-continu (pCASL) sont principalement utilisés pour l'analyse vasculaire et du débit sanguin cérébral ; elles permettent la représentation d'un territoire vasculaire spécifique par marquage sélectif. L'imagerie de perfusion ASL a plusieurs applications en dehors du cerveau. La détection des cancers de la prostate et celle des lésions secondaires hépatiques peuvent également bénéficier de protocoles sans injection de contraste.

Alternatives potentielles au gadolinium

La polyvalence, la grande disponibilité, le faible coût et le profil de sécurité des PCG rendent le développement et la commercialisation d'alternatives difficiles. Cependant, il en existe quelques-unes.

La présence de Gd dans le cerveau et d'autres tissus, y compris chez les patients présentant une fonction rénale normale, ainsi que la prise de conscience croissante de la présence de Gd anthropique dans l'environnement et les systèmes aquatiques, ont incité à explorer d'autres éléments paramagnétiques.

La classe des particules d'oxyde de fer superparamagnétiques ultra-petites (USPIO) peut être une alternative au PCG. Leur teneur en fer entraîne un fort effet de relaxation T1, similaire à celui du PCG, et, d'un point de vue technique, les produits de contraste contenant du fer peuvent couvrir de nombreuses applications en IRM. L'une de ces particules USPIO, le férumoxytol, utilisé contre l'anémie chez les patients dialysés, a été retiré du marché de l'UE en raison de réactions anaphylactoïdes sévères. Une autre particule USPIO, le férumoxtran-10 (Ferrotran®, SPL B.V., Nimègue, Pays-Bas), a un effet lymphotrope élevé et a été largement évaluée pour la différenciation des ganglions lymphatiques normaux des petits ganglions métastatiques chez les patients atteints de tumeurs solides, notamment le cancer de la prostate, de la vessie et du sein.

Le férucarbotran (Resotran®, b.e.imaging GmbH, Baden-Baden, Allemagne), à nouveau disponible en Europe depuis peu (Allemagne), est destiné à l'imagerie hépatique et à l'angiographie par IRM. En raison de ses propriétés superparamagnétiques, on observe une perte de signal prononcée à proximité de l'oxyde de fer, en particulier sur les images pondérées en T2 et T2*. La relaxivité T1 élevée du Resotran® peut être utilisée pour l'imagerie dynamique pendant la phase vasculaire et pour l'imagerie vasculaire par angiographie par résonance magnétique. L'effet T2* est particulièrement prononcé pendant la phase d'accumulation après la phagocytose du Resotran® par les cellules du système réticulo-endothélial présentes uniquement dans le tissu hépatique normal et les tumeurs bénignes.

Les produits de contraste USPIO ne présentent aucun risque connu pour l'environnement, parce qu'ils sont métabolisés via le cycle normal du fer après administration intraveineuse et que le fer est un élément physiologique utilisé à des concentrations non toxiques pour l'IRM.

Le manganèse est un élément naturellement présent dans le corps et l'alimentation humaine. Il est essentiel à de nombreuses fonctions biologiques, ce qui le rend intrinsèquement biocompatible. Le manganèse est disponible à partir de ressources abondantes qui ne se limitent pas à quelques régions géographiques et offre un potentiel pour des agents de contraste à base de manganèse durables (PCM).

Avec cinq électrons non appariés et un long temps de relaxation électronique, l'ion manganèse (II) possède de bonnes propriétés paramagnétiques. MnCl2 a été utilisé comme l'un des premiers PC dans les études animales dans les années 70. La plupart des complexes Mn2+ linéaires ou macrocycliques étudiés fournissent des relaxivités T1 dans la gamme des PCG actuels, mais leurs stabilités sont inférieures à celles des PCG ce qui les rend sujets à la transmétallation. Ceci est partiellement compensé par la nature endogène et la toxicité plus faible des ions Mn2+ potentiellement libérés par rapport aux ions Gd3+.

Actuellement, deux complexes Mn2+ extracellulaires sont en développement clinique :

- le complexe macrocyclique (GEH200486, GE Healthcare) ;
- le complexe linéaire Mn-PyC3A (RVP-001, Reveal Pharmaceuticals Inc. Boston) avec une constante de stabilité log KMnL d'environ 14, inférieure à celle du Gd-DTPA. Mais il est plus stable à la transmétalisation par les ions Zn2+ endogènes que le Gd-DTPA.

Les PCM pourraient représenter une étape importante vers une alternative sûre et durable aux PCG.

Agents de contraste ciblés

Des agents de contraste ciblés à base de gadolinium ou de manganèse capables de surmonter la distribution passive et non spécifique des PCG traditionnels en visualisant uniquement un organe ou une lésion spécifique sont toujours au stade de recherche clinique.

Imagerie du système glymphatique

Une nouvelle indication pour les PCG est apparue grâce à une meilleure compréhension du système glymphatique cérébral (SGC) et de son rôle dans les maladies neurodégénératives et autres maladies neurologiques. Le SGC, décrit pour la première fois par Iliff et al. en 2012, est une voie de clairance cérébrale. Il repose sur le mouvement coordonné du liquide céphalorachidien et du liquide interstitiel à travers les espaces périvasculaires et facilite l'élimination des déchets métaboliques, notamment la bêta-amyloïde et la protéine tau. La perturbation de ces mécanismes contribue à l'accumulation de dépôts toxiques. Le potentiel des PCG pour étudier la fonction ou le dysfonctionnement de la barrière hémato-encéphalique a récemment été évalué.

L'IRM avec contraste avec étude dynamique sur plusieurs heures implique généralement des injections intrathécales de PCG mais des études avec injection intraveineuse ont également été rapportées chez des patients présentant une suspicion de rupture de la barrière hémato-encéphalique. Les PCG suivent en temps réel le flux du liquide céphalorachidien, la dynamique des fluides périvasculaires et les voies d'élimination des déchets. Des études cliniques ont démontré une altération du flux glymphatique dans les maladies d'Alzheimer et de Parkinson, dans les traumatismes crâniens, ou ont mis en évidence une augmentation de l'activité glymphatique pendant le sommeil non paradoxal. Leur profil de sécurité après administration intrathécale a été évalué dans une méta-analyse par Patel en 2020 indiquant que l'administration intrathécale de PCG à des doses supérieures à 1,0 mmol est associée à de graves complications neurotoxiques avec une sécurité clinique relative à des doses plus faibles. Les PCG actuels ne sont pas autorisés pour une injection intrathécale.

Applications pratiques actuelles

Produits classiques

La dose standard de PCG est de :

- 0,1 mmol/kg de poids corporel pour la plupart des indications de gadobutrol, de gadotérate de méglumine et de gadotéridol ;

▷

- 0,075 mmol/kg de poids corporel pour le gadobutrol au niveau du SNC ;
- 0,05 mmol/kg de poids corporel pour l'imagerie hépatique à l'aide de gadobénate de diméglumine ;
- 0,025 mmol/kg de poids corporel pour l'imagerie hépatique à l'aide de gadoxétate disodique.

Produits de nouvelle génération

Les PCG de nouvelle génération ont été développés pour avoir une meilleure stabilité cinétique et une relaxivité T1 plus élevée par rapport aux PCG macrocycliques standards. L'efficacité diagnostique est similaire avec une dose inférieure (0,05 mmol/kg pour le gadopiclénol et 0,04 mmol/kg pour le gadoquatrane) à la dose standard actuelle (figures 3.17 à 3.19). Les essais cliniques randomisés PICTURE et PROMISE ont en effet montré que 0,05 mmol/kg de gadopiclénol n'est pas inférieur à 0,1 mmol/kg de gadobutrol pour l'IRM du SNC et du corps, avec une efficacité clinique similaire.

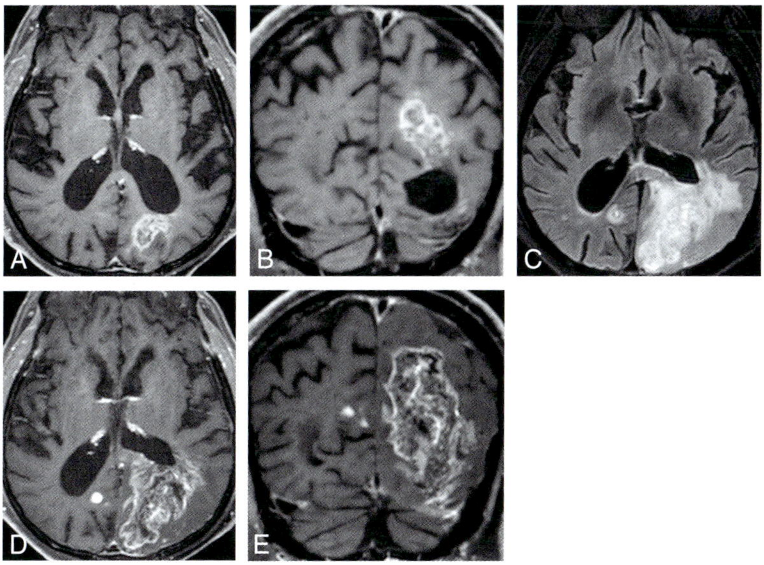

Figure 3.17. Intérêt du gadopiclénol.
A, B. Première IRM cérébrale T1 3D SE après injection de Gadovist® (gadobutrol) 0,1 mmol/kg (3 T). **C, D, E.** Seconde IRM réalisée 3 mois plus tard coupes 3D FLAIR (C) et T1 3D SE (D, E) après injection d'Elucirem® (gadopiclénol) 0,05 mmol/kg (3 T). Patient suivi pour un glioblastome pariétal gauche traité par radio-chimiothérapie. Probable radionécrose dont la taille se majore avec suspicion d'extension tumorale pariéto-occipitale droite.
Source : clichés aimablement fournis par le Pr Stéphane Kremer, Strasbourg.

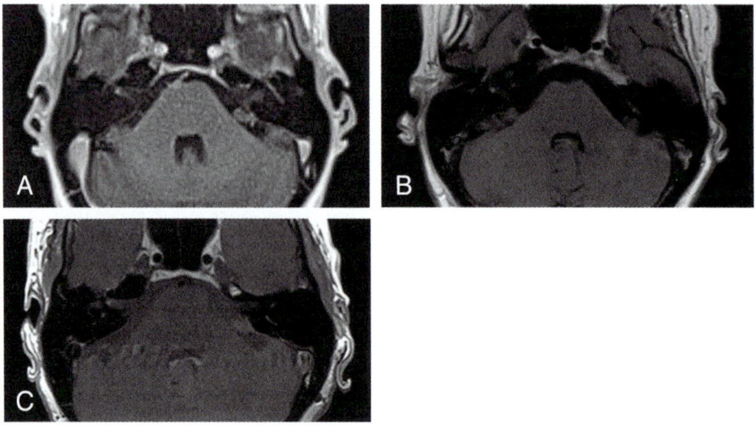

Figure 3.18. Intérêt du gadopiclénol avec IRM bas champ. Schwannome de 2 mm du fond du conduit auditif interne droit sur le trajet du nerf vestibulaire supérieur. Gadopiclénol 0,55T. Vibe (A) et TSE (B). Acide gadotérique 1,55 T. TSE (C).

Source : clichés aimablement fournis par le Dr Loïc Gaillandre, Lille.

Le gadoquatrane est l'autre PCG macrocyclique à haute relaxivité dont les essais cliniques de phase 3 ont atteint les critères d'évaluation primaires et secondaires. Les études multicentriques, randomisées, prospectives, en double aveugle et croisées (Quanti OBR, incluant les indications en imagerie cardiovasculaire, et Quanti CNS) ont porté sur l'efficacité et la sécurité du gadoquatrane à une dose de gadolinium de 0,04 mmol [Gd]/kg chez l'adulte. De plus, une étude multicentrique, prospective et ouverte (Quanti pédiatrique) a évalué la pharmacocinétique et la sécurité chez les enfants de 0 à 17 ans. Les demandes d'agrément en cours du gadoquatrane comportent les indications pédiatriques depuis la naissance.

Doses et mode d'administration

Voie intra-articulaire

L'arthrographie IRM avec administration intra-articulaire de PCG dilué peut être utile pour l'évaluation des structures articulaires. La quantité à injecter dépend de l'articulation, variant de 1 ou 2 ml à 15 ml.

Voie intrathécale

Les administrations intrathécales de PCG ne sont pas autorisées. Des réactions graves pouvant engager le pronostic vital et ayant entraîné la mort dans certains cas, principalement des réactions neurologiques (coma, encéphalopathie, convulsions), ont été signalées en cas d'administration intrathécale.

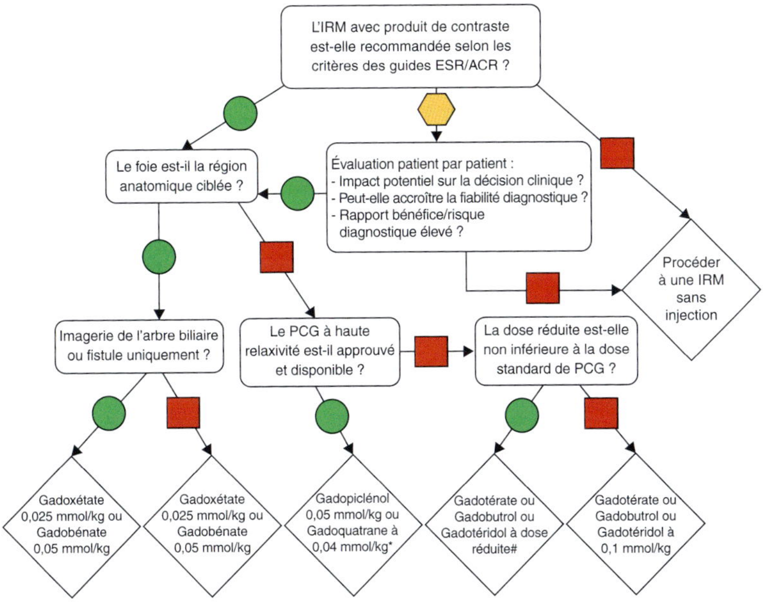

Figure 3.19. Organigramme décisionnel pour l'indication d'utilisation d'un PCG : choix du type de PCG, options posologiques lors d'une demande d'IRM avec injection de produit de contraste.

La flèche avec un cercle vert signifie « Oui » ; la flèche avec un carré rouge signifie « Non » ; la flèche avec un hexagone jaune signifie « Incertain ». L'incertitude dépend du contexte clinique, des antécédents du patient et d'autres caractéristiques cliniques non prises en compte dans les critères de pertinence.

* À noter que le gadopiclénol est approuvé, tandis que le gadoquatrane est un produit en essais cliniques de phase III en cours d'agrément (2025).

Des doses réduites doivent être appliquées conformément aux données disponibles, comme le suggère les données de médecine fondée sur les preuves actuelles et actualisées.

ESR : Société européenne de radiologie ; ACR : Collège américain de radiologie ; PCG : Produit de contraste gadoliné.

Source : Quattrocchi CC, Rovira A, Van der Molen AJ, et al. ESR Essentials: gadolinium-wise MRI – Practice recommendations by the European Society for Magnetic Resonance in Medicine and Biology. Eur Radiol 2024 dec.

Bibliographie

Álvarez-Cofiño Tuñón A, da Silva Torres M, Fernández Del Valle A, Noriega Menéndez P, Menéndez de Llano Ortega R, González Filgueira P. Contrast agents for MR enterography. Radiologia (Engl Ed) 2024;66(Suppl 2): S89-97.

Alvarez-Hornia Pérez E, Carnelli C, Gutierrez PA, González Sánchez R, Mesa Quesada J. Future challenges of contrast media in radiology. Radiologia (Engl Ed) 2024;66(Suppl 2):S132-41.

Boyd ED, Kaur J, Ding G, et al. Clinical magnetic resonance imaging evaluation of glymphatic function. NMR Biomed 2024;37:e5132.

Brun-Vergara ML, Puac-Polanco P, Nicholas G, Sinclair J, Nguyen TB. Gadolinium Reduction in Brain Tumor Imaging: A Paradigm Shift in Diagnostic Strategies. Radiology 2024;312(2):e240653.

Casillas Meléndez C. Ways of analysing extracellular gadolinium enhancement. Radiologia (Engl Ed) 2024;66(Suppl 2):S65-74.

Clement O, Romanini L, Van der Molen AJ. On behalf ESUR Contrast Media Safety Committee. Contrast media safety: update on recent ESUR-Contrast Media Safety Committee publications. Eur Radiol 2024;34(11):7208-10.

Frenzel T, Wels T, Pietsch H, Schöckel L, Seidensticker P, Endrikat J. Recent Developments and Future Perspectives in Magnetic Resonance Imaging and Computed Tomography Contrast Media. Invest Radiol 2025 Apr 1.

Gendron C, Bourrinet P, Dencausse A, Fretellier N. Preclinical Safety Assessment of Gadopiclenol: A High-Relaxivity Macrocyclic Gadolinium-Based MRI Contrast Agent. Invest Radiol 2024;59(2):108-23.

Hao J, Pitrou C, Bourrinet P. A Comprehensive Overview of the Efficacy and Safety of Gadopiclenol: A New Contrast Agent for MRI of the CNS and Body. Invest Radiol 2024;59(2):124-30.

Hofmann BM, Riecke K, Klein S, Berse M, Rottmann A, Sutter G, Ebert W. Pharmacokinetics, Safety, and Tolerability of the Novel Tetrameric, High-Relaxivity, Macrocyclic Gadolinium-Based Contrast Agent Gadoquatrane in Healthy Adults. Invest Radiol 2024;59(2):140-9.

Hofmann BM, Riecke K, Klein S, Klemens MA, Palkowitsch P, Kahn JF, et al. Relationship of Dose and Signal Enhancement Properties of Gadoquatrane, a New Tetrameric, Macrocyclic Gadolinium-Based Contrast Agent, Compared With Gadobutrol : A Randomized Crossover Study in Healthy Adults. Invest Radiol 2024;59(12):845-53.

Harper KC, Ronot M, Wells ML, Luna A, Ba-Ssalamah A, Wang J, et al. Hypointense Findings on Hepatobiliary Phase MR Images. Radiographics 2025;45(2):e240090.

Hua J, Sun Y, Li Y, Zhou X, Bian Y, Paez A, Meyer B, Levendovszky SR. Technical considerations for using intravenous gadolinium-based-contrast-agent (GBCA) based MRI approaches to study cerebrospinal fluid (CSF) circulation and clearance. Neuroimage 2025;312:121239.

Iacobellis F, Di Serafino M, Russo C, Ronza R, Caruso M, Dell'Aversano Orabona G, et al. Safe and Informed Use of Gadolinium-Based Contrast Agent in Body Magnetic Resonance Imaging: Where We Were and Where We Are. J Clin Med 2024;13(8):2193.

Kanal E, Maki JH, Schramm P, Marti-Bonmati L. Evolving Characteristics of Gadolinium-Based Contrast Agents for MR Imaging: A Systematic Review of the Importance of Relaxivity. J Magn Reson Imaging 2025;61(1):52-69.

Karajgikar JA, Bagga B, Krishna S, Schieda N, Taffel MT. Multiparametric MR Urography: State of the Art. Radiographics 2025;45(4):e240151.

Kravchenko D, Gnasso C, Schoepf UJ, Vecsey-Nagy M, Tremamunno G, O'Doherty J, et al. Gadolinium-based coronary CT angiography on a clinical photon-counting-detector system: a dynamic circulating phantom study. Eur Radiol Exp 2024;8(1):118.

Maimouni I, Henoumont C, De Goltstein MC, Mayer JF, Dehimi A, Boubeguira Y, et al. Gadopiclenol: A q = 2 Gadolinium-Based MRI Contrast Agent Combining High Stability and Efficacy. Invest Radiol 2025;60(3):234-43.

Medical Imaging Drugs Advisory Committee (MIDAC). Meeting of the Medical Imaging Drugs Advisory Committee, September 8, 2017 [Internet]. U.S. Food & Drug Administration (FDA) ; 2017. Available from: https://www.fda.gov/advisory-committees/medical-imaging-drugsadvisory-committee/2017-meeting-materials-medical-imaging-drugs-advisory-committee.

Naganawa S, Taoka T, Ito R, et al. The glymphatic system in humans: investigations with magnetic resonance imaging. Invest Radiol 2024;59:1-12.

Napolitano R, Guidolin N, Boccalon M, Fringuello Mingo A, Colombo Serra S, Buonsanti F, Fretta R, Demitri N, Bényei A, Botta M, Giovenzana GB, Tedoldi F, Baranyai Z. Chiral Switch of Gadopiclenol: New Standards in MRI Probes. Adv Sci (Weinh) 2025;12(14):e2415321.

Patel M, Atyani A, Salameh J-P, et al. Safety of intrathecal administration of gadolinium-based contrast agents: a systematic review and meta-analysis. Radiology 2020;297:75-83.

Parillo M, Sapienza M, Arpaia F, Magnani F, Mallio CA, D'Alessio P, et al. A Structured Survey on Adverse Events Occurring Within 24 Hours After Intravenous Exposure to Gadodiamide or Gadoterate Meglumine: A Controlled Prospective Comparison Study. Invest Radiol 2019;54:191-7.

Perez-Girbes A, Lee JM, Martí-Bonmatí L. Hepatobiliary contrast agents for Liver Magnetic Resonance Imaging. Radiologia (Engl Ed) 2024;66(Suppl 2):S75-88.

Quattrocchi CC, Rovira À, Van der Molen AJ, Mallio CA. ESR Essentials : gadolinium-wise MRI-practice recommendations by the European Society for Magnetic Resonance in Medicine and Biology. Eur Radiol 2024 Dec 19;.

Runge VM, Heverhagen JT. A New Era in Magnetic Resonance Contrast Media. Invest Radiol 2024;59(2):105-7.

Semelka RC, Ramalho J, Vakharia A, AlObaidy M, Burke LM, Jay M, et al. Gadolinium deposition disease: Initial description of a disease that has been around for a while. Magnetic Resonance Imaging 2016;34:1383-90.

Soler-Fernández R, Méndez-Díaz C, Rodríguez-García E. Extracellular gadolinium-based contrast agents. Radiologia (Engl Ed) 2024;66(Suppl 2):S51-64.

Tang W, Xiao Y, Kuang S, Rong D, He B, Grazioli L, et al. Intraindividual crossover comparison of gadobenate dimeglumine-enhanced and gadoxetate disodium-enhanced MRI for characterizing focal liver lesions. Eur Radiol Exp 2025;9(1):23.

Wang C, Zhu SC, Liang JH. Value of Abbreviated Magnetic Resonance Sequence in Hepatocellular Carcinoma Screening: A Systematic Review and Meta-analysis. Acad Radiol 2025;S1076-6332(24). 00993-0.

CHAPITRE

4

Délais entre deux examens, bilan biologique

PLAN DU CHAPITRE

Produits de contraste en imagerie médicale

Délai entre deux examens avec produit de contraste

La phase d'élimination définit le moment où une deuxième administration intravasculaire du même produit de contraste ou d'un autre produit de contraste peut être effectuée en toute sécurité, avec un risque moindre d'accumulation et de toxicité potentielle (comme une insuffisance rénale aiguë associée au contraste ou le dépôt de gadolinium). En théorie, une élimination de 75 % est obtenue en deux demi-vies d'élimination ($t_{½β}$) et presque complète à 1,5 % de la concentration initiale en six demi-vies.

Produits de contraste à base d'iode

- Chez les patients ayant une fonction rénale normale, les demi-vies d'élimination sont de 1,8 à 2,3 heures (moyenne de 2,0 heures) (tableau 4.1) ;75 % du produit de contraste administré seront éliminés en 4 heures et presque tout en 12 heures.
- Chez les patients présentant une insuffisance rénale modérée (DFGe 30–60 ml/min/1,73 m^2), les demi-vies d'élimination rénale augmentent jusqu'à 7 heures ; 75 % du produit de contraste administré seront éliminés en 14 heures et presque tout en 42 heures.
- En cas d'insuffisance rénale sévère (DFGe < 30 ml/min/1,73 m^2), les demi-vies d'élimination varient considérablement, entre 10 et 27 heures ; 75 % du produit de contraste administré seront éliminés au maximum en 2,5 jours et presque tout en 7 jours.

Produits de contraste à base de gadolinium

Après administration IV de gadolinium, les taux plasmatiques de gadolinium chutent rapidement, indiquant une courte phase de distribution avec une demi-vie moyenne de 0,2 ± 0,1 heure. Ensuite, les taux diminueront plus lentement à mesure que l'élimination rénale prévaut, avec des demi-vies plasmatiques de 1,7 ± 0,5 heure.
La troisième phase de dégradation à partir du compartiment de stockage n'a pu être démontrée que dans l'urine à un moment où les concentrations dans le plasma sont devenues indétectables.

Produits de contraste gadolinés macrocycliques

- Chez les patients ayant une fonction rénale normale, les demi-vies d'élimination rénale sont comprises entre 1,2 et 1,8 heure (en moyenne 1,6 heure) (tableau 4.1) et le

Tableau 4.1. Demi-vies des produits de contraste iodés et gadolinés.

DFGe (ml/min/1,73 m^2)	Demi-vies des produits iodés (h)	Demi-vies des gadoliniums macrocycliques (h)	Demi-vies des gadolinium hépato-spécifiques (h)
> 60	2	1,6	2
30–60	7	4,7	5
< 30	10 à 27	10 à 18	10 à 20

temps d'excrétion résiduelle sera de l'ordre de 6 heures ; 75 % du produit de contraste administré seront éliminés en 4 heures et presque tout en 11 heures.

- Chez les patients présentant une insuffisance rénale modérée (DFGe 30–60 ml/min/1,73 m^2), les demi-vies d'élimination rénale augmentent à 4 à 7 heures ; 75 % du produit de contraste administré seront éliminés en 14 heures et presque tout en 42 heures. Comme l'excrétion résiduelle dépend de la stabilité thermodynamique, elle ne sera pas significativement prolongée.
- Chez les patients présentant une insuffisance rénale sévère (DFGe < 30 ml/min/1,73 m^2), les demi-vies d'élimination rénale sont plus prolongées, entre 10 et 18 heures pour les produits de contraste autorisés en Europe ; 75 % du produit de contraste administré seront éliminés en 60 heures ou 2,5 jours et presque tout en 180 heures ou 7,5 jours. Nous ne savons pas si l'excrétion résiduelle est prolongée chez ces patients.

Produits de contraste gadolinés hépato-spécifiques

- Une insuffisance rénale modérée entraîne une augmentation des demi-vies d'élimination rénale de 2 à 5 heures ; 75 % du produit de contraste administré seront éliminés en 10 heures et presque tout en 30 heures.
- Une insuffisance rénale sévère entraîne une augmentation des demi-vies d'élimination rénale de 10 à 20 heures ; 75 % du produit de contraste administré seront éliminés en 20 à 40 heures) et presque tout en 60 à120 heures. Les demi-vies d'excrétion résiduelle sont de l'ordre de 25 heures (tableau 4.1).

Imagerie combinée avec un contraste iodé et gadoliné

En oncologie, les examens d'IRM et de TDM avec contraste sont souvent combinés, parfois le même jour. La présence de contraste iodé peut influencer les résultats de l'examen IRM et le contraste gadoliné ceux du scanner.
L'ordre optimal des examens est déterminé par l'importance de ces effets et le délai entre deux examens par la pharmacocinétique des deux types de contraste.

Effets du gadolinium sur les études TDM

À concentration massique égale, le gadolinium présente une atténuation des RX plus élevée que les contrastes iodés en raison du numéro atomique plus élevé. Cependant, dans la pratique clinique, la concentration molaire utilisée pour les produits iodés est plus élevée que pour le gadolinium. Par exemple, un PCI à 300 mg d'Iode/ml équivaut à 2,94 mmol/ml, contre 0,5 à 1,0 mmol/ml pour le gadolinium. Des études sur des fantômes ont montré qu'en TDM à 80–140 kVp, une solution de 0,5 mmol/ml de gadolinium est iso-atténuante à une solution de PCI de 104–125 mg d'Iode/ml pour un fantôme abdominal.
Les contrastes gadolinés à forte dose ont pu être utilisés en TDM ou en angiographie chez des patients souffrant d'insuffisance rénale ou chez des patients présentant des réactions graves d'hypersensibilité aux produits iodés.

L'ESUR déconseille fortement l'utilisation du gadolinium pour les examens radiographiques compte tenu des risques néphrotoxiques et du dépôt de gadolinium liés aux doses très élevées.
Il en est de même pour les scanners photoniques, bien que la dose nécessaire de gadolinium puisse être un peu réduite.
En raison de l'effet de courte durée du rehaussement par le gadolinium, ce rehaussement est moins gênant dans la pratique clinique de la TDM lorsque les deux examens sont réalisés le même jour que l'inverse.
Cependant, les reins vont concentrer le gadolinium, de sorte que le rehaussement des voies excrétrices intrarénales, des uretères et de la vessie dure beaucoup plus longtemps, pouvant gêner les uroscanners.

Effets du contraste iodé sur l'IRM

Le mélange de contraste iodé et gadoliné raccourcit le temps de relaxation T1 et plus encore le temps de relaxation T2. Il en résulte une augmentation du signal T1 et une diminution du signal T2. Les effets sont plus importants avec une concentration plus élevée de gadolinium.
En pratique clinique, l'effet de raccourcissement des temps T1 et T2, avec une augmentation du signal T1 et une diminution du signal T2, dépend de la concentration du produit iodé et de ses chaînes latérales — effets : ioxitalamate > iopamidol > iodixanol, iohexol ou ioméprol.

Ordre des examens

Les effets du contraste iodé sont plus durables et plus perturbateurs sur l'IRM ultérieure avec contraste que les effets du gadolinium sur la TDM avec contraste. Il est donc préférable de programmer l'IRM avec injection avant la TDM injectée, à l'exception des uroscanners pour éviter l'opacification des voies excrétrices par le gadolinium avant l'injection du contraste iodé.

Délai entre deux examens identiques (tableau 4.2)

Le délai minimum entre les examens dépend de la fonction rénale.

Tableau 4.2. Délai entre deux scanners ou deux IRM injectés.

	Optimal	Minimal
Fonction rénale normale > 60 ml/min/1,73 m^2	12 h	4 h
Insuffisance rénale modérée entre 30 et 60 ml/min/1,73 m^2	48 h	16 h
Insuffisance rénale importante < 30 ml/min/1,73 m^2	7 jours (168 h)	2,5 jours (60 h)

Délai entre une IRM injectée et un scanner injecté (tableau 4.3)

Commencer par l'IRM si examen le même jour, sauf s'il s'agit d'un uroscanner.
En cas d'urgence ou de risque vital, l'ESUR recommande d'utiliser les durées minimales.
Pour le contraste iodé, il est également possible de tenir compte de la dose totale pouvant être injectée (dose totale Iode/DFG absolue < 1) (cf. chapitre 6).

Tableau 4.3. Délai entre IRM injectée et scanner injecté.

	Optimal	Minimal
Fonction rénale normale > 60 ml/min/1,73 m^2	6 h	2 h
Insuffisance rénale modérée entre 30 et 60 ml/min/1,73 m^2	48 h	16 h
Insuffisance rénale importante < 30 ml/min/1,73 m^2	7 jours (168 h)	2,5 jours (60 h)

Interférence entre produits de contraste et analyses sanguines et urinaires

Des interférences significatives peuvent survenir entre les produits de contraste et les analyses de laboratoire, modifiant les résultats avec une surestimation ou une sous-estimation. Cela dépend de la méthode d'analyse et du produit de contraste.

Les recommandations actuelles reposent principalement sur l'élimination des produits de contraste. L'ESUR recommande de réaliser des analyses sanguines et urinaires avant l'administration du produit de contraste, afin d'éviter toute interférence et évaluation incorrecte du bilan.

Les analyses sanguines et urinaires non urgentes post-imagerie doivent être retardées jusqu'à ce que le produit de contraste dans le sang et/ou les urines disparaisse.

En urgence, des analyses sanguines et urinaires peuvent être réalisées, mais les cliniciens et les biologistes doivent être prévenus de l'interférence potentielle du produit de contraste.

Des recommandations simples sont proposées (tableau 4.4).

Tableau 4.4. Délai entre injection de produit de contraste et bilans sanguins ou urinaires.

DFGe en ml/min/1,73 m^2	Délai bilan sanguin	Délai bilan urinaire
> 60	Minimum 4 h ; optimal 12 h	Minimal 24 h
30–60	Minimal 16 h ; optimal 48 h	Minimal 48 h
< 30	Minimal 60 h ; optimal 168 h	Minimal 168 h (7 jours)

Bibliographie

Van der Molen AJ, Dekkers IA, Geenen RWF, Bellin MF, Bertolotto M, Brismar TB, et al. Waiting times between examinations with intravascularly administered contrast media : a review of contrast media pharmacokinetics and updated ESUR Contrast Media Safety Committee guidelines. Eur Radiol 2024;34(4):2512-23.

Van der Molen AJ, Krabbe JG, Dekkers IA, Geenen RWF, Bellin MF, Bertolotto M, et al. Analytical interference of intravascular contrast agents with clinical laboratory tests : a joint guideline by the ESUR Contrast Media Safety Committee and the Preanalytical Phase Working Group of the EFLM Science Committee. Eur Radiol 2024;34(7):4821-7.

CHAPITRE

5

Hypersensibilité aux produits de contraste

PLAN DU CHAPITRE

« Ce qui est simple est toujours faux. Ce qui ne l'est pas est inutilisable. »

Paul Valéry

Les produits de contraste iodés (PCI) et gadolinés (PCG) sont administrés par voie vasculaire chaque jour à des millions de patients. Malgré leurs excellents profils de sécurité, une minorité de patients peut présenter une réaction d'hypersensibilité (RH) après leur administration intravasculaire. Les RH peuvent être immédiates ou différées et peuvent être légères ou graves. Historiquement, le risque de RH était atténué soit par l'arrêt total de l'utilisation du produit de contraste soit par une prémédication en cas d'antécédents. L'absence de produit de contraste peut limiter l'apport diagnostique de la TDM et de l'IRM. Les traitements préventifs comprenant de la diphénhydramine et des corticostéroïdes ont été remis en cause par des études récentes et la substitution par d'autres produits de contraste chimiquement différents recommandée, au mieux après des tests cutanés d'hypersensibilité.

Physiologie et classification des réactions indésirables

Les réactions indésirables aux produits de contraste comprennent une grande variété de présentations et de mécanismes cliniques. Elles sont similaires pour les produits iodés et pour les produits gadolinés. Les réactions au PCI ne sont pas secondaires à l'iode mais à la molécule de contraste elle-même. Le terme « allergie à l'iode » est donc inapproprié et doit être abandonné. Il en est de même pour le gadolinium. On distingue la réaction physiologique ou chimiotoxique courante et la RH, plus rare, immédiate ou différée.

! *Remarques*

- Ce qui semble au début une réaction légère peut devenir une réaction plus grave.
- Tous les symptômes ressentis par les patients dans l'heure qui suit l'injection de l'agent de contraste ne sont pas des effets secondaires de l'agent de contraste.
- L'anxiété du patient peut causer des symptômes après administration de l'agent de contraste (effet Lalli).
- Lorsqu'un nouvel agent de contraste est introduit dans un service, les effets indésirables ont tendance à être surestimés (effet Weber).

Réactions chimiotoxiques

Les réactions chimiotoxiques représentent la majorité des réactions indésirables et sont aiguës. Ces réactions surviennent en raison des attributs moléculaires spécifiques du produit de contraste. Les réactions physiologiques courantes comprennent une réaction vasovagale, une altération du goût, une agitation, des maux de tête, des nausées, des étourdissements et des paresthésies. Au site d'injection, les patients peuvent ressentir de la chaleur, du froid ou de la douleur. Les réactions physiologiques dépendent en grande partie de l'osmolarité et du volume injecté.

Réactions d'hypersensibilité

Réactions d'hypersensibilité aiguës ou immédiates

Les réactions d'hypersensibilité aiguës ou immédiates surviennent dans l'heure (rarement les six heures) qui suit l'exposition et comprennent des réactions à médiation IgE et non médiées par les IgE. Le produit de contraste, agissant comme un allergène, se lie à l'anticorps IgE, spécifique de l'antigène fixés aux récepteurs FcεR1 à la surface des mastocytes et des basophiles, ce qui entraîne l'activation et une dégranulation des mastocytes et des basophiles, qui libèrent ensuite divers médiateurs et notamment l'histamine et la tryptase. Ces médiateurs provoquent des symptômes qui varient de l'urticaire légère à l'anaphylaxie, avec hypotension, bronchospasme et atteinte cardiovasculaire. Des mastocytes ou des basophiles peuvent être activés par un allergène sans médiation par les IgE en raison de la liaison non spécifique du produit de contraste aux récepteurs membranaires, de l'effet osmolaire du produit de contraste, du degré d'ionisation et de la température de la solution injectée, ou, indirectement, de l'activation de la complément-kinine voire d'autres mécanismes actuellement inconnus. Parfois, la libération d'histamine peut se produire par activation directe non IgE-dépendante du mastocyte, par exemple via les récepteurs MRGPRX2 (récepteur couplé aux protéines G apparentées à Mas X2). Cliniquement, la différence entre ces deux mécanismes est négligeable et la même prise en charge thérapeutique est requise pour les deux. Selon la définition adoptée par le Global Allergy and Asthma Excellence Network (GA2LEN) en 2024, l'anaphylaxie est une réaction d'hypersensibilité grave, pouvant progresser rapidement et entraîner le décès. Elle peut toucher la peau et les muqueuses (y compris les lèvres et la langue), les voies respiratoires, le système cardiovasculaire et/ou le système gastro-intestinal. Une anaphylaxie potentiellement mortelle peut survenir sans atteinte cutanée ou muqueuse.

Réactions d'hypersensibilité retardées

Les RH retardées surviennent entre une heure et une semaine (rarement jusque huit semaines) après l'exposition. Elles sont légères le plus souvent et se manifestent généralement par des réactions cutanées isolées. L'exanthème maculopapulaire est la réaction d'hypersensibilité médicamenteuse la plus fréquente. Rarement, des réactions cutanées sévères sont observées, telles que la pustulose exanthématique aiguë généralisée (PEAG), la réaction médicamenteuse avec éosinophilie et symptômes systémiques (*Drug Reaction with Eosinophilia and Systemic Symptoms*, DRESS), les éruptions bulleuses fixes généralisées médicamenteuses (GBFDE) et le syndrome de Stevens-Johns/nécrolyse épidermique toxique (SJS/NET). Ces réactions d'hypersensibilité sont à médiation cellulaire et médiées par les lymphocytes T.

Fréquence des réactions indésirables aux produits de contraste

Les estimations actuelles des réactions aiguës chimiotoxiques et d'hypersensibilité aux PCI non ioniques de faible osmolarité et iso osmolaires sont de 0,15 à 0,69 %. Elles sont le plus souvent d'intensité légère (0,2 % à 0,5 %) ou modérée (0,04 % à 0,1 %). Les réactions graves sont rares (0,005 % à 0,013 %), ainsi que les décès (0,0006 %). Les réactions sont différées dans 0,05 %.

Les réactions aux PCG sont très rares. Des études récentes menées auprès de larges cohortes de patients adultes, ont montré de faibles taux d'incidence de 0,06-0,17 %, avec des réactions graves survenant dans 0,003-0,006 % des cas. Dans une grande cohorte coréenne, l'incidence était plus élevée, avec 0,4 % de réactions immédiates et 0,04 % de réactions retardées. Le taux est plus bas à 0,0036 % avec le gadopiclénol sur 882 550 injections. La majorité des événements indésirables sont des réactions physiologiques légères. Le taux est de 0,00001 % pour le gadopiclénol. L'anaphylaxie au PCG est extrêmement rare, avec des taux de 0,00003 % à 0,004 % ; aucun cas décrit à ce jour pour le gadopiclénol. Des RH retardées sont signalées dans 0,05 % des administrations, cutanées dans 99 % des cas et le jour de l'injection dans 46 % des cas.

En pratique et sur de très grandes séries, les taux de réactions indésirables chimiotoxiques et d'hypersensibilité sont faibles et paraissent beaucoup moins importants pour les PCG, notamment pour le gadopiclénol. Les taux sont encore plus faibles pour l'anaphylaxie, surtout pour les PCG et le gadopiclénol en particulier. Les RH après administration de produit de contraste non vasculaire (orale, rectale, intracanalaire, intravésicale, intra-articulaire) sont rares. Ces réactions surviennent plus tardivement et leur incidence est bien plus faible qu'après administration intravasculaire. Elles dépendent de l'intégrité et de l'état de l'endothélium du compartiment dans lequel le produit de contraste est administré. Des réactions sévères peuvent survenir, même en cas d'administration de produit de contraste non vasculaire.

Facteurs de risque

Le facteur de risque le plus important est un antécédent de RH antérieure aux produits de contraste. Il doit être systématiquement recherché par l'interrogatoire et l'analyse du dossier du patient. Plusieurs facteurs de risque accru de réactions aux PCI et PCG ont été identifiés, mais la plupart des patients présentant ces facteurs de risque n'auront aucune réaction après avoir reçu un produit de contraste. De plus, une RH survient dans 33 % des cas à la première administration. Les facteurs de risque pour les PCI et les PCG sont liés au patient, au produit de contraste et à la procédure. Ces facteurs ne sont pas encore totalement définis et font toujours l'objet de débats car les données disponibles solides sont peu nombreuses. Ils comprennent des antécédents d'atopie (asthme, réactions médicamenteuses antérieures y compris produits de contraste d'une autre catégorie, antécédents familiaux, HLA-DRB1*15 :02, urticaire chronique), le sexe féminin (RH plus fréquentes mais moins sévères que chez les hommes) et de multiples comorbidités (par exemple, maladies cardiovasculaires, oncologiques ou hépatiques chroniques).

Le risque lié aux comorbidités pourrait être imputable au fait que ces patients subissent souvent de multiples examens d'imagerie avec produit de contraste, plutôt qu'à une prédisposition inhérente, ou pourrait être dû à l'utilisation de médicaments immunomodulateurs. Quoi qu'il en soit, les risques d'antécédents d'allergies multiples bien documentées ou de facteurs de risque mineurs peuvent s'additionner. Ces facteurs de risque sont considérés comme faibles et ne justifient pas un bilan prédictif allergologique.

L'agent spécifique du PCG semble important, avec des valeurs prédictives plus élevées de RHI (OR 3,0–8,0) pour le gadobutrol, le gadotéridol, le gadobénate et le gadoxétate Dans une large méta-analyse, le taux global de RHI était de 0,09 %, avec des réactions graves survenant dans 0,005 % des cas. Le chélate linéaire non ionique gadodiamide (Omniscan) présentait un taux plus faible (0,015 %), tandis que le PCG macrocyclique non ionique et le PCG ionique linéaire avec liaison aux protéines (0,17 %) présentaient des taux de RHI plus élevés.

Un taux plus élevé d'événements indésirables allergiques immédiats était associé à l'ionicité, à la liaison aux protéines et à la structure macrocyclique.

Incidence et facteurs de risque des réactions d'hypersensibilité non immédiate (RHNI)

L'incidence dans les études publiées varie considérablement, mais la sous-déclaration est importante dans la pratique quotidienne et dans les études. Les principaux facteurs de risque de NIHR à ICM sont une RH antérieure et/ou, dans une moindre mesure, une immunothérapie par IL-2. La plupart des RHNI cutanées non allergiques associées aux produits de contraste sont associées aux produits de contraste iso-osmolaires (dimériques).

Risque de récidive

Dans les cas où une RH légère est limitée à la peau, le risque de développer une RH modérée à sévère après une nouvelle injection de PCI est inférieur à 1 %. Les taux de récidive sont plus élevés dans les groupes ayant déjà eu une RH plus grave, en particulier chez les patients dont la réaction initiale était anaphylactique. De plus, si une réaction se reproduit, le risque qu'elle soit grave est plus élevé. Par conséquent, chez les patients ayant des antécédents de réaction grave antérieure, la réadministration de produits de contraste doit être discutée et tenir compte de la balance bénéfices-risques. Les patients ayant des antécédents de RH à un produit de contraste ont un risque de récidive de 1,5 à 3 fois pour ce produit de contraste.

Des RH récidivantes peuvent se développer à la fois après la réadministration du même produit de contraste responsable de la réaction précédente et lors de l'utilisation empirique d'un autre produit de contraste alternatif. Les patients présentant une RHNI ne présentent pas de risque accru de RHI (médiée par les IgE ou d'autres mécanismes) lors d'une réexposition aux produits de contraste, car ces réactions sont mécaniquement indépendantes.

Prévention des réactions d'hypersensibilité récurrentes

Différentes stratégies ont été établies pour prévenir la récidive chez les patients ayant déjà eu une RH.

Modalité d'imagerie alternative

- Réaliser un examen d'imagerie qui ne nécessite pas de produit de contraste d'une classe similaire à celle qui a provoqué la RH (par exemple, PCG ou agent de contraste ultrasonore au lieu de PCI).
- Envisager de réaliser l'examen sans produit de contraste à condition que la qualité informative de l'examen ne soit pas compromise. Un patient ne doit jamais se voir refuser un examen bien indiqué, indispensable pour une prise en charge appropriée. Les contre-indications sont essentiellement relatives et rarement absolues. Dans tous les cas, un échange avec le médecin référent et le patient est indispensable.

Prémédication

Les taux d'hypersensibilité ont chuté de manière significative avec l'arrivée des produits de contraste non ioniques à faible osmolarité.
Historiquement, des protocoles de prémédication avec des antihistaminiques H1 et des corticostéroïdes ont été conçus pour réduire le risque fréquent d'une réaction indésirable aux PCI de haute osmolarité.
Depuis plusieurs années, il existe en Europe une position claire contre l'utilisation de la prémédication, jugée inefficace ; selon la ligne directrice de l'EAACI (European Academy of Allergy and Clinical Immunology), elle ne pourrait être utilisée qu'en complément en cas d'administration d'un autre agent de contraste lorsque l'agent responsable est inconnu, et en aucun cas pour les RH retardées. En avril 2025, l'American College of Radiology and the American Academy of Allergy, Asthma & Immunology ont publié une mise à jour de leurs recommandations, abandonnant la prémédication systématique et rejoignant l'essentiel des positions européennes.
Il n'y a pas de preuves solides que la prémédication par un corticostéroïde seul ou avec un antihistaminique prévient les RH modérées ou sévères aux PCI. Dans de nombreux cas, des réactions peuvent survenir malgré l'utilisation d'une prémédication avec une incidence allant de 1,2 % à 46 %
La prémédication par des corticostéroïdes, même sur un temps court, peut également être associée à des coûts et préjudices indirects : durée d'hospitalisation et délai pour l'examen, risque accru de fracture et d'ostéonécrose, de sepsis et de thromboembolie.
Si la réaction d'hypersensibilité initiale était légère, la prémédication avec un antihistaminique seul peut être efficace, mais beaucoup moins qu'en association avec un changement de PCI.

Changement empirique de l'agent de contraste spécifique

Produits iodés

Le changement du PCI incriminé est devenu la stratégie préventive préférée, s'avérant supérieure à la prémédication pour prévenir les RH. Les données sur le changement de PCG sont plus limitées, mais indiquent une diminution similaire du taux de RH. Bien qu'en théorie, il existe presque toujours un agent de contraste alternatif sûr et sans réaction croisée (RC), en pratique le choix peut être plus difficile en raison de la variabilité de la RC selon les agents et les patients, la disponibilité de l'agent de contraste, surtout si l'agent de contraste impliqué est inconnu. Les études récentes restent peu concluantes et un modèle de RC reconnaissable n'a pas encore été établi.

Les meilleurs résultats sont obtenus lorsque le choix est guidé par une évaluation préalable de l'hypersensibilité à l'aide de tests cutanés, complétée par des tests de provocation avec le produit de contraste si nécessaire. Il est toutefois fréquent de devoir réaliser une nouvelle injection sans que les tests aient été effectués.

Pour faciliter une sélection empirique, certains auteurs ont tenté de classer les produits de contraste en groupes homogènes fondés sur la similarité moléculaire. Pour les PCI, l'hypersensibilité pourrait être liée à la présence ou à l'absence d'une chaîne latérale carbamoyle similaire. Pour les patients ayant déjà eu une RH immédiate de gravité, l'utilisation d'un PCI alternatif sans chaîne latérale carbamoyle commune a réduit la RH lors des expositions ultérieures ; mais ce schéma paraît insuffisant. Une proposition de classification a été faite en tenant compte de la composition 2D de chaque molécule (tableau 5.1) :

- le groupe A comprendrait l'iohexol, l'ioméprol, l'ioversol et l'iodixanol, tous partageant une chaîne latérale *N*-(2,3-dihydroxypropyl)-carbamoyle (chaîne latérale carbamoyle classique) ;
- le groupe B comprendrait l'iobitridol, avec une chaîne latérale *N*-(2,3-dihydroxypropyl)-*N*-méthyl-carbamoyle (chaîne latérale carbamoyle modifiée) ;
- le groupe C comprendrait l'iopromide, présentant des caractéristiques mixtes, ayant à la fois une chaîne latérale carbamoyle classique et une chaîne latérale carbamoyle modifiée ;
- le groupe D comprend l'iopamidol, qui a une formulation différente, comportant deux chaînes latérales 1-*N*,3-*Nbis*(1,3-dihydroxypropan-2-yl).

Lors du choix empirique d'un autre PCI sans accès aux résultats d'études allergiques, l'approche suivante est proposée, considérant que la réaction croisée pourrait être fondamentalement fondée sur la structure chimique (tableau 5.2).

Tableau 5.1. Répartition des PCI en fonction de leur chaîne latérale.

Groupe A	Groupe B	Groupe C	Groupe D
iohexol iodixanol iomeprol ioversol	iobitridol	iopromide	iopamidol

Tableau 5.2. Choix alternatif empirique de PCI en fonction du groupe responsable d'une réaction d'hypersensibilité.

Groupe impliqué	Groupe alternatif
A	B ou D
B	A ou D
C	D
D	A, B ou C
Inconnu	B ou D

Dans le cas d'un PCI connu

- Lorsque le PCI impliqué est du groupe A : priorisez l'utilisation d'un PCI du groupe B ou D.
- Lorsque le PCI impliqué est du groupe B : priorisez l'utilisation d'un PCI du groupe A ou D.
- Lorsque le PCI impliqué est du groupe C : priorisez l'utilisation du groupe D.
- Lorsque le PCI impliqué est du groupe D : priorisez l'utilisation d'un PCI du groupe A, B ou C.

Dans le cas d'un PCI inconnu

- Probabilité plus élevée que le PCI impliqué soit du groupe A (plus grand nombre de PCI utilisés) : priorisez l'utilisation d'un PCI du groupe B ou D. L'utilisation du groupe C n'est pas recommandée en raison du taux de réaction croisée élevé avec le groupe A.

Le groupe D (iopamidol) peut être une alternative, car il présente un profil de sécurité relativement favorable. Dans le groupe B (iobitridol), la méthylation de sa chaîne carbamoyle crée une légère différence par rapport aux autres PCI. Il s'est avéré avoir une tolérance élevée chez les patients ayant déjà eu une RH.

Produits de contraste gadolinés

Les données concernant la récidive pour les PCG sont limitées, car ils sont utilisés depuis moins longtemps que les PCI et surtout parce qu'ils induisent beaucoup moins de RH.

Un taux de récidive de réaction allant jusqu'à 12 % a été rapporté lorsqu'un autre PCG de même structure moléculaire a été administré, et un taux de 6 % lorsqu'un PCG de structure moléculaire différente a été utilisé.

Actuellement, il existe quatre PCG macrocycliques disponibles : un ionique (gadotérate de méglumine) et trois non ioniques (gadobutrol, gadotéridol, gadopiclénol).

Si la capacité d'induire une RH réside dans l'agent chélateur, les PCG macrocycliques peuvent être classés en trois groupes (tableau 5.3).

- groupe A : l'agent chélateur est le DOTA, dont le gadotérate de méglumine ;
- groupe B : les produits chélateurs sont des variantes de DO3A, dont le gadobutrol (avec BT-DO3A) et le gadotéridol (avec HP-DO3A) ;
- groupe C : l'agent chélateur est le pyclène, dont le gadopiclénol.

Tableau 5.3. Répartition des PCG en fonction de leur agent chélateur.

Groupe A	Groupe B	Groupe C
Gadotérate de méglumine	Gadobutrol Gadotéridol	Gadopiclénol

Comme pour les PCI, une sélection empirique d'un PCG alternatif en fonction de la structure chimique de l'agent chélateur peut être proposée. Le gadopiclénol semble prometteur en raison de son agent chélateur différent et des résultats sur la première année de commercialisation.

Dans le cas d'un PCG connu

- Lorsque le PCG impliqué est du groupe A : privilégier l'utilisation d'un PCG du groupe B.
- Lorsque le PCG impliqué est du groupe B : privilégier l'utilisation d'un PCG du groupe A.

Dans le cas d'un PCG inconnu

Le PCG du groupe B doit être privilégié en raison de la capacité du gadotérate de méglumine à induire une RH immédiate par un mécanisme indépendant des immunoglobulines, avec activation des mastocytes par un mécanisme non médié par les IgE (MRGPRX2) lié à la méglumine.

La sélection empirique d'un produit de contraste comporte un certain risque de provoquer de nouvelles réactions, pouvant être plus graves, ce qui nécessite une évaluation individualisée du rapport bénéfices-risques d'une nouvelle injection et une décision avec consentement éclairé impliquant le médecin demandeur, le radiologue et le patient et/ou sa famille.

Le changement de produit de contraste nécessite de connaître le produit responsable de la RH initiale.

Il est primordial de documenter le nom précis de l'agent de contraste spécifique, les symptômes, la gravité (de I à IV), l'acuité (aiguë ou retardée). Le traitement et l'issue de la réaction doivent tous être consignés dans le dossier médical électronique du patient et dans le rapport d'examen d'imagerie du patient.

Cependant, un changement empirique de produit de contraste reste inférieur à un changement fondé sur une analyse allergologique, car la plupart des études sur la RC ne permettent pas de choisir le PCG le plus sûr sur une base scientifique solide.

Produits de contraste non vasculaires

Les PCI hyperosmolaires pour une utilisation intravasculaire sont encore utilisés pour les examens entériques, mais de plus en plus remplacés par des produits faiblement osmolaires. Les effets indésirables secondaires aux PCI utilisés par voie orale sont très rares. L'ESUR stipule : « Lorsqu'une absorption ou une fuite dans la circulation est possible, prendre les mêmes précautions que pour l'administration intravasculaire. » Le contraste rectal semble être unique en ce sens qu'aucune réaction grave n'a été signalée avec l'utilisation de lavements de contraste. La prémédication pour l'administration de produit de contraste non vasculaire n'est pas recommandée. Les mêmes règles s'appliquent qu'avec les produits injectés, y compris le changement de produit si nécessaire.

Il en est de même pour les injections intra-articulaires et les hystérosalpingographies. La réaction d'hypersensibilité peut être retardée entre 30 minutes et 1 heure en raison d'un passage plus tardif dans le système vasculaire. Ces réactions sont très rares, mais peuvent être également graves.

Bilan allergologique

Il est indispensable pour la conduite à tenir ultérieure, car la meilleure façon d'évaluer la réaction croisée et de choisir une alternative sûre au produit de contraste est de fonder la sélection sur les résultats d'une analyse allergologique.

L'anaphylaxie est un diagnostic clinique reposant sur l'existence de symptômes et le moment de la réaction par rapport à l'exposition déclenchante. Pendant une RH immédiate, la mesure de la tryptase sérique est le biomarqueur le plus simple et le plus pratique à recueillir. La tryptase sérique augmentera 30 minutes après une HR immédiate et restera élevée pendant plusieurs heures avant de revenir à la valeur de base.

Quelle que soit la gravité, du grade I au grade IV de la classification de Ring et Messmer, la RH peut être d'origine allergique avec un mécanisme immunologique, qui est d'autant plus probable que la réaction a été grave.

Un bilan allergologique doit être entrepris depuis l'existence d'une éruption cutanée jusqu'à l'arrêt cardiaque.

Bilan biologique

Le bilan biologique doit être entrepris dès la fin du traitement d'urgence de la RH.

Tryptase

La tryptase est secrétée uniquement par les mastocytes. Sa valeur basale habituelle est entre 2 et 5 µg/l. Le test est considéré comme positif, si le taux est de 120 % de la tryptase basale (+ 2). Si le taux basal est supérieur à 13 µg par litre, il y a suspicion de mastocytose. La demi-vie est entre 1,5 et 2,5 heures.

Les prélèvements sont aux mieux réalisés entre 30 minutes et 3 heures sur tube sec ou EDTA. Avant 30 minutes, il risque d'y avoir des faux négatifs. Idéalement, deux prélèvements doivent être effectués à 30 minutes et 3 heures pour avoir une étude cinétique, avec prélèvement le lendemain matin pour recueillir le taux basal. Le bilan est pris en charge par la sécurité sociale.

À noter qu'une réaction de grade I ou II peut ne pas entraîner de modification de la tryptase malgré un mécanisme immunologique.

Histamine plasmatique

- Elle est secrétée par les basophiles et les mastocytes.
- La normale est : N < 10 nmol/l.
- Pour les grades I et II, prélèvement avant 30 minutes sur tube EDTA.
- Pour les grades III et IV, prélèvement avant 2 heures.
- Pas de prise en charge par sécurité sociale.

Consultation d'allergologie

Le délai idéal de bilan allergologique avec tests cutanés est entre 6 semaines et 6 mois, ceux-ci pouvant être faussement négatifs avant et de moindre qualité après.

Tous les tests cutanés doivent respecter les normes de l'EAACI, en commençant par le test cutané par piqûre et, s'il est négatif, en poursuivant avec le test intradermique aux différents produits de contraste.

Il s'agit de reproduire a minima la réaction d'hypersensibilité au niveau cutané. En cas d'hypersensibilité immédiate, la réaction est également immédiate avec lecture des tests à 20 minutes. Ceci permet de confirmer ou non le mécanisme IgE-dépendant, la responsabilité du produit de contraste injecté, et de rechercher une réaction croisée avec les autres produits de contraste, iodés ou gadolinés (figures 5.1 et 5.2).

Le bilan allergologique fait un diagnostic au décours d'une réaction clinique à la suite de l'administration d'un produit de contraste, ayant entraîné une réaction suspecte d'allergie. Il n'est jamais prédictif.

La valeur prédictive négative du test cutané est élevée. Pour les réactions cutanées sévères retardées, les tests doivent également être retardés de plus de 6 mois, en privilégiant les tests épicutanés avec des lectures différées à 48–96 h par rapport aux tests intradermiques avec des lectures différées.

Plusieurs études dont celle du CIRTACI de 2018 a montré que l'essentiel des réactions d'hypersensibilité de grade I n'étaient pas allergique et que la proportion augmentait en fonction de la gravité des symptômes, qu'il s'agisse des produits iodés ou gadolinés.

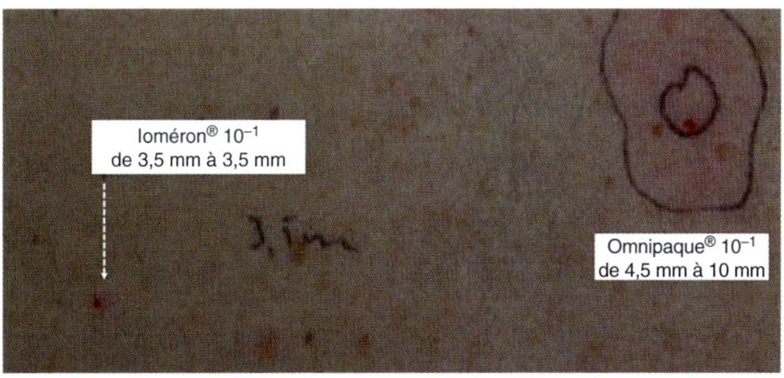

Figure 5.1. Tests cutanés positifs avec érythème après réaction d'hypersensibilité à un PCI.
Tests cutanés positif à l'Omnipaque® (iohexol) et négatif au Ioméron® (ioméprol). Tests négatifs à d'autres PCI et PCG. Homme de 73 ans, TDM thoracique ; deux injections de Xénétix® (iobitridol) 6 mois auparavant sans problème.
- Omnipaque®.
- Deux minutes plus tard : réaction d'hypersensibilité : érythème généralisé, angiœdème pharyngé, PA 59/36 mmHg, FC 120 bpm.
- Adrénaline : 0,1 mg + 0,1 mg IV.
- Tryptase : 76 µg/l (N < 13) ; histamine plasmatique : > 100 nmol/l (N < 10). Test cutané positif à l'Omnipaque® (iohexol) et négatif au Ioméron® (iomeprol).

Source : cliché aimablement fourni par le Pr Olivier Clément (hôpital européen Georges-Pompidou).

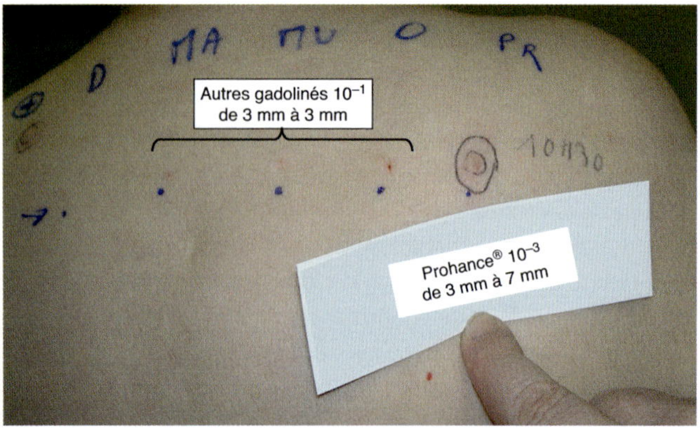

Figure 5.2. Tests cutanés positifs avec érythème après réaction d'hypersensibilité à un PCG.
Test cutané positif au Prohance® (gadotéridol) et négatif pour les autres PCG et PCI. Homme de 75 ans, BPCO, IRM cérébrale, aucune injection antérieure de PCG.
– Prohance®.
– Cinq minutes plus tard : érythème généralisé, angioedème de la face, bronchospasme, PA 60/25 mmHg, FC : 130 bpm.
– Adrénaline (0,1 mg + 0,1 mg IV) + remplissage vasculaire.
– Tryptase : 65 µg/l (N $<$ 13), histamine plasmatique : 80 nmol/l (N $<$ 10). Test cutané positif au Prohance® (gadotéridol) et négatif pour les autres PCG.
Source : cliché aimablement fourni par le Pr Olivier Clément (hôpital européen Georges-Pompidou).

Au terme de la consultation allergologie, il est possible de distinguer :

- une réaction allergique IgE-dépendante, d'autant plus probable que la réaction est grave avec une augmentation des concentrations de tryptase et d'histamine et des tests cutanés positifs avec le produit de contraste injecté ;
- une hypersensibilité immédiate non allergique, en général de bas grade cliniquement, avec une absence d'augmentation de la tryptasémie et de l'histaminémie et des tests cutanés négatifs avec le produit de contraste injecté.

En cas d'hypersensibilité immédiate allergique IgE-dépendante, le ou les produits de contraste identifiés lors des tests cutanés doivent être évités.
En cas d'hypersensibilité immédiate non allergique, les produits de contraste iso-osmolaires ou les plus faiblement osmolaires seront préférés. Une prédication par anti-H1 peut éventuellement être proposé.

Quels patients doivent être testés en allergologie ?

Quelle que soit sa gravité, tous les patients avec une RH liée à un produit de contraste doivent avoir des tests allergologiques pour diagnostiquer ou exclure une allergie aux produits de contraste et identifier un produit plus sûr.
Les patients avec un symptôme isolé ne doivent pas être testés : rhinite seule, nausées/vomissements isolés, sensation de chaleur, flush isolé (surtout s'il y a une prédication avec corticoïdes), sensation de vertige, prurit isolé sans lésions cutanées.

Il n'y a pas d'indication à des tests prospectifs, y compris en cas d'asthme, allergie aux poissons, crustacés, mollusques, aux acariens, pollen, etc., allergie médicamenteuse autre qu'allergie aux produits de contraste, allergie à la povidone, allergie familiale mais non personnelle aux produits de contraste.

En pratique

Lors de rendez-vous, il ne faut pas demander aux patients s'il est allergique ou s'il supporte l'iode, mais simplement s'il a déjà eu un examen, scanner ou IRM, avec injection et si l'examen s'est bien déroulé.
Si le patient évoque une allergie à l'iode ou à d'autres produits pouvant être iodés, lui indiquer que l'allergie à l'iode n'existe pas et qu'en cas de réaction d'hypersensibilité, celle-ci est liée à d'autres éléments :

- povidone iodée (Bétadine) : à la povidone ;
- aux poissons : parvalbumine ou autres protéines ;
- crustacés, mollusques : tropomyosine.

Conduite à tenir après le traitement médical d'une réaction d'hypersensibilité

- Prélèvement sanguin pour dosage de la tryptase entre la 30e minute et 3 heures, optimal si deux prélèvements à H + 30 minutes et H + 3 heures pour étude cinétique. Porter les tubes immédiatement au laboratoire (conservation possible une nuit à 4 °C). Indiquer l'heure de début de la réaction, heure du prélèvement, le nom du produit de contraste et les signes cliniques.
- Donner une ordonnance pour réaliser une tryptase basale à réaliser après 24 heures.
- Toujours noter le nom et la dose de produit de contraste injectée au décours de tous les examens d'imagerie scanner et IRM.
- Remettre un compte rendu détaillé et minuté avec description complète de la réaction pour une consultation d'allergologie auprès d'une équipe spécialisée dans l'allergie médicamenteuse.

Exemple de lettre pour une consultation allergologique

Cher collègue,
(nom et coordonnées du patient) a présenté une réaction d'hypersensibilité après l'administration d'un produit de contraste le *(indiquer le lieu et la date)*.
Type d'examen (p. ex., angiographie, scanner, IRM, échographie) :
Type de produit de contraste :

- à base d'iode ;
- à base de gadolinium ;
- pour échographie.

Nom du produit de contraste :
Concentration :

▷

▷

Volume administré : *(xxx)* ml
Voie d'administration *(p. ex., IV, IA, intra-articulaire, orale, rectale...)* :
Délai entre l'injection et l'apparition des symptômes cliniques :
Type de symptômes et leur évolution *(décrire)* :
Selon la classification modifiée de Ring-Messmer des réactions systémiques
Peau Abdomen Voies respiratoires Cardiovasculaire avec gradation
Traitement administré pendant la réaction : • *(veuillez préciser)*
Résultat (par exemple, suivi, retour à domicile, hospitalisation, soins intensifs, etc.) :
Tryptase réalisée au moment de la réaction : Oui/Non
Tryptase réalisée 2 heures après le début de la réaction : Oui/Non
Tryptase réalisée le lendemain matin : Oui/Non
Résultats : µg/ml
Antécédents de réaction au produit de contraste : Oui/Non
Si oui, veuillez préciser le lieu, la date, le nom et le type de produit de contraste ainsi que les symptômes :
Nous vous remercions de recevoir le patient et de réaliser une étude allergologique afin de classer la réaction comme une hypersensibilité allergique ou non allergique, et de rechercher une réactivité croisée afin de pouvoir recommander un produit de contraste plus sûr pour les injections futures.

■ Le bilan allergologique doit être systématique avant tout nouvel examen injecté en dehors d'une urgence vitale.

■ Ne pas réutiliser le produit suspect jusqu'à la fin des explorations allergologiques.

■ **La prémédication n'est pas recommandée**. Aucun protocole ne prévient de l'anaphylaxie. Éventuellement un traitement par antihistaminique peut être proposé en cas d'antécédents de réaction d'hypersensibilité avec un produit de contraste inconnu chez un patient devant bénéficier en urgence d'un examen avec injection de contraste essentiel à sa prise en charge comme une coronarographie avec pose de stent. Elle peut aussi être utilisée sur un examen programmé en cas d'antécédents de réaction d'hypersensibilité mineure, de grade I, avec un produit de contraste inconnu.

■ La sélection d'un nouveau produit de contraste est guidée par des tests cutanés négatifs.

■ Pour limiter les autres réactions non immunologiques, il ne faut pas demander aux patients de jeûner avant de recevoir un produit de contraste intravasculaire, sauf si cela est nécessaire pour l'examen d'imagerie spécifique (par exemple, entérographie par tomodensitométrie ou par IRM).

Conduite à tenir devant des réactions immédiates d'hypersensibilité

Les réactions d'hypersensibilité sont très rares, mais peuvent survenir. Elles ne sont pas prévisibles et doivent s'anticiper.

En juin 1994, un rapport de l'ANDEM sur le choix et l'emploi des différentes classes de produits de contraste iodés hydrosolubles lors des examens tomodensitométriques et urographiques, avait précisé que tout centre d'imagerie, en raison de l'injection intraveineuse de produits de contraste, dispose légalement du matériel de réanimation comme il possède les compétences pour traiter la survenue de réaction sévère à l'injection de produits de contraste.

La rareté des situations conduit à un manque de pratiques des conduites à tenir. Il est donc indispensable d'effectuer des exercices de simulation régulièrement. De même, le chariot d'urgence doit impérativement être régulièrement contrôlé afin d'être immédiatement opérationnel en cas de situation d'urgence. Un affichage simple et précis des protocoles à utiliser ainsi que des numéros d'appel direct au service d'urgence et d'anesthésie-réanimation est indispensable.

Formation

L'attestation de formation aux gestes et soins d'urgence de niveau 2 s'adresse aux professionnels de santé mentionnée dans la quatrième partie du Code de la santé publique et donc au personnel paramédical travaillant dans un service d'imagerie. Cette formation obligatoire doit être renouvelée tous les 4 ans (arrêté du 30 décembre 2014).

Elle a pour objet l'acquisition de connaissances permettant :

- l'identification d'une situation d'urgence à caractère médical et sa prise en charge, seul(e) ou en équipe, y compris le guidage à distance pour la réalisation des gestes d'urgence, dans l'attente de l'arrivée de l'équipe médicale spécialisée ;
- la participation à la réponse à une urgence collective ou une situation sanitaire exceptionnelle.

Une formation spécifique pour les réactions d'hypersensibilité aux produits de contraste doit être délivrée aux médecins et aux manipulateurs d'électroradiologie médicale (DE MERM) ou techniciens supérieurs en imagerie médicale et radiologie thérapeutique (DTS IMRT). Elle sera renouvelée régulièrement et associée à des exercices d'entraînement régulier au moins une à deux fois par an. Des ateliers sont organisés chaque année lors des Journées francophones de radiologie diagnostique et interventionnelle, visibles également en replay.

Être prêt

L'essentiel est d'acquérir les réflexes adaptés en situation d'urgence face à une réaction d'hypersensibilité immédiate.

- Chariot d'urgence à proximité vérifié et scellé avec médicaments de base (adrénaline, atropine, anti-H1, corticoïdes, Salbutamol®, Ringer lactate, sérum physiologique).
- Source d'oxygène vérifiée.
- Tensiomètre, saturomètre.
- Numéro d'urgence affiché.
- Poster rappelant les conduites à tenir en fonction de la classification de Ring et Messmer (figure 5.3).

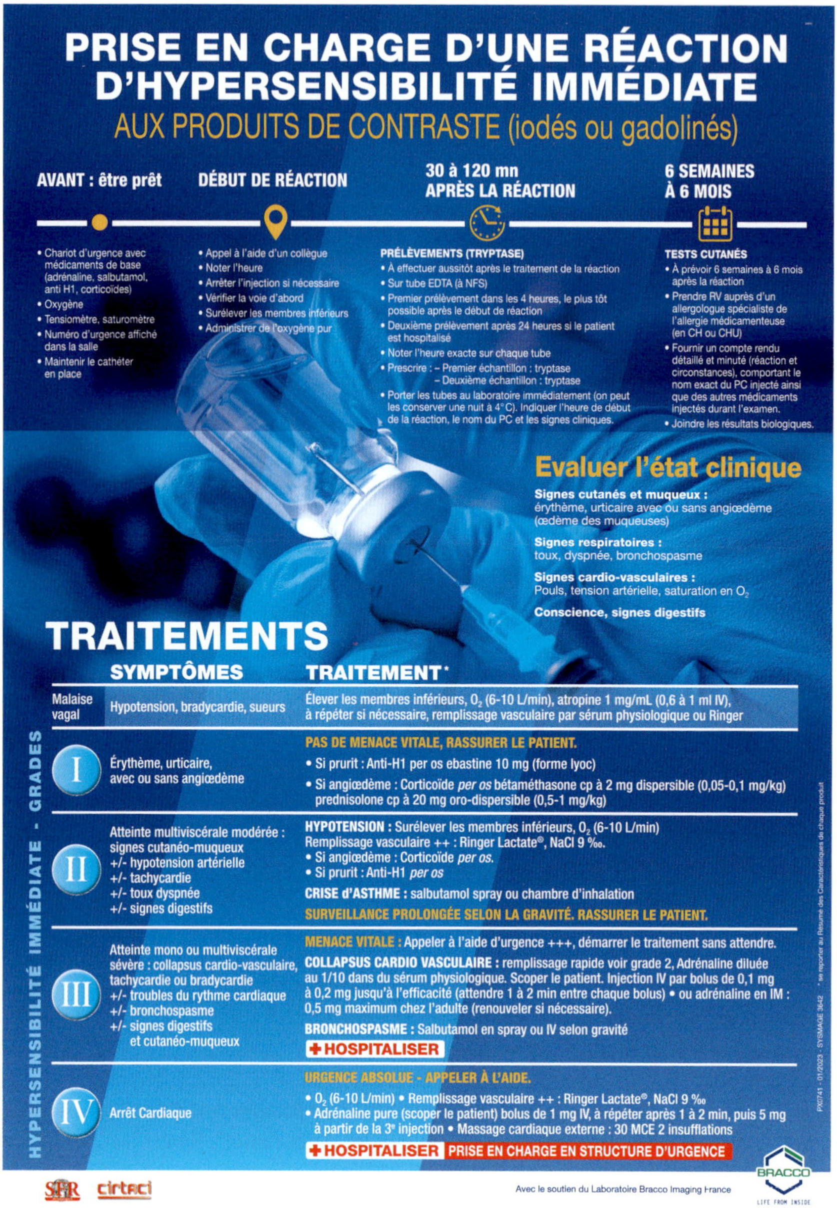

Figure 5.3. Affiche distribuée par le laboratoire Bracco reprenant les recommandations du CIRTACI et de la SFR.

Source : avec l'aimable autorisation du Laboratoire Bracco Imaging France.

La voie veineuse doit être laissée en place 10 minutes après le début de l'injection, idéalement avec des cathéters de 20 G ayant des tubulures courtes (30 à 25 mm) ayant un débit de gravité de 60 à 65 ml/min.

Diagnostic

Le diagnostic repose sur l'horaire de survenue et la gravité des signes cliniques.

Horaire de survenue

Ces réactions surviennent dans l'heure suivant l'injection du produit de contraste, parfois dans les secondes, le plus souvent dans les 10 minutes. Elles peuvent être retardées au-delà de 30 minutes, notamment en cas d'injection intra-articulaire ou hystérosalpingographie.

Signes cliniques

- Malaise vagal. La réaction vasovagale est à différencier de l'anaphylaxie aiguë : pâleur, faiblesse, nausées, vomissements, hypersudation, bradycardie et hypotension. Ces réactions se distinguent généralement de l'anaphylaxie par l'absence de manifestations cutanées observées dans la plupart des cas d'anaphylaxie. Les patients présentant des réactions vasovagales présentent généralement une bradycardie plutôt qu'une tachycardie généralement observée lors d'une anaphylaxie. La bradycardie est observée immédiatement après un événement vasovagal, tandis que dans l'anaphylaxie, la tachycardie précède l'apparition de la bradycardie. Les patients sujets aux réactions vasovagales ne sont pas candidats à une prémédication avant une nouvelle exposition au produit de contraste.
- Réactions d'hypersensibilité immédiate.

Les réactions d'hypersensibilité aux produits de contraste sont classées comme légères, modérées ou sévères. Une classification pratique des RH immédiates aux produits de contraste, qui permet de distinguer clairement les réactions nécessitant une intervention de celles qui n'en nécessitent pas est la classification de l'American College of Radiology (ACR), adoptée par l'ESUR et utilisée dans de nombreux pays.

En allergologie, différentes classifications axées sur les réactions d'hypersensibilité sont utilisées, notamment la classification de Ring-Messmer (modifiée). Les deux classifications ne se chevauchent pas entièrement (tableau 5.4). En France, la classification de Ring-Messmer est plutôt utilisée et sert de base à la conduite thérapeutique. (tableau 5.5). Le pronostic vital est engagé dans les grades III et IV.

Tableau 5.4. Comparaison de la classification ACR et Ring et Messmer.

	ACR	Ring et Messmer
	Légère	
Congestion nasale		Grade 1
Éternuements, conjonctivite, rhinorrhée		Grade 1
Urticaire et prurit limités/dispersés		Grade 1
Œdème cutané		Grade 1
Gorge irritée/démangeaisons limitées		Grade 1
	Modérée	
Urticaire et prurit diffus		Grade 1
Érythème diffus, sans hypotension		Grade 1
Œdème facial, sans dyspnée		Grade 1
Enrouement de la gorge, sans dyspnée		Grade 1
Bronchospasme léger, sans hypoxie		Grade 2
	Sévère	
Œdème diffus/facial, avec dyspnée		Grade 2
Érythème diffus, avec hypotension		Grade 3
Œdème laryngé, avec hypoxie		Grade 3
Bronchospasme sévère, avec hypoxie		Grade 3
Choc anaphylactique		Grade 3
Arrêt cardiorespiratoire		Grade 4

Tableau 5.5. Classification de Ring et Messmer.

Grades	Symptômes
I	Érythème, urticaire, avec ou sans angio-œdème (œdème des muqueuses)
II	Signes cutanéo-muqueux, ± hypotension artérielle $<$ 20 mmHg systolique, ± tachycardie $>$ 20 bpm, ± toux, dyspnée, ± signes digestifs
II	Collapsus cardiovasculaire, tachycardie ou bradycardie, ± troubles du rythme cardiaque, ± bronchospasme, ± troubles digestifs Les signes cutanéo-muqueux peuvent être absents ou n'apparaître qu'au moment de la restauration hémodynamique
IV	Arrêt cardiaque

Adapté de Ring J, Messmer K. Incidence and severity of anaphylactoid reactions to colloid volume substitutes. Lancet 1977.

Traitement

Malaise vagal

- Il faut rassurer le patient.
- Élever les membres inférieurs.

- Oxygène 6 à 10 litres/min.
- Atropine 1 mg/ml (0,6 à 1 ml IV) à répéter si nécessaire.
- Remplissage vasculaire par sérum physiologique ou Ringer.

Grade I

- Il faut rassurer le patient. Il n'y a pas de menace vitale.
- Si prurit : anti-H1 per os : ébastine (Kestinlyo®) 10 mg (forme lyoc).
- Si angio-œdème :
  - corticoïde per os :
    - bétaméthasone (Celestène®) cp. 2 mg dispersible (0,05-0,1 mg/kg) ;
    - ou prednisolone (Solupred®) cp. 20 mg orodispersible (0,5-1 mg/kg) ;
    - 2 mg de Célestène® = 20 mg de Solupred® ;
  - pas d'adrénaline.

Grade II

- Il faut rassurer le patient.
- Éventuel appel de l'urgentiste ou de l'anesthésiste-réanimateur.
- Si hypotension :
  - oxygéne 100 %, 5 à 10 litres/min, masque ;
  - lutter contre hypovolémie :
    - surélever les jambes ;
    - remplissage vasculaire avec Ringer-lactate, NaCl 0,9 % ;
    - adrénaline 0,01 mg IVD (titration avec dilution au 1/100e).

L'adrénaline est indiquée dans les collapsus cardiovasculaires seuls ou avec bronchospasme. L'administration de l'adrénaline impose son titrage, c'est-à-dire d'ajuster la dose pour obtenir un bénéfice maximal sans effets indésirables. Pour une dilution au 1/100e, concentration de 0,01 mg/ml, prendre 1 ml d'une seringue préremplie d'adrénaline dosée à 0,1 mg/1 ml ajouté à 9 ml de NaCl à 0,9 % dans une seringue de 10 ml. L'injection se fera par bolus répétés en intraveineuse directe de 0,01 mg (1 ml) toutes les 1 à 10 minutes. Le rôle de l'adrénaline est essentiel, mais ses effets secondaires peuvent survenir même en l'absence de pathologie cardiovasculaire et en cas de collapsus cardiovasculaire et ils sont liés à des doses inappropriées. Son dosage doit être strictement adapté à la situation clinique (tableau 5.6). L'administration de 1 mg en intraveineux peut déclencher une poussée hypertensive, une crise convulsive, un accident vasculaire cérébral, des troubles du rythme ventriculaire (tachycardie ou fibrillation ventriculaire), une ischémie myocardique, un syndrome de tako-tsubo (cardiopathie de stress, survenant le plus souvent chez une femme depuis plus de 50 ans).

Tableau 5.6. Dosage de l'adrénaline en fonction du grade de réaction d'hypersensibilité.

Grade I	Pas d'adrénaline
Grade II	Adrénaline 0,01 mg
Grade III	Adrénaline 0,1 mg
Grade IV	Adrénaline 1 mg puis 5 mg à partir de la 3e injection

- Si prurit : anti-H1 per os : Kestinlyo® 10 mg (forme lyoc).
- Si angio-œdème : corticoïde per os :
  - Celestène® cp. 2 mg dispersible (0,05–0,1 mg/kg) ;
  - Solupred® cp. à 20 mg orodispersibles (0,5–1 mg/kg) ;
  - 2 mg Célestène® = 20 mg de Solupred®.
- Si bronchospasme :
  - Salbutamol® spray ou par chambre d'inhalation (mais augmenter de débit O_2 à 6 à 10 litres) en vérifiant que le patient inhale correctement ;
  - 2 bouffées, on peut aller jusque 10 à 15 ;
  - expirer puis inspirer en inhalant et bloquer la respiration pendant 10 s.

Le patient sera surveillé pendant 6 heures en raison du risque d'une récidive de la réaction d'hypersensibilité inférieure ou égale à la première.

Grade III

> ! Le risque vital est en jeu.
> C'est une urgence thérapeutique imposant un appel à un urgentiste et anesthésiste-réanimateur.

Il y a un collapsus cardiovasculaire. Le système cardiovasculaire est incapable d'assurer un débit sanguin et un transport d'oxygène adéquat, ce qui entraîne une hypoperfusion tissulaire, un dysfonctionnement de la chaîne respiratoire et du métabolisme cellulaire, puis un dysfonctionnement d'organes, jusqu'à la défaillance multiviscérale. Tout retard au traitement est une perte de chance pour le patient. En général, le collapsus cardiovasculaire est associé à une tachycardie sinusale et à des symptômes cutanéo-muqueux. Une bradycardie pourrait témoigner d'une hypovolémie importante. Les symptômes cutanéo-muqueux peuvent manquer en raison du collapsus cardiovasculaire et apparaître de façon retardée lors de la restauration de l'hémodynamique. Un bronchospasme apparaît plutôt quand il existe un asthme ou une BPCO non contrôlé(e). La réanimation commence immédiatement sans attendre l'arrivée des urgentistes ou anesthésistes-réanimateurs appelés.

- Oxygène : FiO_2 100 % 6 à 10 litres/min au masque.
- Lutter contre hypovolémie :
  - surélever les jambes ;
  - remplissage vasculaire avec Ringer-lactate, NaCl 0,9 % (+++) ;
  - Adrénaline :
    - 0,1 mg à 0,2 mg IVD (titration au 1/10e) ;
    - à renouveler toutes les 1 à 2 minutes jusqu'à efficacité ;
    - soit seringues préremplies de 10 ml dosées à 0,1 mg/ml ; soit ampoule d'adrénaline de 1 mg dans 1 ml ajoutée à 9 ml de NaCl à 0,9 % dans une seringue de 10 ml correspond à une concentration de 0,1 mg par ml ;
    - dans les deux cas, l'injection d'1 ml correspond à 0,1 mg et dix doses sont disponibles dans la seringue ;

– il est indispensable d'étiqueter le dosage sur la seringue et de lire le nom du médicament à haute voix avant injection ;
– attention : ne pas mélanger les dosages dans chariot (+++) ;
– alternative : adrénaline intramusculaire 0,5 mg maximum chez adulte à renouveler si nécessaire.

- Bronchospasme : Salbutamol® en spray ou IV selon la gravité.
- Hospitalisation.

Stade IV

> ! Il s'agit d'un arrêt cardiorespiratoire.
> Appel à urgentiste et anesthésiste-réanimateur.

- Commencer immédiatement le massage cardiaque externe pour préserver la circulation cérébrale (30 MCE/2 insufflations).
- Ventilation manuelle au masque FiO_2 100 %, 6 à 10 litres/min.
- Remplissage vasculaire (+++) : Ringer-lactate, NaCl 0,9 % (30 ml/kg).
- Si possible mise en place d'une deuxième voie veineuse.
- Il faut remplir pour garder la volémie en raison du passage interstitiel et d'une importante vasodilatation, responsables d'une hypovolémie relative.
- L'adrénaline est administrée pure à 1 mg à renouveler toutes les 1 à 2 minutes. En cas d'inefficacité des deux premières doses, 5 mg à partir de la troisième dose.
- Hospitalisation. Prise en charge en structure d'urgence.

Traitement des réactions retardées

Le traitement est symptomatique, en fonction du type de réaction présentée. Plus de 90 % des réactions retardées touchent uniquement la peau. Généralement, des antihistaminiques H1 oraux ou des corticoïdes, associés à des crèmes ou mousses corticoïdes topiques, peuvent être utilisés. Des antipyrétiques peuvent être administrés en cas de fièvre et des antiémétiques en cas de nausées. Tout patient présentant (ou suspect d') une réaction cutanée sévère doit être rapidement adressé à un dermatologue (ou un allergologue).

Bibliographie

Les ateliers organisés par le CIRTACI chaque année aux JFR sont indispensables et à privilégier, ainsi que les différentes formations effectuées par les urgentistes.

Absil G, Vanhakendover L, Baghaie M, Nikkels A, Dezfoulian B. Comment j'explore… une hypersensibilité aux produits de contraste iodés. Rev Med Liege 2023;78(9):523-8.

Amiri E. Optimizing Premedication Strategies for Iodinated Contrast Media in CT scans: A Literature Review. J Med Imaging Radiat Sci 2025;56(1):101782.

Asch D, Callahan MJ, Thomas KL, Desai S, Pahade JK. Management of Severe Allergic-Like Contrast Media Reactions: Pitfalls and Strategies, From the AJR Special Series on Contrast Media. AJR Am J Roentgenol 2024;223(2):e2330044.

Bian S, Wang Z, Li L, Cui L, Xu Y, Guan K, et al. Anaphylactic risk associated with iodinated and gadolinium-based contrast media. Expert Opin Drug Saf 2024;1-7.

Byrne A, Macdonald DB, Kirkpatrick IDC, Pham M, Green CR, Copaescu AM, et al. CAR/CSACI Practice Guidance for Contrast Media Hypersensitivity. Can Assoc Radiol J 2025;. 8465371241311253.

Coimbra S, Rocha S, Sousa NR, Catarino C, Belo L, Bronze-da-Rocha E, Valente MJ, Santos-Silva A. Toxicity Mechanisms of Gadolinium and Gadolinium-Based Contrast Agents-A Review. Int J Mol Sci 2024;25(7):4071.

Costantino MT, Romanini L, Gaeta F, Stacul F, Valluzzi RL, Passamonti M, et al. SIRM-SIAAIC consensus, an Italian document on management of patients at risk of hypersensitivity reactions to contrast media. Clin Mol Allergy 2020;18:13. Erratum in : Clin Mol Allergy 2024 ; 22(1) :1.

Han MW, Suh CH, Kim PH, Kim S, Kim AY, Do KH, et al. Changing Gadolinium-Based Contrast Agents to Prevent Recurrent Acute Adverse Drug Reactions: 6-Year Cohort Study Using Propensity Score Matching. Korean J Radiol 2024;25(9):824-32.

Kim S, Jeon KN, Jung JW, Park HK, Lee W, Lee J, Kang HR. Substitution with Low-Osmolar Iodinated Contrast Agent to Minimize Recurrent Immediate Hypersensitivity Reaction. Radiology 2023;309(1):e222467.

Kim PH, Suh CH, Jang EB, Kim S, Park KJ, Park HJ, Kim AY, Do KH, Lee JH, Kim JH, Jung AY, Lee CW. N-(2,3-dihydroxypropyl) carbamoyl side chain : a potentially significant factor for recurrent iodinated contrast medium-related adverse drug reactions. Eur Radiol 2024;34(10):6444-53.

Laroche D, Aimone-Gastin I, Dubois F, Huet H, Gérard P, Vergnaud MC, et al. Mechanisms of severe, immediate reactions to iodinated contrast material. Radiology 1998;209(1):183-90.

Long J, Yi Y, Zhang Y, Li X. Hypersensitivity Reactions Induced by Iodinated Contrast Media in Radiological Diagnosis : A Disproportionality Analysis Based on the FAERS Database. Curr Med Imaging 2024;20. e15734056306358.

Lim SJ, Suh PS, Suh CH, Kim PH, Park KJ, Park HJ, Lee CW. Substituting with alternative iodinated contrast medium to prevent recurrent adverse drug reactions associated with its use: a meta-analysis. Eur Radiol 2024 Oct 18;.

Mervak BM, McDonald JS. Iodine and Gadolinium Contrast Reactions: What Is the Risk and Role of Premedication, Abbreviated Protocols, Prior History of Reactions, and Cross-Reactivity? Radiol Clin North Am 2024;62(6):949-57.

Pinyopornpanish K, Phithakham C, Prakaikietikul P, Aramrat C, Pinyopornpanish K. Characterization of Hypersensitivity to Iodinated Contrast Media: Insights from a Six-Year Cohort of 26,465 Procedures. Healthcare (Basel) 2025;13(12):1407.

Suzuki S, Imai S, Omata A, Kamimura T, Kizaki H, Koinuma T, Hori S. Evaluating the Efficacy of Premedication in Preventing Hypersensitivity Reactions to Nonionic Contrast Agents. Biol Pharm Bull 2025;48(3):241-5.

Tan J, Yu Y, He Y, Zheng J, Tan Q, Zhang X, et al. Data Mining and Analysis for Iodinated Contrast Media Adverse Event Signals Based on the Food and Drug Administration Adverse Event Reporting System Database. Clin Ther 2025;47(1).

Van der Molen AJ, Van de Ven AAJM, Vega F, Dekkers IA, Laguna JJ. Rare delayed hypersensitivity reactions to contrast media: Severe cutaneous adverse reactions. Eur J Radiol 2025;183:111908.

Van der Molen AJ, Vega F, Van de Ven A, Dekkers IA, Laguna JJ. Hypersensitivity reactions after diagnostic nonvascular administration of iodine-based contrast media and gadolinium-based contrast agents and the role of the drug allergy specialist. Eur J Radiol 2024;181:111803.

Van der Molen AJ, van de Ven AAJM, Vega F, Dekkers IA, Geenen RWF, Bellin MF, Bertolotto M, Brismar TB, Clément O, Correas JM, Deike K, Heinz G, Mahnken AH, Mallio CA, Quattrocchi CC, Radbruch A, Reimer P, Roditi G, Romanini L, Sebastià C, Stacul F. Hypersensitivity reactions to contrast media: Part 1. Management of immediate and non-immediate hypersensitivity reactions in adults. Updated guidelines by the ESUR Contrast Media Safety Committee. Eur Radiol 2025 May 27.

Van der Molen AJ, van de Ven AAJM, Vega F, Dekkers IA, Geenen RWF, Bellin MF, Bertolotto M, Brismar TB, Clément O, Correas JM, Deike K, Heinz G, Mahnken AH, Mallio CA, Quattrocchi CC, Radbruch A, Reimer P, Roditi G, Romanini L, Sebastià C, Stacul F. Hypersensitivity reactions to contrast media: Part 2. Prevention of recurrent hypersensitivity reactions in adults. Updated guidelines by the ESUR Contrast Media Safety Committee. Eur Radiol 2025 May 27.

Van der Molen AJ, Laguna JJ, van de Ven AAJM, Vega F. Very rare adverse reactions to intravascular contrast media: From Kounis to sweet syndrome. Eur J Radiol 2025;187:112066.

Vega F. Adverse reactions to radiological contrast media: Prevention and treatment. Radiologia (Engl Ed) 2024;66(Suppl 2):S98-S109.

Vega F, Van de Ven AAJM, Van der Molen AJ. Cross-reactivity in hypersensitivity reactions to contrast produits: new classification and guide for clinical practice. Eur Radiol 2024;34:7583-8.

Vega F, van der Molen AJ, Ruiz-Calatayud M, Alberdi A, Catalá M, Blanco-Mota C, van de Ven AAJM, Laguna JJ, Sebastia C. Allergological evaluation of hypersensitivity reactions after administration of contrast agents: What the radiologist needs to know. Eur J Radiol 2025;190:112194.

Wang C, Ramsey A, Lang D, Maria Copaescu A, Krishnan P, Kuruvilla M, Mervak B, Newhouse J, Sumkin A, Saff R. Management and Prevention of Hypersensitivity Reactions to Radiocontrast Media: A Consensus Statement from the American College of Radiology and the American Academy of Allergy, Asthma & Immunology. Radiology 2025;315(2):e240100.

Wei Y, Jiang X, Hibberd M, Sampedro A, Rautenbach J. Estimating the rate of acute adverse reactions to non-ionic low-osmolar contrast media: a systematic review and meta-analysis. Eur Radiol 2025 Apr 11.

Zhang J, Liu H, Li J, Liu J, Zhao L, Lan F, et al. Adverse reactions to iodinated contrast media in patients with a history of allergies. Clin Radiol 2025;82:106771.

CHAPITRE
6

Reins et produits de contraste

PLAN DU CHAPITRE

« Tout est poison et rien n'est sans poison ; la dose seule fait que quelque chose n'est pas un poison. »

Paracelse in Sieben defensiones (1537)

« Less is more. »

Robert Browning in Andrea del Sarto (1855)

Reins et iode

L'estimation du risque néphrotoxique des produits de contraste iodés administrés par voie vasculaire est fondé depuis 2013 sur la fonction rénale appréciée par le débit de filtration glomérulaire (DFGe) avec un seuil de DFGe $\geq$ 30 ml/min/1,73 m^2.

Définitions

L'*American College of Radiology* (ACR) et la *National Kidney Foundation* (NKF) ont proposé en 2020 une nouvelle nomenclature de l'*Acute Kidney Injury* (AKI) qui survient dans les 48 à 72 heures après l'administration intravasculaire de PCI :

- la CA-AKI (*Contrast-Associated Acute Kidney Injury*) est une AKI associée au contraste et englobe toutes les AKI, y compris celles attribuables à des causes indépendantes du produit de contraste (par exemple, hypovolémie, fonction cardiaque compromise et médicaments néphrotoxiques) ; il y a corrélation, mais pas forcément causalité entre l'administration de produit de contraste et un événement AKI ;
- la CI-AKI (*Contrast-Induced Acute Kidney Injury*) est une AKI induite par le contraste survenant en l'absence d'autres causes ; c'est un sous-ensemble des CA-AKI impliquant une relation causale entre les produits de contraste intraveineux et le développement de l'AKI.

Les acronymes français habituels sont :

- IRA, insuffisance rénale aiguë, pour AKI ;
- IRA-PC, insuffisance rénale aiguë post-contraste, pour CA-AKI ;
- IRA-IC, insuffisance rénale aiguë induite par les produits de contraste, pour CI-AKI.

Incidence des IRA-PC et IRA-IC

De grandes études observationnelles publiées depuis 2013 ont permis de mieux comprendre ce qui revenait strictement au produit de contraste et ce qui revenait au patient et à l'acte.

De nombreux cas considérés comme une insuffisance rénale aiguë induite par le produit de contraste représentaient en fait soit une insuffisance rénale aiguë causée par l'un des nombreux autres facteurs de comorbidité (insuffisance rénale préexistante, état cardiovasculaire) présents au moment de l'exposition au produit de contraste et à la nature

Tableau 6.1. Risques d'IRA-PC et d'IRA-IC en fonction du DFGe selon l'*American College of Radiology* (ACR) et la *National Kidney Foundation* (NKF).

DFGe (ml/min/1,73 m^2)	Risque IRA-PC	Risque IRA-IC
≥ 60	5 %	0
45 à 59	10 %	0
30 à 44	15 %	0 à 2 %
< 30	30 %	0 à 17 %

D'après Davenport MS, Perazella MA, Yee J, et al. Use of Intravenous Iodinated Contrast Media in Patients with Kidney Disease: Consensus Statements from the American College of Radiology and the National Kidney Foundation. Radiology 2020;294(3):660–8.

de l'acte (coronarographie, interventionnel cardiovasculaire), soit une manifestation de l'augmentation de la variation normale de la fonction rénale avec sa détérioration.

Le risque d'IRA-PC et d'IRA-IC après une injection intraveineuse de contraste dépend étroitement du DFGe pré-examen (tableau 6.1). Le risque d'IRA-IC qui a été clairement surestimé est nettement inférieur à celui d'IRA-PC.

L'ESUR considère un patient à risque si :

- DFGe < 30 ml/min/1,73 m^2 pour injection intraveineuse ou artérielle en dehors de l'aorte suprarénale et rénale (second passage) ;
- DFGe < 45 ml/min/1,73 m^2 pour voie artérielle aortique suprarénale et rénale (premier passage).

Populations particulières : les patients en unité de soins intensifs atteints de pathologies pluriorganiques avec DFGe < 45 ml/min/1,73 m^2 ont un profil de risque d'IRA-PC plus élevé que les autres patients hospitalisés.

L'incidence de l'IRA-PC chez les enfants et les adolescents est similaire à celle des adultes. Les recommandations pour les adultes doivent s'appliquer.

Physiopathologie

La toxicité rénale des PCI se traduit par une nécrose tubulaire aiguë, sans spécificité histopathologique. Les hypothèses étiologiques reposent principalement sur deux phénomènes étroitement liés.

Altération de l'hémodynamique intrarénale

L'osmolarité élevée des PCI provoque une vasoconstriction de l'artériole afférente, ce qui réduit le débit de filtration glomérulaire et le flux sanguin rénal, et entraîne une hypoxie médullaire, conduisant à une diurèse osmotique, qui augmente la dépense énergétique dans les tubules rénaux et aggrave l'ischémie.

Toxicité directe

Le second mécanisme est un dommage direct sur les cellules épithéliales et endothéliales tubulaires rénales, probablement par augmentation de l'apoptose. Le mécanisme physiopathologique exact de cette cytotoxicité reste inconnu, impliquant plusieurs mécanismes.

En raison d'une réabsorption tubulaire négligeable ou inexistante, la concentration du PCI à l'intérieur du tubule augmente ainsi que sa viscosité de manière exponentielle. L'augmentation de la viscosité entraîne une diminution du débit (loi de Poiseuille) et donc une exposition plus longue au contraste des cellules tubulaires distales. En cas de faible masse néphronique, chaque néphron rencontre une charge de contraste plus élevée.

Au total et en pratique

La toxicité intrinsèque potentielle du contraste iodé utilisé augmente avec l'osmolarité, la viscosité, le volume injecté et la voie d'administration artérielle avec premier passage rénal. Elle augmente en cas de comorbidité préexistante chez les patients présentant une quantité réduite de néphrons (IRC) et/ou une hypovolémie sanguine.

Facteurs de risque d'IRA-PC

Les facteurs de risque sont liés au patient ou à la procédure.

Patient

Insuffisance rénale chronique préexistante

C'est le facteur de risque le plus important d'IRA-PC.

L'IRC est « une situation pathologique au cours de laquelle le rein ne peut accomplir tout ou partie de ses fonctions pendant une période prolongée ». Elle est liée à une réduction permanente et définitive du nombre de néphrons fonctionnels (ce qui la distingue de l'IRA). Elle se caractérise par une diminution permanente du débit de filtration glomérulaire estimé (DFGe) en dessous de 60 ml/min/1,73m^2. D'après la classification KDOQI (*Kidney Disease Outcomes Quality Initiative*, 2002), elle est classée en cinq stades selon sa gravité et le débit de filtration glomérulaire (tableau 6.2). L'IRC est dite « terminale » quand le recours à la dialyse périodique ou à la transplantation rénale est nécessaire. L'insuffisance rénale peut être d'origine tubulaire, glomérulaire, interstitielle ou vasculaire.

Tableau 6.2. Classification de l'insuffisance rénale chronique selon la KDOQI.

Stade	DFGe (ml/min/1,73 m^2)	Description
1	≥ 90	Maladie rénale chronique avec DFG normal ou augmenté
2	60–89	Maladie rénale chronique avec DFG légèrement diminué
3	30–59	Insuffisance rénale chronique modérée
4	15–29	Insuffisance rénale chronique sévère
5	< 15	Insuffisance rénale chronique terminale

D'après Dussol B. Différents stades de l'insuffisance rénale chronique: recommandations. Immuno-analyse & biologie Spécialisée 2011;26(2):55-9.

Le débit de filtration glomérulaire estimé (DFGe) est calculé à partir de la créatinémie dont la clairance (exprimée en ml/min) représente la filtration glomérulaire. Une réduction du DFGe se traduira par une augmentation de la créatinine plasmatique. La créatinine étant produite à partir de la créatine par le métabolisme musculaire, la créatinémie est corrigée en fonction de l'âge, du sexe, de la race et du poids du patient. La formule recommandée (CKD-EPI, *Chronic Kidney Disease Epidemiology Collaboration*) doit être réservée aux patients stables et ne permet pas l'évaluation de la fonction rénale dans l'IRA.

DFGe = $141 \times \min(CR/k\,;\,1)^{\alpha} \times \max(CR/k\,;\,1)^{-1{,}209} \times 0{,}993^{\text{Âge}} \times 1{,}018$ [si femme] $\times$ 1,159 [si de race noire].

Avec :

- DFGe : débit de filtration glomérulaire estimé en ml/min/1,73 m^2.
- CR : créatinine sérique en µmol/l.
- k : 61,9 (femmes) ou 79,6 (hommes).
- α : – 0,329 (femmes) ou – 0,411 (hommes).
- min : indique le minimum de CR/k ou 1.
- max : indique le maximum de CR/k ou 1.
- Âge : en années.

Chez l'enfant, l'équation de Schwartz révisée de 2009 pour le DFGe tient compte de la taille de l'enfant :

$$\text{DFGe} = \frac{36{,}5 \times \text{Taille}}{\text{Créatininémie}}$$

Avec : DFGe en ml/min/1,73 m^2, Taille en cm et Créatininémie en µmol/l.

Le DFGe utilise une surface corporelle standard de 1,73 m^2, non représentative de l'ensemble des patients. Il existe une surestimation systématique de la véritable fonction rénale chez les petits patients et une sous-estimation chez les grands patients. Il est donc nécessaire de calculer un DFG absolu (DFGa) tenant compte de la surface corporelle du patient. Celui-ci est recommandé pour apprécier la limite supérieure de la dose de contraste à ne pas dépasser pour limiter le risque d'IRA.

$$\text{DFGa} = \frac{\text{DFGe} \times \text{SC}}{1{,}73}.$$

Avec : DFGa en ml/min, DFGe en ml/min/1,73 m^2, SC en m^2.

Plusieurs formules de surface corporelle (SC) existent, estimée à partir du poids et de la taille, comme la formule de Mosteller, une des plus utilisées :

$$\text{Surface corporelle (m}^2\text{)} = \sqrt{\frac{\text{Taille (cm)} \times \text{masse (kg)}}{3600}}$$

Durée de validation d'un DFGe

Les mesures du DFGe sont considérées comme stables chez les personnes sans IRC ou comorbidités sous-jacentes, telles que l'insuffisance cardiaque ou l'hypertension, et qui ne prennent pas de médicaments néphrotoxiques.
L'ESUR a défini la durée maximale de validité de la DFGe avant une injection intravasculaire selon l'état des patients (tableau 6.3).

Autres facteurs

Le niveau d'IRC déterminé par le DFGe synthétise l'ensemble des facteurs de risque sans nécessité de recourir à des facteurs de risque indépendants supplémentaires, tels que l'âge, le sexe féminin, un faible IMC, les facteurs de risque cardiovasculaire et métabolique classiques (insuffisance cardiaque congestive et diabète), les pathologies malignes, le myélome multiple et les gammapathies monoclonales, l'inflammation, les saignements, l'anémie et l'hyperuricémie, le rein unique (agénésie rénale, néphrectomie, greffe).
Dans une méta-analyse d'études contrôlées, aucun facteur de risque supplémentaire spécifique pour les produits de contraste n'a été démontré.

Patients à risque

Les patients à risque doivent être identifiés par un questionnaire.

- Pathologie rénale connue :
  - IRC : DFGe < 60 ml/min/1,73 m^2 ;
  - insuffisance rénale aiguë connue ou suspectée ;
  - chirurgie rénale, greffe ;
  - protéinurie ;
  - patients sous dialyse avec fonction rénale résiduelle (> 400 ml d'urine/24 heures) ;
  - rein unique.
- Toute pathologie aiguë ou chronique pouvant avoir un retentissement rénal :
  - HTA ;
  - diabète sucré ;
  - hyperuricémie ;
  - lupus ;
  - insuffisance cardiaque congestive, déshydratation, septicémie, hypoxie, cirrhose.

Tableau 6.3. Durée de validité de la DFGe selon l'état du patient.

3 mois	7 jours	1à 2 jours
• Patients sans risque rénal particulier • Maladie chronique à fonction rénale stable	• Modification de la fonction rénale possible en relation avec pathologie aiguë, détérioration aiguë d'une maladie chronique connue ou tout autre événement indésirable • Patient hospitalisé	• IRA connue ou suspectée • Déshydratation marquée

- Patient hospitalisé, patients en soins intensifs, chirurgie récente majeure et mauvais état général.
- Médicaments : AINS et médicaments néphrotoxiques.

Que faire en urgence ?

Si possible, estimation du DFGe en urgence si la situation clinique le permet. Si obtention impossible avant l'examen, identifier les patients à risque par le questionnaire.
Pour les patients considérés à risque:

- envisager une autre technique n'utilisant pas un contraste iodé qui peut répondre à la question posée ;
- si injection nécessaire : appliquer de principe les protocoles « patients à risque » selon la nature de procédure, notamment concernant l'hydratation courte ou longue.

Prévention des IRA-PC et arrêt des traitements avant une injection de contraste

Biguanides (metformine)

La metformine est le médicament standard pour la monothérapie du diabète sucré de type 2. L'action du produit de contraste sur le risque d'acidose lactique, de mauvais pronostic et de mortalité élevée, associé à la metformine est indirect, par accumulation de la metformine lié à un épisode d'IRA-PC.
Ce risque d'acidose lactique est très faible et lié davantage à la maladie sous-jacente et aux comorbidités possibles plutôt qu'à l'utilisation de la metformine.
L'ESUR recommande l'arrêt de la metformine dès l'administration du contraste :

- si voie artérielle avec exposition rénale de premier passage : toujours ;
- si voie veineuse ou artérielle de deuxième passage DFGe <30 ml/min/1,73 m^2.

Continuer à prendre la metformine normalement dans les autres cas.
En cas d'arrêt : mesure du DFGe dans les 48 heures et reprise de la metformine si la fonction rénale n'a pas changé de manière significative.
Notons que cette conduite à tenir n'apparaît pas dans les RCP des produits iodés qui préconisent encore l'arrêt systématique de la metformine malgré les données publiées.

Autres médicaments

Aucune prise de médicament ne doit être modifiée avant un examen avec PCI. Ceci concerne notamment les AINS et les diurétiques.

Dialyse

Il n'est pas nécessaire d'adapter le moment de l'administration intravasculaire de PCI par rapport au calendrier de dialyse chez les patients bénéficiant d'une hémodialyse ou d'une hémofiltration, sauf s'il est nécessaire de minimiser la surcharge volumique.
La fonction rénale résiduelle chez les patients bénéficiant d'une dialyse péritonéale n'est pas modifiée lorsque le débit urinaire est correctement maintenu.

Risque en fonction de l'abord vasculaire

Administration intra-artérielle de premier passage

Le PCI atteint les artères rénales lors de son premier passage sous une forme relativement non diluée, en fonction de la distance entre le site d'injection et les artères rénales (cathétérisme du cœur gauche, aorte thoracique et abdominale suprarénale, artères rénales).

L'ESUR inclut les coronarographies avec ou sans plastie dans cette catégorie, car ces examens sont fréquemment associés à une ventriculographie gauche et qu'il peut exister un petit reflux lors des injections conduisant à une exposition de premier passage.

Dans les injections aortiques suprarénales, une partie du contraste injecté s'échappe par les branches latérales aortiques suprarénales et atteint le rein après dilution dans la circulation.

Administration intraveineuse et artérielle de second passage

Le contraste atteint les artères rénales après dilution par circulation à travers le cœur droit et la circulation pulmonaire ou un lit capillaire systémique :

- soit injection par voie veineuse ;
- soit injection par voie artérielle avec une exposition rénale de second passage avec cathétérisme des cavités droites, des artères pulmonaires, des artères carotides, sous-clavières, brachiales, aorte abdominale sous rénale, artères iliaques, fémorales et crurales.

Risque selon l'administration

Aucune étude ne démontre que l'administration intra-artérielle de produits de contraste soit un facteur de risque indépendant pour le développement de la IRA-PC.

Le rapport des grammes d'iode au débit de filtration glomérulaire absolu (gI/DFG) permet de comparer les procédures. Un rapport élevé > 1 est associé à un taux élevé d'IRA.

Le risque de IRA-PC est considéré comme élevé s'il y a exposition rénale de premier passage. Ce risque est essentiellement lié à la comorbidité et à l'acte, surtout s'il est de nature interventionnelle. À rapports grammes d'iode/DFGa identiques, les risques d'IRA-PC sont similaires pour les deux types de passage. Pour les expositions de premier passage, l'ESUR a décidé, pour une sécurité optimale, de choisir un seuil de DFGe plus élevé comme mesure préventive chez les patients bénéficiant des examens diagnostiques ou interventionnels par cathéter puisqu'il est difficile de séparer les effets de la procédure de ceux du PCI, même si une partie du risque peut être liée à la procédure.

Risque selon les produits de contraste

Les produits faiblement osmolaires restent hyperosmolaires (environ 600 mOsm/kg) au sérum (environ 290 mOsm/kg). La structure dimérique du seul produit iso-osmolaire le rend plus visqueux que les produits faiblement osmolaires. L'absence de différence significative dans l'incidence des IRA-PC selon les PCI, quelles que soient leur osmolarité et leur viscosité était une donnée classique qui paraît être remise en cause dans une vaste étude coréenne de juin 2025 de B. Choi portant sur 360 000 patients différenciant les PCI faiblement osmolaires du produit iso-osmolaire qui serait plus à risque, probablement en raison de sa viscosité. Notons cependant que certains PCI faiblement osmolaires peuvent avoir des viscosités voisines à forte concentration et que cette étude ne les identifie pas et ne stratifie pas. Les recommandations internationales préconisant l'utilisation privilégiée des PCI iso-osmolaires par rapport au PCI de faible osmolarité chez les patients à risque ont été récemment supprimées. Le chauffage des produits de viscosité élevée reste une bonne pratique (cf. chapitre 8).

Risque d'IRA-PC et dose

Au plus la dose est importante au plus le risque est élevé.

Mais quel que soit le patient, à risque ou pas, il est recommandé d'utiliser la quantité de produit de contraste utile minimale, sans diminution, nécessaire au diagnostic, afin d'éviter un examen de qualité insuffisante pour un diagnostic correct et donc une injection inutile.

Un rapport dose d'iode en g/DFG absolu corrigé pour la surface corporelle < 1 est recommandé pour tous les examens à risques (tableaux 6.4 et 6.5).

Tableau 6.4. Exemples de DFG absolu (DFGa) calculés à partir du DFGe selon la surface corporelle réelle du patient au lieu de la surface standard de 1,73 m^2.

DFGe (ml/min/1,73 m^2)	DFGa			
	Surface corporelle 1,73 m^2 (1,80 m, 60 kg)	Surface corporelle 1,44 m^2 (1,50, 50 kg)	Surface corporelle 2,00 m^2 (1,80, 80 kg)	Surface corporelle 2,36 m^2 (2 m, 100 kg)
90	90	75	104	122
60	60	50	69	82
45	45	37	52	61
30	30	25	35	41

Le DFGe apparaît surestimé par rapport au DFGa pour les patients de petite taille et sous-estimé pour les patients de grande taille.

Tableau 6.5. Quantité d'iode nécessaire pour une tomodensitométrie abdomino-pelvienne selon le poids ou la surface corporelle.

Dose d'iode (g) nécessaire pour TDM AP	Surface corporelle			
	1,73 m^2 (1,80 m, 60 kg)	1,44 m^2 (1,50 m, 50 kg)	2,00 m^2 (1,80 m, 80 kg)	2,36 m^2 (2 m, 100 kg)
En fonction du poids				
0,3 gI/kg 80 kV	18 g	15 g	24 g	30 g
0,4 gI/kg 100 kV	24 g	20 g	32 g	40 g
0,5 gI/kg 120 kV	30 g	25 g	40 g	50 g
En fonction de la surface corporelle				
11 g/m^2 80 kV	19 g	16 g	22 g	26 g
15 g/m^2 100 kV	26	22 g	30 g	35 g
18,6 g/m^2 120 kV	32	27 g	37 g	44 g

En rouge : les valeurs ou le rapport dose d'iode/DFG est égal ou dépasse 1 selon le Tableau 6.4 pour un DFG absolu calculé selon la surface corporelle par rapport à la DFGe de 30 ml/min/1,73 m2 L'utilisation de la surface corporelle pour les patients en surcharge corporelle et des kV les plus bas possibles dans tous les cas permet de réduire significativement les quantités d'iode nécessaires.
AP : abdominopelvienne.

Prophylaxie de l'IRA-PC et de l'IRA-IC

L'hydratation permet une réduction de la concentration tubulaire du contraste, une stimulation moins marquée du système rénine-angiotensine-aldostérone, une inhibition de la synthèse des hormones antidiurétiques, une minimisation de la réduction de monoxyde d'azote et de la synthèse de la prostacycline, réduisant ainsi les risques d'hypoperfusion et hypoxie médullaire. Elle a pu ainsi être proposée en traitement préventif.

Cependant, des études prospectives randomisées chez des patients avec un DFGe de 30 à 59 ml/min/1,73 m^2 (AMACING, Kompas) et rétrospectives chez des patients appariés avec un DFGe initial inférieur à 30 ml/min/1,73 m^2 n'ont pas mis en évidence de différence entre les groupes hydratés en IV avant l'examen ou pas.

Malgré l'absence de preuves formelles, beaucoup de sociétés dont l'ESUR recommandent l'hydratation, car elle est actuellement considérée comme la seule mesure prophylactique efficace de la IRA-PC.

L'hydratation orale n'est pas inférieure à l'hydratation intraveineuse comme forme de prophylaxie de IRA-PC chez les patients avec un DFG de 45 à 30 ml/min/1,73 m^2 (étude NICIR). Le jeûne de liquides clairs, en particulier d'eau, n'est plus nécessaire avant les examens radiologiques, de sorte que l'hydratation orale peut et doit être généralisée, afin qu'aucun patient vulnérable ne soit laissé sans hydratation prophylactique.

Hydratation orale

L'hydratation orale est demandée à tous les patients. Les documents remis aux patients lors de la prise de rendez-vous doivent recommander de boire 0,5 litre d'eau dans les 2 heures précédant l'examen avec contraste iodé et 2 litres d'eau dans les 24 heures qui suivent l'examen, sauf contre-indications (questionnaire) : ascite, insuffisance hépatique, insuffisance cardiaque congestive sévère ou dialyse, limitation de la consommation de liquide par le médecin.

Hydratation intraveineuse

Les protocoles d'hydratation préventive à base de solution saline intraveineuse et de bicarbonate ont une efficacité similaire. Il n'y a pas de consensus sur le régime d'hydratation optimal. Il faut vérifier pour les patients hospitalisés ou venant des urgences s'ils n'ont pas déjà eu une hydratation saline pour éviter un retard de prise en charge ou de surcharge volumique.

Programme court

Le régime d'hydratation intraveineuse pour les patients ayant un DFG compris entre 30 et 15 ml/min/1,73 m^2 dure 1 heure (régime court) avant l'injection de contraste avec du bicarbonate de sodium intraveineux à 1,4 % (ou 154 mmol/l) dans une solution de dextrose à 5 % à 3 ml/kg/h ou solution saline à 0,9 % 1 ml/kg/pendant 3 à 4 heures avant.

Le programme court peut être effectué chez un patient nécessitant un examen urgent sans DFGe et à risque d'après l'interrogatoire.

Programme long

En cas d'exposition rénale de premier passage et chez les patients particulièrement vulnérables, le programme court avant l'examen est suivi d'un programme plus long pendant les 4 à 6 heures qui suivent l'injection, avec perfusion de bicarbonate de sodium intraveineux à 1,4 % (ou 154 mmol/l) dans une solution de dextrose à 5 % à 1 ml/kg/h ou une solution saline avec 1 ml/kg/h de NaCl 0,9 %.

En cas d'insuffisance cardiaque grave (grade NYHA 3-4) ou d'insuffisance rénale terminale (DFGe < 15 ml/min/1,73 m^2), les régimes d'hydratation sont plus longs avec des doses d'hydratation par heure plus faibles pour éviter une surcharge cardiaque.

Des examens de contraste iodé peuvent être réalisés si le patient est sous dialyse et aucune coordination avec la dialyse n'est nécessaire. Seuls les patients sous dialyse ayant un débit urinaire résiduel supérieur à 500 ml par jour doivent suivre la prophylaxie longue (1 heure/4 heures) afin de préserver le débit urinaire résiduel.

Aucune thérapeutique préventive n'a été validée pour un rôle prophylactique, qu'ils agissent d'une diurèse forcée (système Renal-Guard®), du préconditionnement ischémique, de médicaments, de dialyse.

L'utilisation prophylactique de diurétiques n'est pas recommandée, car elle augmente le risque de développer une IRA.

IRA-PC

L'utilisation des critères du *Kidney Disease Improving Global Outcomes* (KDIGO) publiés en 2012 est recommandée pour le diagnostic d'IRA-PC.

On parle d'IRA lorsque :

- les niveaux de créatinémie augmentent de ≥ 0,3 mg/dl en 48 heures ou ≥ 1,5–1,9 fois par rapport au niveau basal, qui est connu ou présumé s'être produit au cours des 7 jours précédents. Le KDIGO recommande une variation dans les 48 heures, mais l'ESUR préfère garder une durée de 72 heures, plus pratique pour diagnostiquer les IRA-PC en pratique radiologique, où la majorité des patients est externe ;
- ou le volume d'urine diminue à < 0,5 ml/kg/h pendant 6 à 12 heures.

Trois stades de gravité sont définis en fonction du taux de créatinémie (tableau 6.6). Un avis et une prise en charge néphrologique sont alors requis.

Tableau 6.6. Classification de l'IRA selon les critères KDIGO. Le stade est déterminé par le critère le plus péjoratif entre créatinine plasmatique et diurèse.

Stade	Créatinine plasmatique	Diurèse
1	≥ 26,5 µmol/l ou 1,5 à 1,9 fois la créatinine plasmatique de base	< 0,5 ml/kg/h pendant 6 h à 12h
2	2,0 à 2,9 fois la créatinine plasmatique de base	< 0,5 ml/kg/h pendant ≥ 12h
3	3,0 fois la créatinine plasmatique de base Ou : créatinine plasmatique ≥ 354 µmol/l ou mise en route de l'épuration extrarénale	< 0,3 ml/kg/h pendant ≥ 24 h ou anurie pendant ≥ 12h

Le stade est déterminé par le critère le plus péjoratif entre créatinine plasmatique et diurèse.
D'après KDIGO Clinical Practice Guideline for Acute Kidney Injury. Kidney Inter Suppl. 2:1-138, 2012.

Nécrose tubulaire aiguë

Il n'y a pas de traitement spécifique pour la nécrose tubulaire aiguë induite par PCI. Le traitement symptomatique repose sur le maintien ou le rétablissement d'un état d'hydratation correct et l'arrêt des médicaments néphrotoxiques. Le pronostic est le plus souvent favorable. Elle survient rapidement après l'administration du contraste iodé, avec une augmentation de la créatininémie détectable après 48 heures atteignant un maximum vers 3 à 5 jours, et revenant généralement à sa valeur de référence vers le 10e jour (1 à 3 semaines). Le recours à la dialyse reste rare dans la population générale (<1 %), mais peut atteindre 7 % en cas d'insuffisance rénale chronique (IRC) préexistante.

Il existe un risque accru d'IRC persistante ou s'aggravant.

Liens entre produits de contraste et myasthénie

Les preuves du lien entre les PCI et les symptômes de la myasthénie grave sont limitées. Chez la grande majorité des patients atteints de myasthénie grave, les PCI iodés sont sans danger. Chez moins de 5 % des patients, l'administration d'un produit de contraste iodé peut entraîner une aggravation des symptômes dans les 24 heures suivant l'administration.

Les produits de contraste à base de gadolinium sont sans danger pour les patients atteints de myasthénie grave.

Reins et gadolinium

Les PCG ne sont pas néphrotoxiques aux doses approuvées pour une utilisation clinique. La faible viscosité des PCG et les petits volumes administrés minimisent leur néphrotoxicité potentielle malgré leur hyperosmolarité. Le risque d'insuffisance rénale aiguë après administration de PCG est pratiquement inexistant chez les patients ayant une fonction rénale normale. Rien ne permet de suggérer un risque de néphrotoxicité chez les patients présentant une insuffisance rénale légère à modérée.

Bibliographie

Aggarwal D, Young R, Seth M, Wojdyla DM, Sukul D, Wang TY, et al. Contemporary contrast media dosing during percutaneous coronary intervention in patients with pre-existing renal impairment. J Invasive Cardiol 2025 Jan 24.

Bellew SD, Kahler Z, Hamm J, Koberlein AM, Gormley MA. The Effect of Contrast Rationing on the Development of Acute Kidney Injury During the Global Contrast Shortage. J Emerg Med 2024;67(2):e157-63.

Choi B, Heo S, Mcdonald JS, Choi SH, Choi WM, Lee JB, Lee EA, Park SH, Seol S, Gan S, Park B, Choi HJ, Kim BJ, Rhee SY, Hong SB, Kim KH, Lee YH, Kim SS, Park RW. Risk of Contrast-Induced Acute Kidney Injury in Computed Tomography: A 16 Institutional Retrospective Cohort Study. Invest Radiol 2025;60(6):376-86.

Cousin F, Moïse M, Ilbert C, Meunier P, Jouret F. Prévention de la néphropathie aux produits de contraste iodés. Rev Med Liege 2024;79(5–6):418-23.

Davenport MS, Perazella MA, Yee J, et al. Use of Intravenous Iodinated Contrast Media in Patients with Kidney Disease: Consensus Statements from the American College of Radiology and the National Kidney Foundation. Radiology 2020;294(3):660-8.

Falip S, García Argüelles N, Crespo R, Jurado C, Oleaga L, Sebastià C. Nursing practice and advanced practice nurses in contrast media safety management. Radiologia (Engl Ed) 2024;66(Suppl 2):S110-7.

Fraenkel Y, Bogot NR, Kuint RC, Ben-Shalom E, Benjaminov O, Bnaya A. Post-contrast acute kidney injury in the super-elder patients: a CT-scan perspective. Jpn J Radiol 2025;43(2):247-54.

Geenen RWF, Roditi G, Bellin MF, Bertolotto M, Brismar T, Correas JM, et al. Contrast Media Safety Committee. Safe use of contrast media in myasthenia gravis: systematic review and updated European Society of Urogenital Radiology Contrast Media Safety Committee guidelines. Eur Radiol 2024;34(7):4561-6.

Guhan M, Shalaby M, Sharifeh TA, Abdulla A, Jneid H, Allencherril J. Differential Incidence of Contrast-Associated Acute Kidney Injury: Comparing Intravenous and Intraarterial Contrast Administration. Curr Cardiol Rep 2024;26(8):833-41.

Li Y, Wang J. Contrast-induced acute kidney injury: a review of definition, pathogenesis, risk factors, prevention and treatment. BMC Nephrol 2024;25(1):140.

Martini WA, Jokerst CE, Hodgson N, Urumov A. Imaging in a Pandemic: How Lack of Intravenous Contrast for Computed Tomography Affects Emergency Department Throughput. West J Emerg Med 2024;25(3):342-4.

McDonald JS, McDonald RJ. Risk of Acute Kidney Injury Following IV Iodinated Contrast Media Exposure: 2023 Update. From the AJR Special Series on Contrast Media. Am J Roentgenol 2024;223(1):e2330037.

McDonald RJ, McDonald JS. Iodinated Contrast and Nephropathy: Does It Exist and What Is the Actual Evidence? Radiol Clin North Am 2024;62(6):959-69.

Parillo M, Mallio CA, Van der Molen AJ, Quattrocchi CC, Dekkers IA, Van Nijnatten TJA, Voormolen EMC. Iodine-based contrast media in contrast-enhanced mammography and dedicated breast computed tomography: is it necessary to assess renal function in all outpatients to prevent contrast-induced acute kidney injury? Eur Radiol 2024;34(12):7580-2.

Parillo M, Van der Molen AJ, Mallio CA, Quattrocchi CC, Dekkers IA. Use of questionnaires in outpatients at low-risk for post-contrast acute kidney injury scheduled for intravenous iodine-based contrast media administration: a proposal for computed tomography coronary angiography. Quant Imaging Med Surg 2024;14(12):9712-9.

Rozo GAM, Leguízamo-Isaza JM, Bustamante MMY, Romero JA. Accounting for Both Patient-Related and Non-patient-Related Risk Factors for Contrast Media Extravasation. Acad Radiol 2024;31(10):4298.

Sebastià C, Falip S, Crespo R, Guillen E, Nicolau C, Poch E, Oleaga L. Nephroprotection and iodinate contrast medias. Radiologia (Engl Ed) 2024;66(Suppl 2):S118-23.

Van der Molen AJ, Dekkers IA, Geenen RWF, Bellin MF, Bertolotto M, Brismar TB. Waiting times between examinations with intravascularly administered contrast media: a review of contrast media pharmacokinetics and updated ESUR Contrast Media Safety Committee guidelines. Eur Radiol 2024;34(4):2512-23.

Wang KC, Lin LC, Pan SY, Huang JW, Chang YC, Chiang JY, et al. Use of iodinated and gadolinium-based contrast media in patients with chronic kidney disease: Consensus statements from nephrologists, cardiologists, and radiologists at National Taiwan University Hospital. J Formos Med Assoc 2025 Jan 27.

Welker KM, Joyner D, Kam AW, Liebeskind DS, Saindane AM, Segovis C, Yahyavi-Firouz-Abadi N, Jordan JE. State of Practice: ASNR Statement on Gadolinium-Based Contrast Agent Use in Patients with Chronic Kidney Disease. Am J Neuroradiol 2025;46(2):227-30.

Zhong J, Chen L, Xing Y, Lu J, Shi Y, Wang Y, et al. Just give the contrast? Appraisal of guidelines on intravenous iodinated contrast media use in patients with kidney disease. Insights Imaging 2024;15(1):77.

CHAPITRE 7

Sécurité du gadolinium

PLAN DU CHAPITRE

« Au fond, on ne sait que lorsqu'on sait peu ; avec le savoir croît le doute. »

Johann Wolfgang von Goethe

Bien que très sûrs, les produits de contraste à base de gadolinium (PCG) peuvent avoir des effets secondaires. Il existe quatre problèmes distincts : les réactions allergiques aiguës, la fibrose systémique néphrogénique (FSN), le phénomène de dépôt de gadolinium et les symptômes associés à l'exposition au gadolinium (SAGE).
La préoccupation de sécurité de loin la plus courante concerne les réactions d'hypersensibilité aiguës qui restent très rares, en particulier les réactions sévères (cf. chapitre 5).

Fibrose systémique néphrogénique

A la suite d'un premier article indiquant que, contrairement aux produits de contraste à base d'iode, les produits de contraste à base de gadolinium n'étaient pas néphrotoxiques, beaucoup de patients présentant une fonction rénale réduite ont reçu des produits de contraste gadolinés soit pour une IRM soit pour des scanners ou des angiographies. Jusqu'à 440 ml de gadolinium ont été utilisés pour des examens angiographiques.
En 2000, Cowper rapporte 14 cas de fibrose cutanée dont 13 chez des patients hémodialysés et en IRA sous le terme de « *scleromyxoedema-like cutaneous disease* » et relie cette pathologie cutanée à l'insuffisance rénale. Dès 2003, les manifestations cutanées sont attribuées à une maladie fibreuse systémique intéressant les muscles squelettiques et différents organes. Le terme de « fibrose systémique néphrogénique » est alors adopté.
En janvier 2006, un néphrologue autrichien Thomas Grobner suggère un lien entre le développement de lésions cutanées similaires chez cinq sur neuf patients atteints d'insuffisance rénale terminale et ayant eu une injection de gadodiamide pendant une angio-IRM. En août 2006, Marckmann signale 13 autres cas, toujours après une exposition au gadodiamide chez des patients atteints d'insuffisance rénale terminale.
La fibrose systémique néphrogénique ne survient que chez des patients atteints d'une lésion rénale aiguë ou d'une maladie rénale chronique — principalement de stade 4 et 5 et rarement de stade 3 — après une exposition aux gadoliniums de structure linéaire les moins stables, à doses répétées et importantes le plus souvent. Des cas ont été rarement signalés chez des enfants dès l'âge de 6 ans, mais aucun cas chez les nouveau-nés, malgré leurs reins immatures et leur exposition à des doses relativement élevées de PCG.
Cette pathologie est rare (environ 3 200 cas répertoriés aux États-Unis par la FDA en 2023) compte tenu des 900 millions de doses injectées depuis 35 ans et de son absence chez la grande majorité des patients insuffisants rénaux ayant reçu des PCG linéaires,
Les symptômes initiaux comprennent généralement des œdèmes cutanés diffus évoluant progressivement vers l'apparition de placards indurés parfois érythémateux et de nodules sous-cutanés avec fréquemment un érythème, un prurit, des douleurs ou des sensations de brûlure. L'atteinte du tissu péri-articulaire peut entraîner des contractures irréversibles limitant la mobilité. Les manifestations systémiques peuvent intéresser les poumons, la plèvre, le cœur, la sclérotique, la dure-mère et des muscles (diaphragme, musculeuse œsophagienne), pouvant conduire parfois au décès. Les premiers symptômes se manifes-

tent entre moins d'1 jour et 10 ans avec une médiane à 42 jours. Un cas récemment confirmé a été diagnostiqué 19 ans après une exposition à un gadolinium linéaire.
Plusieurs rapports similaires sont publiés en 2006 et 2007, conduisant à une classification des gadoliniums en fonction du risque de FSN (haut, intermédiaire, faible), à des mises en garde de la part des autorités sanitaires en Europe en 2007 (EMA) et aux États-Unis en 2010 (FDA) et à des restrictions d'utilisation des gadoliniums de structure linéaire chez les insuffisants rénaux dont le DFGe est égal ou inférieur à 30 ml/min/1,73 m^2 avec dépistage des pathologies rénales chez les sujets à risque et limitation de l'utilisation des doses élevées. En 2017, les chélates de gadolinium à structure linéaire à haut risque ont été suspendus en Europe par l'EMA en raison d'un rapport bénéfice-risque insuffisant lié aux risques de FSN et de dépôts au niveau cérébral. Seuls les PCG linéaires à risque intermédiaire hépato-spécifique sont autorisés. Les deux chélates de gadolinium linéaire hèpato spécifiques sont classés par l'ACR dans le groupe II (peu ou pas de cas de FSN rapportés) et intermédiaire pour EMA. À ce jour, aucun cas confirmé de FSN n'a été rapporté avec le Multihance® ou avec l'Eovist®/Primovist®. Finalement, la quasi-disparition de la maladie après la mise en place de mesures d'interdiction et de précaution confirme a posteriori ce lien de causalité.
Les mécanismes sous-jacents de la maladie restent mal compris. L'insuffisance rénale est considérée comme un facteur nécessaire dans la pathogenèse de la FSN, responsable d'une rétention importante prolongée du PCG linéaire ionique ou non ionique avec libération de gadolinium à partir des chélates par transmétallation. Le risque paraît augmenter avec la dose cumulée soit élevée pour un examen unique soit après plusieurs injections. La majorité des cas est observée après plusieurs injections et administrations de fortes doses (dose double ou triple). Cependant, d'autres facteurs encore mal connus ne sont pas exclus, qui pourraient expliquer pourquoi une majorité de patients en insuffisance rénale ne présente pas cette pathologie.
La présence de dépôts de gadolinium a été constatée dans des biopsies de peau, suggérant la présence de gadolinium sous forme insoluble.

Dépôts de gadolinium

En mars 2014, Kanda signale la présence d'hypersignaux sur des séquences pondérées en T1 sans injection dans les globus pallidus (GP) et les noyaux dentelés (DN) (figure 7.1). Ils sont associés à des doses répétées et cumulées de produits de contraste à base de gadolinium de structure linéaire (gadodiamide et gadopentétate diméglumine) chez des patients dont les fonctions rénales et hépatiques sont normales. Rapidement, d'autres articles confirment les observations et montrent une relation linéaire entre le nombre d'expositions au gadodiamide et l'hyperintensité en T1 observée. D'autres zones cérébrales présentent un hypersignal, y compris l'hypophyse antérieure. Des investigations ultérieures ont révélé que ces hypersignaux sur les séquences pondérées en T1 correspondent à des dépôts de gadolinium sous leur forme chélatée d'origine ou à des chélates nouvellement formés avec des macromolécules endogènes ou à des formes insolubles de gadolinium. Ces dépôts ont été confirmés par des biopsies et des

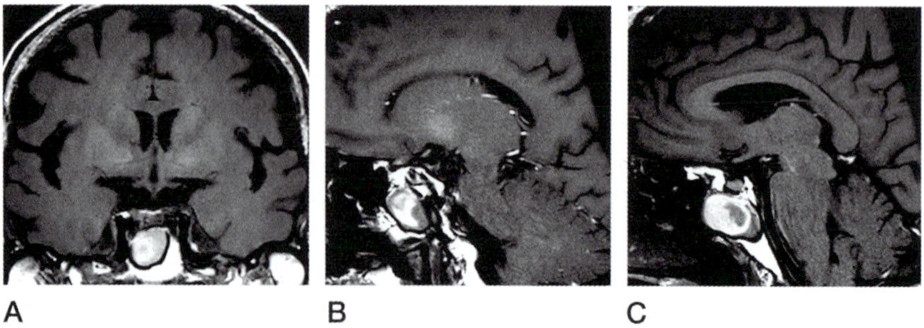

Figure 7.1. Patiente suivie depuis 1996 pour un adénome hypophysaire opéré.
IRM hypophysaire sans injection de gadolinium. **A.** Coupes coronale T1 SE. **B, C.**Coupes sagittales T1 SE. Hypersignal T1 spontané des noyaux gris centraux, des noyaux sous-thalamiques et des noyaux dentelés.
Source : clichés aimablement fournis par le Pr Stéphane Kremer, Strasbourg.

autopsies de patients exposés à divers PCG. Les dépôts se produisent même en l'absence de maladie cliniquement évidente et dans le contexte d'une barrière hémato-encéphalique intacte.

Cependant, le phénomène de dépôt de gadolinium est connu depuis les années 1980 et la rétention de PCG macrocycliques a été décrite dans les os en 2004.

Des dépôts de gadolinium ont également été retrouvés dans d'autres organes : peau, cœur, foie, poumons, intestin, muscle squelettique, rein, œil, méninges, cervelet et paroi des vaisseaux sanguins. Dans les os, le dépôt de gadolinium est encore plus élevé que dans le système nerveux, où il peut être retenu jusqu'à 8 ans à des concentrations 13 à 23 fois supérieures à celles du cerveau. Les os pourraient constituer un réservoir de gadolinium après sa transmétallation avec le calcium.

Dans les reins et le foie, le gadolinium se trouve principalement distribué de manière hétérogène dans l'endothélium vasculaire et l'interstitium tissulaire.

En fait, la forme exacte du gadolinium (complexé, dissocié avec présence de gadolinium soluble ou insoluble) n'est toujours pas connue avec précision, y compris au niveau cérébral.

Contrairement à la FSN, les dépôts surviennent chez des patients avec un fonctionnement rénal normal sans pathologies susceptibles de perturber la barrière hémato-encéphalique, tant chez les adultes que chez les enfants.

Plus de 900 millions de doses de PCG ont été administrées dans le monde à ce jour, sans aucun effet secondaire neurologique signalé autre que des réactions de type allergique et des FNS. La rétention de gadolinium associée aux intensités du signal T1 dans le cerveau a été observée avec les PCG linéaires et macrocycliques. Elle est plus prononcée avec les agents linéaires et après des doses répétées avec corrélation entre intensité du signal T1 et dose.

Il a été suggéré que le dépôt de gadolinium et son élimination sont des processus dynamiques. La forme chimique du gadolinium paraît importante. Le gadolinium chélaté est éliminé plus complètement du cerveau que le gadolinium déchélaté, principalement issu des PCG linéaires, retenu plus longtemps. La transmétallation a été émise comme hypothèse du mécanisme sous-jacent à la formation de complexes gadolinium-macromolécule ; les noyaux gris centraux, riches en transporteurs de métaux, peuvent potentialiser la transmétallation.

À ce jour, il n'existe aucune preuve documentée de lésion cellulaire ou d'effets indésirables chez l'homme et l'animal liés à la rétention de gadolinium linéaire et macrocyclique, alors que les effets cliniques de la toxicité aiguë du gadolinium libre sont bien connus. L'atteinte des fonctions motrices qui pourraient être impactées compte tenu du lieu des dépôts n'a pas été observée chez les patients y compris ceux atteints de symptômes parkinsoniens ou de sclérose en plaques. Des recherches supplémentaires sont donc nécessaires pour étudier les formes chimiques du gadolinium retenu, la dynamique d'élimination et les éventuels effets nocifs à long terme.

Ces dépôts, associés à la relation causale de la fibrose néphrogénique systémique avec les PCG linéaires chez les patients atteints d'insuffisance rénale sévère, a incité les autorités européennes et américaines à évaluer le rapport bénéfice-risque des différents PCG, notamment linéaires. Si l'approche scientifique est la même, les conclusions divergent sur la suspension (EMA, 2017) ou la limitation d'utilisation (FDA, 2017) des produits de contrastes linéaires.

La FDA, tout en maintenant l'autorisation pour les ACG linéaires, a reconnu que ces produits entraînaient une rétention cérébrale plus importante que les macrocycliques et a recommandé aux professionnels de la santé de tenir compte des caractéristiques de rétention de gadolinium de chaque molécule lors de la sélection d'un PCG pour les patients qui pourraient être à risque. La FDA a également demandé de réduire autant que possible les injections répétées de PCG.

En revanche, l'accord est unanime sur la nécessité d'utiliser la dose la plus faible possible pour obtenir les informations recherchées et de compléter les recherches non cliniques et cliniques.

FAQ sur les dépôts de gadolinium intracérébraux

Comment visualiser la rétention intracérébrale de PCG en IRM ?

Sur des séquences sans injection pondérées en T1 spin echo ou turbo, écho de gradient ou FLAIR.

Les hyperintensités au niveau du globus pallidus et du noyau dentelé visibles en T1 sans injection sont-elles toutes liées à des administrations antérieures de gadolinium ?

Non. Il existe de multiples autres causes identifiées.

Au niveau du noyau dentelé, des hyperintensités T1 ont été observées chez des patients présentant des calcifications, des antécédents d'irradiation cérébrale, une histiocytose à cellules de Langerhans et une sclérose en plaques.

Au niveau du globus pallidus, des hyperintensités T1 ont été associées à un dysfonctionnement hépatique, à la maladie de Wilson, à la nutrition parentérale totale, à la neurofibromatose de type 1, à la toxicité du manganèse, à la maladie ▷

de Rendu-Osler-Weber, à l'hémodialyse et à d'autres pathologies pouvant provoquer une calcification du globus pallidus.

Quelle est la localisation des dépôts intracérébraux de gadolinium ?

Les hyperintensités sur des séquences pondérées en T1 sans injection sont essentiellement retrouvées dans les globus pallidus et les noyaux dentelés, mais impliquent aussi l'ensemble du cortex cérébral : la substantia nigra, le thalamus postérieur, le noyau rouge, le colliculus, le pédoncule cérébelleux supérieur, les noyaux caudés, le thalamus en entier, le putamen, l'hypophyse antérieure.

Quel est le substratum anatomopathologique de l'hypersignal T1 en IRM ?

L'hyperintensité T1 est positivement corrélée avec la concentration de gadolinium dans le tissu cérébral. Aucune modification histologique n'est constatée.

L'IRM a une sensibilité limitée pour détecter de faibles niveaux de dépôt de gadolinium dans le cerveau, dépendante de la forme sous laquelle le gadolinium est rétentionné.

Quel type de chélates de gadolinium est responsable d'une rétention de gadolinium dans le cerveau ?

Essentiellement les gadoliniums à structure linéaire après des administrations répétées, mais tous les chélates y compris macrocycliques sont responsables de rétention de gadolinium bien que moindre.

Y a-t-il une relation avec la dose ?

Une relation entre la dose cumulative de gadolinium après multiples injections et les dépôts intracérébraux est retrouvé dans de nombreuses études.

Pourquoi le gadolinium et les métaux endogènes ont une affinité pour certaines régions cérébrales ?

Ces structures sont associées à une forte concentration en fer, et, pour le noyau dentelé et le globus pallidus, également en cuivre et en zinc, bien qu'à une concentration plus faible.

Sous quelle forme est le gadolinium retrouvé au niveau du globus pallidus et des noyaux dentelés ?

Il persiste beaucoup d'inconnues. Ces informations sont pourtant essentielles pour connaître le potentiel toxique du gadolinium retenu. Des formes différentes de rétention de gadolinium ayant des relaxivités différentes peuvent expliquer la différence d'hypersignaux T1 pour des concentrations identiques de gadolinium. L'IRM visualise les formes chimiques de gadolinium qui ont le plus grand effet paramagnétique et non pas toutes les formes de gadolinium retenu. L'utilisation de l'intensité du signal comme test indirect pour la concentration de gadolinium pourrait surestimer la quantité de dépôt par rapport au gadolinium résiduel.

Plusieurs formes de gadolinium résiduel sont possibles :

- chélates de gadolinium intacts ;
- métabolites solubles de chélates de gadolinium ;
- entités insolubles inorganiques ou matricielles (par exemple, hydroxyapatite) ;

- solides d'hydroxydes, oxydes, phosphonates, carbonates ou combinaisons d'espèces insolubles ;
- gadolinium lié sous des formes macromoléculaires ou macrostructurales.

Actuellement, les dépôts de gadolinium sont considérés comme très probablement formés à partir des diverses formes insolubles de sels de gadolinium.

Quelle est la durée de la rétention du gadolinium dans le cerveau

Elle semble varier selon le chélate de gadolinium injecté et la forme de gadolinium retenue.

L'accumulation de gadolinium dans le SNC concernerait environ 0,1 % de la dose de chélate de gadolinium injectée, la plus grande majorité étant éliminée par voie rénale dans les heures post-injection. À chaque administration, cette proportion s'accumule, s'ajoutant à ce qui a été accumulé au préalable. Cette capture est plus importante, à un délai tardif, dans d'autres tissus, les os en particulier.

Les produits macrocycliques sont accumulés de façon intacte dans le SNC et sont progressivement éliminés contrairement aux produits linéaires.

Les produits linéaires sont déposés dans le cerveau où ils sont retenus et restent présents pendant un an, voire plus longtemps, tandis que les produits macrocycliques sont aussi déposés dans le cerveau, mais l'augmentation est transitoire et ils disparaissent ensuite rapidement.

Il existe une réaugmentation des concentrations de gadolinium accumulées, entre le 6e mois et le 12e mois post-injection, pour les produits linéaires ioniques. Une recirculation d'un pool de PCG dans le sang est possible, issue d'un compartiment osseux ou d'un autre compartiment dit « profond », longtemps après administration. Selon l'*International Commission on Radiological Protection* (ICRP), les demi-vies des gadoliniums présents dans la fraction osseuse seraient en effet très longues. Cette mobilisation du gadolinium de l'os dépendrait du remodelage osseux. La forme circulante de ce gadolinium, qui pourrait atteindre le LCS puis le SNC, est inconnue. Les PCG linéaires ioniques s'accumulent moins dans l'os que les PCG linéaires non ioniques.

Comment la rétention de gadolinium s'effectue-t-elle dans le cerveau ?

Les mécanismes proposés sont divers, probablement associés. Il n'existe aucune certitude à ce jour. La déchélation avec transmétallation et le passage par le LCS sont les hypothèses privilégiées. Il pourrait y avoir une voie trans-épendymaire et une autre périvasculaire.

Les zones de dépôts intracérébraux sont des zones riches en fer, ce qui fait suggérer un rôle pour la déchélation/transmétallation et éventuellement pour les transporteurs de métaux.

Y a-t-il des hypersignaux T1 chez les enfants après injection de chélates de gadolinium ?

La distribution et la quantité des dépôts sont similaires à ceux observés chez l'adulte, avec une concentration en gadolinium mesurée beaucoup plus élevée avec des chélates de gadolinium de structure linéaires que macrocycliques.

Il n'y a aucune preuve établie que les enfants sont plus sensibles à l'accumulation de gadolinium dans le cerveau, mais ils ne le sont pas moins.
Comparativement aux adultes, les enfants sont plus susceptibles de recevoir des injections de gadolinium à plusieurs reprises au cours de leur vie et d'avoir des temps de rétention plus longs après le dépôt de gadolinium pour le reste de leur vie.
Ils ont un cerveau en développement, plus vulnérable à certains produits toxiques, Il n'y a pas à ce jour d'études sur les nouveau-nés de femmes qui auraient eu des injections multiples de gadolinium pendant la grossesse, les administrations répétées chez la femme enceinte étant très rares.

Les insuffisants rénaux sont-ils plus à risque de dépôts de gadolinium intracérébraux ?

Une insuffisance rénale n'est pas une condition nécessaire à l'augmentation de l'hyperintensité du signal dans le cerveau, mais elle augmente l'accumulation dans le cerveau et l'hyperintensité du signal.
Les patients insuffisants rénaux, même modérés, sont plus sujets à l'accumulation de gadolinium dans l'organisme, y compris dans le SNC. Le mécanisme de déchélation et de transmétallation paraît être au cœur du problème.

Rôle d'un traitement par des chélateurs

Un traitement par des chélateurs, comme cela peut être utilisé dans les intoxications aiguës par arsenic, plomb, cadmium, mercure, n'a aucun rôle chez les patients exposés à des produits de contraste à base de gadolinium. L'utilisation de cette thérapie est déconseillée, pouvant être source de graves complications

Quelle est la signification clinique du dépôt de PCG dans le cerveau ?

Aucune anomalie clinique n'est à ce jour démontrée en association avec les dépôts de gadolinium intracérébraux
Les régions du cerveau les plus susceptibles à l'accumulation sont le noyau dentelé et le globus pallidus. Ces zones sont impliquées dans la régulation des mouvements volontaires et involontaires ; les anomalies cliniques pourraient inclure une ataxie, des tremblements, une altération de la motricité fine ou de la fonction cognitive, survenir plus tard et être subtiles, en particulier chez ceux présentant une maladie neurologique en cours. Aucun symptôme spécifique n'a été observé.
La signification clinique et biologique du gadolinium persistant au niveau du cerveau reste donc inconnue ou incertaine chez l'homme et les modèles animaux.
Ainsi, à l'exception de la fibrose néphrogénique systémique (FNS), qui survient exclusivement chez les personnes atteintes d'une insuffisance rénale sévère et presque toujours dans le cadre de l'administration de gadolinium linéaire à haut risque (EMA) ou de groupe 1 (FDA), aucun symptôme spécifique, groupe de symptômes ou maladie ne peut être attribué à la rétention de gadolinium dans le cerveau ou ailleurs dans le corps à ce jour.Mais l'absence ou l'insuffisance d'informations issues de rapports ne peut pas être considérée comme une preuve que cette toxicité ne se produit pas. Par exemple, la relation entre la fibrose

▷ systémique néphrogénique et l'administration de PCG n'a été reconnue qu'en 2006, soit vingt ans après le début de l'utilisation du gadolinium en IRM. Il est donc essentiel de poursuivre les recherches sur d'éventuelles conséquences de la persistance du gadolinium.

Symptômes associés à l'exposition au gadolinium (*Symptoms Associated With Gadolinium Exposure*, SAGE) ou maladie du dépôt de gadolinium (*Gadolinium Deposed Disease*, GDD)

Malgré l'absence de preuves suggérant une toxicité clinique de la rétention de gadolinium, certains ont proposé le terme « maladie du dépôt de gadolinium » pour décrire les rapports anecdotiques de patients symptomatiques ayant une fonction rénale normale après une exposition aux PCG.

Semelka a défini en 2016 un ensemble d'au moins trois des cinq grands groupes des symptômes suivants survenant entre quelques heures et 2 mois après une administration de gadolinium :

1. douleur centro-thoracique ;
2. céphalées et ralentissement cérébral ;
3. douleur périphérique aux jambes et aux bras ;
4. épaississement cutané et décoloration périphériques des jambes et des bras ;
5. douleur osseuse.

À noter que les patients ne se plaignent pas de troubles du mouvement, mais se plaignent plutôt de symptômes sensoriels généralisés. Des données provenant de 92 personnes recueillies par le biais d'une enquête en ligne via un blog privé et une page de réseaux sociaux et plus récemment à partir des autodéclarations de neuf médecins exposés aux PCG ont été rapportées. Les informations sur l'administration réelle et la dose de PCG, et les données histopathologiques n'ont pas été fournies. L'utilisation du test urinaire au gadolinium pour documenter la maladie des dépôts de gadolinium n'est pas un test validé de rétention de gadolinium. Aucune publication de cet auteur et de son groupe ne respecte les critères de qualité d'un article scientifique et n'a donc aucune valeur à ce titre. Aucune validation n'existe à ce jour de l'existence réelle de cette maladie ou de lien de causalité entre dépôts de gadolinium et les symptômes décrits. Il est donc curieux qu'il puisse servir de base à des poursuites juridiques aux État-Unis (médiatisation par Chuck Norris et sa femme) et à la mise en avant d'un produit de contraste particulier dans le *Journal of American College of Radiology* en mars 2020.

Des organisations telles que le NIH, la RSNA et l'ACR ont proposé que d'autres recherches soient menées pour relier ou non la rétention de gadolinium à un quelconque préjudice. L'ACR a récemment proposé le terme SAGE (*Symptoms Associated with Gadolinium*

Exposure) pour normaliser les recherches et aider à la description des symptômes associés à l'administration de gadolinium. Les effets potentiels, le cas échéant, de l'administration répétée d'agents de contraste à base de Gd sur le système moteur musculo-squelettique et la fonction cognitive chez les adultes neurologiquement sains sont actuellement évalués dans l'étude ODYSSEY. Cette étude longitudinale, multicentrique, prospective et observationnelle a été mandatée par la FDA et est menée conjointement par tous les fabricants de PCG.

Bibliographie

ClinicalTrials.gov. Prospective Evaluation of Potential Effects of Repeated Gadolinium-based Contrast Agent (GBCA) Administrations of the Same GBCA on Motor and Cognitive Functions in Neurologically Normal Adults in Comparison to a Non-GBCA Exposed Control Group. clinicaltrials.gov 2024.

Iacobellis F, Di Serafino M, Russo C, Ronza R, Caruso M, Dell'Aversano Orabona G, et al. Safe and Informed Use of Gadolinium-Based Contrast Agent in Body Magnetic Resonance Imaging: Where We Were and Where We Are. J Clin Med 2024;13(8):2193.

Fretellier N, Idée JM, Rasschaert M, Factor C, Van der Molen AJ. Gadolinium Deposition in Bone Tissues After Contrast-enhanced Magnetic Resonance Imaging: A Comprehensive Review. Invest Radiol 2025 Jun 27.

Layne KA, Dargan PI, Archer JRH, Wood DM. Gadolinium deposition and the potential for toxicological sequelae - A literature review of issues surrounding gadolinium-based contrast produits. Br J Clin Pharmacol 2018;84(11):2522-34.

Layne KA, Raja K, Dargan PI, Wood DM. Gadolinium Concentrations in Biological Matrices From Patients Exposed to Gadolinium-Based Contrast Produits. Invest Radiol 2021;56(7):458-64.

McDonald RJ, et al. Gadolinium Retention: A Research Roadmap from the 2018 NIH/ACR/RSNA Workshop on Gadolinium Chelates. Radiology 2018;289(2):517-34.

McDonald RJ, Weinreb JC, Davenport MS. Symptoms Associated with Gadolinium Exposure (SAGE) : A Suggested Term. Radiology 2022;302:270-3.

Shahid I, Lancelot E. Symptoms Associated With Gadolinium Exposure: Different Patterns and Rates Between Linear and Macrocyclic Gadolinium-Based Contrast Agents. Invest Radiol 2025 Feb 17.

Starekova J, Pirasteh A, Reeder SB. Update on Gadolinium-Based Contrast Agent Safety. From the AJR Special Series on Contrast Media. Am J Roentgenol 2024;223(3):e2330036.

Van der Molen AJ, Quattrocchi CC, Mallio CA, Dekkers IA. European Society of Magnetic Resonance in Medicine, Biology Gadolinium Research. Educational Committee (ESMRMB-GREC). Ten years of gadolinium retention and deposition: ESMRMB-GREC looks backward and forward. Eur Radiol 2024;34:600-11. Erratum in : Eur Radiol. 2024; 34(1):728.

CHAPITRE

8

Injecteurs, aspects pratiques des injections, extravasation

PLAN DU CHAPITRE

« Le diable est dans les détails. »
Friedrich Wilhelm Nietzsche

Injecteurs de produits de contraste

Au début de leur développement, les produits de contraste étaient administrés par perfusion ou injection manuelle, mais ceci était inefficace notamment pour les examens vasculaires (pression trop faible pour un gros volume responsable d'un débit insuffisant). La loi de Poiseuille (figure 8.1) détermine le débit à travers un tube cylindrique creux, tel qu'un cathéter intravasculaire, en fonction de la pression et de la résistance. Le débit diminue quand augmentent la longueur du cathéter et la viscosité. Il augmente quand la pression et le rayon augmentent. La viscosité dépend de la structure chimique du produit de contraste. Elle est proportionnelle à sa concentration et inversement proportionnelle à sa température (tableau 8.1).

Deux technologies sont utilisées (figure 8.2) :

- la technologie à piston, électromécanique ou hydraulique, similaire à celle d'une seringue normale dans laquelle un piston pousse le produit de contraste ;
- la technologie péristaltique, dans laquelle le contenu est transporté par la rotation d'un mécanisme qui comprime le tube à travers lequel transite le liquide.

$$\text{Débit Q (volume/temps)} = \frac{\text{Différence de pression}}{\text{Résistance}}$$

Avec : $$\text{Résistance} = \frac{8 \eta L}{\pi r^4}$$

D'où : $$Q = \frac{\pi (P_1 - P_2) r^4}{8 \eta L}$$

η : viscosité ; L : longueur ; r : rayon ; $P_1 - P_2$: gradient de pression

Figure 8.1. Loi de Poiseuille.

Tableau 8.1. Conséquences de la loi de Poiseuille.

Action	Résultat
Longueur doublée	Débit réduit de moitié
Viscosité doublée	Débit réduit de moitié
Pression doublée	Débit doublé
Rayon doublé	Débit augmenté de 16 fois

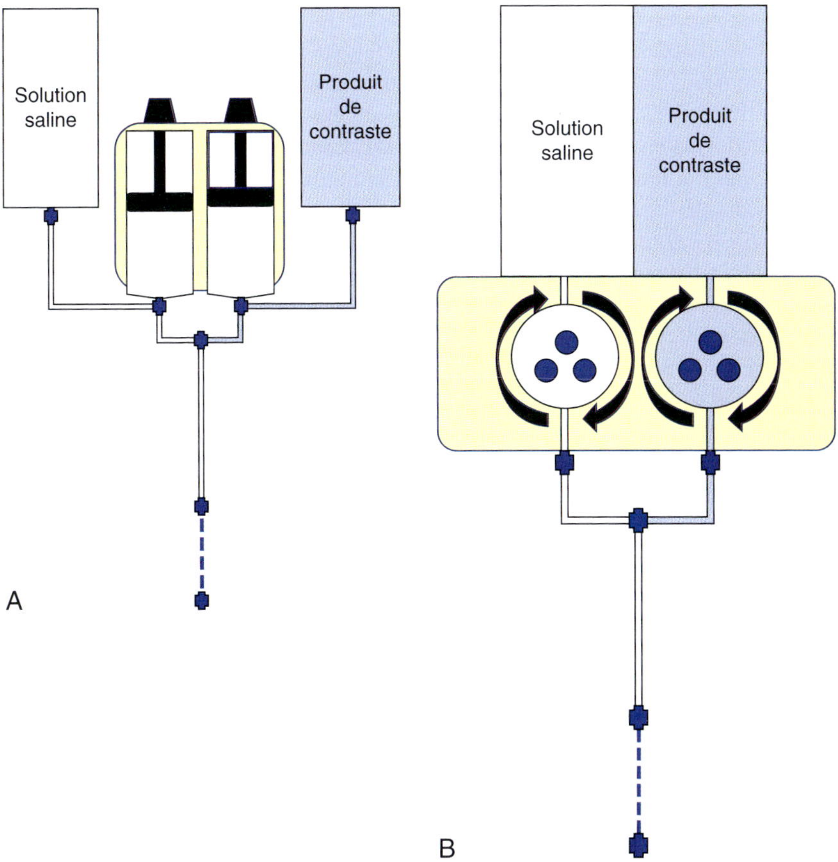

Figure 8.2. Injecteurs.
A. Injecteur à piston. **B.** Injecteur péristaltique.
Source : Cobos Alonsoa J, Fontenla-Martínez C, Concepción Aramendía L, Bernabé García JM, Arenas-Jiménez JJ. Introduction to iodinated contrasts: Properties, intravenous administration and distribution throughout the body. Radiología 66 (2024) S3-S14.

Les systèmes d'injection de produit de contraste doivent assurer des injections reproductibles au débit demandé, mais comportent des effets de fluctuations sur le débit selon la technologie utilisée. Les pompes péristaltiques ont une non-constance de pression donc du débit lié au système de compression du tube circulatoire. Les injecteurs à seringues présentent une pression plus constante tout au long de l'examen (donc un débit plus stable). Mais, lors du changement de type de liquide selon la conception des consommables (seringues) et plus particulièrement de la rigidité du plastique et de la compression du plongeur, un phénomène de sous- et sur pression (donc de fluctuation momentanée du débit) peut apparaître. Ces fluctuations ne sont pas suffisamment significatives en pratique clinique et il n'existe pas d'élément suffisant pour privilégier une des deux technologies.

L'association avec un bolus de sérum physiologique s'est rapidement généralisée d'abord pour les examens vasculaires puis pour l'ensemble des examens avec deux volumes d'injection différents dans des seringues, des poches ou des bouteilles.

Le premier volume (solution saline) a pour tâche d'ouvrir la veine, le second volume injecte le produit de contraste, le tout suivi d'un rinçage de solution saline, réduisant ainsi la consommation totale de produit de contraste et augmentant la sécurité du patient.

Des contrôles de la pression d'injection ont été développés pour ne pas dépasser la tolérance des matériaux utilisés et éviter des extravasations, une injection insuffisante et des ruptures de cathéter. Cela est déterminé par un paramètre généralement exprimé en livres par pouce carré (psi ou *pound per square inch*), qui fait référence à la force exercée par le système d'injection à un moment donné. Certains fabricants l'expriment également en bar ou en kilopascal (kPa).

Indépendamment de la technologie utilisée, tous les systèmes d'injection de contraste ont des éléments communs : support mécanique, qui peut être fixé au sol ou au plafond, tête d'injection équipée des commandes, système de contrôle (généralement un écran tactile). Cet écran est installé à distance près du pupitre de commande du scanner ou de l'IRM et permet de protocoliser et de contrôler l'injection : contraste ou sérum à administrer, volume, débit souhaité, phases d'administration.

Il est possible d'obtenir un débit variable et de mélanger le contraste et le sérum physiologique, ce qui facilite la réalisation de certains examens complexes comme la TDM cardiaque. Le fractionnement du bolus réalisant une injection biphasique est également très utilisé en uroscanner, en polytraumatologie et en scanner ORL, permettant de réduire le nombre d'acquisitions.

Des logiciels intégrés reprennent les recommandations de sociétés savantes comme le CIRTACI pour optimiser les injections, dont le protocole sera toujours validé in fine par le radiologue et le manipulateur.

La connexion avec les systèmes RIS ou PACS permet la traçabilité de l'injection, facilitant ainsi le contrôle de qualité par rapport au degré de rehaussement obtenu sur les images, et permettant la réplication de conditions d'injection identiques dans des bilans ultérieurs. L'enregistrement des paramètres de RX et notamment les doses complètent la traçabilité de l'examen. Cela permet également de gérer la consommation de produits de contraste et les stocks.

Afin de réduire le temps nécessaire pour recharger les systèmes d'injection et le risque de contamination lors de l'utilisation du même équipement sur des patients successifs (injections multipatients), les systèmes intègrent le rechargement automatique du sérum physiologique et du contraste, ainsi que l'utilisation de valves anti-reflux et de tubulures jetables à usage unique (set patient).

En IRM, les besoins sont identiques, justifiant l'utilisation d'injecteurs adaptés à l'environnement magnétique. Cependant les protocoles d'injection de produits de contraste sont très différents entre la TDM et l'IRM. En TDM, les protocoles sont multiples, variables, parfois multiphasés, et nécessitent une précision de synchronisation élevée. En IRM, le débit d'injection est standard, le volume ne dépend que du poids du patient et le minutage par rapport à l'acquisition beaucoup moins exigeant. L'injecteur pourrait donc être un peu simple, léger, capable d'effectuer l'injection de manière sûre et précise, tout en permettant une compatibilité IRM complète.

La facilité d'utilisation et la faible complexité sont aussi des éléments clés de la sécurité du patient. S'il n'y a que peu de variables et peu de composants, la formation de l'utilisateur est rapide et la marge d'erreur d'utilisation faible.

Des formations régulières doivent être organisées : l'utilisation de gants et la désinfection des mains avant le remplissage des volumes et changement des tubulures, l'application stricte des règles pour le multipatient (jamais de multiperforations ou de multiconnexions des contenants des produits de contrastes ou des solutions salines, par exemple) pour éviter les risques de contamination et d'infection.
Les tableaux 8.2 et 8.3 présentent les caractéristiques qui sont indispensables, importantes, appréciables ou non requises pour choisir un injecteur pour le scanner et l'IRM.
Les tableaux 8.4 et 8.5 résument les caractéristiques principales des injecteurs scanner et IRM disponibles en France en avril 2025.

Aspects pratiques des injections

Le quatrième élément : nature liquidienne du produit de contraste

L'optimisation de l'utilisation de produits de contraste iodés s'est concentrée sur trois facteurs : les paramètres d'acquisition de l'imagerie (kilovoltage), le patient (poids et surface corporelle) et les paramètres des protocoles d'injection de contraste (débit, volume, concentration).
Un quatrième élément est lié à la nature liquidienne du produit de contraste. Un liquide ne se déplacera que soumis à une force et son écoulement sera régi par la mécanique des fluides (équation de Hagen-Poiseuille, cf. figure 8.1).
Son importance croît en raison de la réduction des volumes injectés et donc de l'augmentation relative des marges d'erreur. De petites variations de pression et de débit pourront avoir des effets négatifs importants sur les niveaux de rehaussement et expliquer certaines administrations sous-optimales du produit de contraste.
Les trois facteurs habituels vont affecter directement l'impact du quatrième, mais sans réciprocité. L'optimisation plus poussée des protocoles d'injection de produit de contraste nécessite la prise en compte de nouveaux paramètres, en soulignant qu'il est toujours préférable de travailler avec la plus basse pression possible pour un débit utile à l'examen.

Longueur des tubulures

Au plus la tubulure est longue, au plus la pression d'injection pour un même débit doit être augmentée proportionnellement. À pression identique, l'augmentation de 150 cm par rapport à la longueur standard de 250 cm entraîne une diminution correspondante des débits jusque 55 % pour le 400 mg d'Iode/ml et de 40 % pour le 300 mg d'Iode/ml, nécessitant une augmentation de pression qui peut être limitée par l'injecteur, ce qui conduit à une insuffisance de débit.
Les tubulures doivent donc être les plus courtes possibles et l'usage des prolongateurs limité.

Choix du cathéter

Le cathéter doit être adapté au débit souhaité et ne pas être un facteur limitant de l'injection (arrêt ou débit inférieur) en cas de pression anormalement élevée pour un débit programmé. Deux facteurs interviennent : le calibre et la longueur du cathéter.

Tableau 8.2. Caractéristiques indispensables, importantes, appréciables et non requises pour les injecteurs de produits de contraste iodés au scanner.

Indispensable	Important	Appréciable	Non requis

– Injecteur utilisant l'ensemble des conditionnements disponibles en produit de contraste et NaCl. Les systèmes à 3 voies [2 voies pour le PDC et 1 voie pour NaCl] permettent une meilleure gestion des produits de contraste selon les volumes disponibles ou leurs types
– Injection séquentielle NaCl, PDC
– Débits allant de 0,5 ml/s à 6 ml/s (maximum théorique non utilisé 10 ml/s)
– Volume PDC : par phase de 1 ml à 200 ml de PDC
– Volume de NaCl : par phase de 10 ml à 50 ml de NaCl en routine, avec possibilité de phases supplémentaires > 150 ml
– Historique des injections de PDC et de NaCl : débit, volume, pression, durée d'injection, y compris date et heure
– Détection d'air réalisée automatiquement par l'injecteur, non tributaire des actions de l'utilisateur
– Volume du contenant de PDC de 50 à 500 ml ou plus ; volume du contenant de NaCl : de 100 ml à 1 L en routine (et plus si nécessaire)
– Injecteur avec marquage CE multipatients
– Détection de surpression et arrêt automatique
– Bouton d'arrêt d'urgence
– Commande par écran tactile sur console injecteur et/ou sur console déportée
– Installation sur pieds roulants facilement déplaçable ou sur bras plafonnier
– Consommables sécurisés (contrôle antiréutilisation) sans contournement de la sécurité
	– Possibilité de conservation des flacons de PDC en fin de journée pour le jour suivant selon le respect des durées d'utilisation des produits inscrites dans leur RCP
	– Protocoles multiphasiques
	  – Phase NaCl initiale |rinçage axe veineux et test de veine|
	  – Phase PDC
	  – Rinçage NaCl
	– Stockage et organisation des différents protocoles en fonction des aires anatomiques et des indications
	– Système léger [< 20 kg] et facile à utiliser
	– Test de veine NaCl : modifiable en volume et débit et réalisable plusieurs fois de suite en pré-contraste : outil de prévention des extravasations
	– Suivi de la courbe de pression en temps réel sur console
	– Système clos, unidirectionnel, et sans fuites de PDC (sans écoulement pour limiter le gaspillage de PDC et les pannes potentielles)
	– Interface intuitive et ergonomique
		– Injection multiphasique réglable en débit et en volume (imagerie cardiaque, uroscanner…) :
		  – Phase PDC à débits différents
		  – Deux phases ou plus/option 1
		  – Option dilution du PDC/option 2
		– Télédiagnostic (pour service à distance)
		– Connexion RIS-PACS
		– Calculateur DFG
		– Système de détection d'extravasation (complexe, perte de temps, information non fiable, coût)
		– Calculateur protocoles : volume et débit d'injection, en fonction des poids/taille du patient, des kV utilisés…
		– Synchronisation CAN injecteur-scanner
			– Dispositif de maintien de veine ouverte

PDC : produit de contraste ; RIS : *Radiology Information System* ; PACS : *Picture Archiving and Communication System*.

Tableau 8.3. Caractéristiques indispensables, importantes, appréciables et non requises pour les injecteurs de produits de contraste gadolinés en IRM.

Indispensable	Important	Appréciable	Non requis
– Injection séquentielle PDC et NaCl : accepte PDC en seringue préremplie (SPR) et flacon ; adaptateur SPR des différentes marques de PDC – Débits allant de 0,1 ml/s à 10 ml/s – Volume de PDC de 0,1 à 100 ml par incréments de 0,1 ml. Volume de NaCl de 0,1 à 100 ml par incréments de 0,1 ml – Historique des injections de PDC et de NaCl : débit, volume, pression, durée d'injection, y compris date et heure – Détection d'air réalisée automatiquement par l'injecteur, non tributaire des actions de l'utilisateur – Détection de surpression et arrêt automatique – Compatible 3 T – Bouton d'arrêt d'urgence – Installation sur pieds roulants facilement déplaçable ou sur bras plafonnier – Injecteur avec marquage CE multipatients	– Système léger et facile à utiliser (< 20 kg) – Stockage et organisation des différents protocoles en fonction des aires anatomiques et des indications – Suivi de la courbe de pression en temps réel sur console – Commande pour démarrer l'injection – Seringues préremplies ou conteneurs de plus grands volumes de PDC et de NaCl – Dispositif de maintien de veine ouverte KVO – Test de veine	– Protocoles multiphasiques – Connexion RIS-PACS – Télédiagnostic à distance (pour service à distance) – Commande par écran tactile sur console injecteur et/ou sur console déportée – Connexion injecteur-console déportée par fibre – Calculateur de DFG – Compatible 7 T – Injecteur sur batterie avec une autonomie de 24 h ou plus – Consommables sécurisés (contrôle anti-réutilisation)	– Système de détection d'extravasation (complexe, perte de temps, information non fiable, coût) – Détection des fuites de produit de contraste – Deux volumes de PDC différents

PDC : produit de contraste ; RIS : *Radiology Information System* ; PACS : *Picture Archiving and Communication System*.

Le débit sera d'autant plus élevé que le calibre est important et la longueur du cathéter courte. Le débit par gravité, caractéristique des cathéters, résume ces deux facteurs. C'est le débit auquel l'eau d'un volume s'écoule à travers le cathéter sous la seule influence de la gravité. Pour un même débit, la pression est d'autant plus faible que le débit de gravité est plus élevé.

Le calibre le plus couramment utilisé est 20 G, le 18 G étant utilisé pour des applications à débit plus élevé, et le 22 G ou même le 24 G pour les veines petites ou difficiles d'accès ou en pédiatrie.

Des variations significatives au sein de calibres identiques existent en fonction du fournisseur mais, surtout, en fonction de la longueur du cathéter en particulier parmi les 20 G (environ 60 psi) (tableau 8.6). Il faut souligner que les cathéters 20 G avec des débits de gravité les plus élevés atteignent à peu près la même pression d'injection que les cathéters 18 G (différence moyenne de seulement 8 psi).

Tableau 8.4. Principaux injecteurs pour le scanner disponibles en France (avril 2025).

Commercialisation	Conception	Modèle	Technologie d'injection	Nombre de voies	Multi-patient	Alimentation	Connexion	Détecteur air
Bayer	Medrad	Stellant	Seringue	2	Oui	Secteur	Filaire	Non
Bayer	Medrad	Centargo	Seringue	3	Oui	Batterie ou Secteur	Sans fil	Oui
Bayer	Medrad	Salient	Seringue	1	Non	Secteur	Sans fil	Non
Bracco	Swiss Medical Care	CTExprèsEvo	Pompe péris-taltique	3	Oui	Secteur	Filaire	Oui
Bracco	Ascit	Empower CTA	Seringue	2	Non	Secteur	Filaire	Non
Guerbet	Liebel-Flarsheim	Optione	Seringue	1	Non	Secteur	Filaire	Non
Guerbet	Liebel-Flarsheim	Optivantage DH	Seringue	2	Oui	Secteur	Filaire	Non
Guerbet	Medex	Flowsens	Poche souple	2	Oui	Secteur	Filaire	Non
Medicor	Nemoto	Smart Shot Alpha	Seringue	1	Non	Secteur	Filaire	Non
Medicor	Nemoto	Dual shot Alpha 7	Seringue	2	Oui	Secteur	Filaire	Non
Ulrich	Ulrich	CT Motion Spicy	Pompe péristaltique	3	Oui	Batterie ou Secteur	Sans fil	Oui
Vygon	Medtron	Accutron CT	Seringue	1	Oui	Batterie ou Secteur	Sans fil	Non
Vygon	Medtron	Accutron CTD	Seringue	2	Oui	Batterie ou Secteur	Sans fil	Non

Tableau 8.5. Principaux injecteurs pour l'IRM disponibles en France (avril 2025).

Commercialisation	Conception	Modèle	Technologie d'injection	Nombre de voies	Compatible seringue préremplie	Multi-patient	Alimentation	Connexion	Détecteur Air	Compatibilité IRM
Bayer	Medrad	Spectris Solaris	Seringue	2	Avec adaptateur	Non	Secteur	Filaire	Non	3 T
Bayer	Medrad	MRXperion	Seringue	2	Avec adaptateur	Oui	Secteur	Sans fil	Non	3 T
Bracco	Ascit	Empower MR	Seringue	2	Avec adaptateur	Non	Secteur	Filaire	Non	7 T
Guerbet	Liebel-Flarsheim	Optistar Elite	Seringue	2	Avec adaptateur	Non	Secteur	Filaire	Non	3 T
Medicor	Nemoto	Sonic Shot 7	Seringue	1	Avec adaptateur	Non	Secteur	Filaire	Non	3 T
Ulrich	Ulrich	Max 2M	Pompe péristaltique	2	Avec consommable	Oui	Batterie	Sans fil	Oui	3 T
Ulrich	Ulrich	Max 3M	Pompe péristaltique	3	Avec consommable	Oui	Batterie	Sans fil	Oui	3 T
Vygon	Medtron	Accutron MR	Seringue	2	Avec adaptateur	Oui	Batterie	Sans fil	Non	3 T
Vygon	Medtron	Accutron MR3	Seringue	2 + 1 voie de perfusion	Avec adaptateur	Oui	Batterie	Sans fil	Non	3 T

Tableau 8.6. Caractéristiques des cathéters intraveineux.

Code couleur	Gauges	Longueur (mm)	Débit (ml/min)
Vert	18	30	105
Vert	18	48	95
Rose	20	25	65
Rose	20	30	60
Rose	20	48	55
Bleu	22	25	35

Il est recommandé que les cathéters 22 G aient un débit de gravité d'au moins 30 ml/min, 20 G d'au moins 60 ml/min et 18 G d'au moins 95 ml/min, permettant des injections dans de bonnes conditions et assurant d'être efficace en cas de gestes d'urgence liés à une réaction d'hypersensibilité.

Variabilité associée à la nature du contenant

Les contenants doivent se déformer le moins possible sous pression et surtout ne pas varier de volume. Certains contenants en plastique peuvent gonfler et s'étirer avec des pressions d'injection élevées dans les systèmes hydrauliques.

Erreurs de remplissage

Le remplissage manuel incorrect des seringues ou des réservoirs des injecteurs avec systèmes à piston peut entraîner un sous-dosage si le piston n'est pas poussé suffisamment vers l'avant.

Les fonctions de remplissage automatisées doivent être privilégiées et associées à un contrôle accru par les manipulateurs pour s'assurer contre tous risques potentiels de présence d'air dans le système d'injection.

Utilisation du sérum physiologique

La chasse saline permet d'évacuer le produit de contraste, de la tubulure et des veines périphériques du patient vers la circulation systémique (limitation du gaspillage) et de maintenir le bolus de contraste plus compact (meilleur pic d'atténuation et dilution moindre du bolus à travers la circulation pulmonaire et les effets capillaires des poumons).

Les produits de contraste iodés et la solution saline (NaCl) sont significativement différents en termes de viscosité et de densité. La densité du produit de contraste iodé est généralement comprise entre 1,3 et 1,45 g/cm^3, tandis que la densité de la solution saline est d'environ 1,0 g/cm^3. Ces différences expliquent le comportement des fluides lors de la chasse saline et les problèmes possibles.

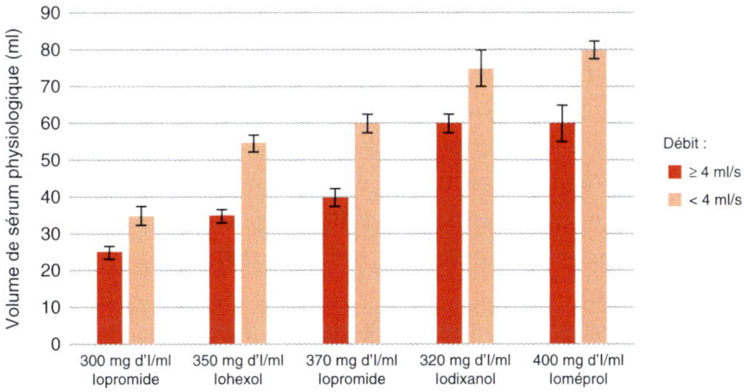

Figure 8.3. Volume de sérum physiologique nécessaire pour rincer efficacement les tubulures avec un flux inférieur à 4 ml/s et supérieur à 4 ml/s.
Le volume augmente avec la viscosité du produit de contraste.
Source : McDermott MC, Wildberger JE, Bae KT. Critical but commonly neglected factors that affect contrast medium administration in CT. Insights into Imaging 2024 ;15 :219.

La chasse saline ne pousse pas le produit de contraste vers l'avant comme des objets solides, par exemple un bouchon. Au contraire, le bolus salin se mélange et cisaille les couches centrales épaisses de produit de contraste, laissant ainsi une couche de produit de contraste collée aux parois de l'ensemble des tubes. Plus le volume de bolus salin est important à un débit constant, moins il reste de produit de contraste dans le tube. Plus le débit du bolus salin est élevé, plus le flux devient turbulent et moins il reste de produit de contraste dans le tube pour un même volume de produit de contraste. Un seuil de 4 ml/s sépare un écoulement laminaire d'un écoulement turbulent pour une solution de NaCl dans un ensemble de tubes standard. La figure 8.3 montre les différences significatives de volume de rinçage nécessaire au-dessus et en dessous de ce seuil de débit. Ce volume de rinçage est aussi fonction de la viscosité du produit de contraste.

Une chasse saline insuffisante limite le maintien de la compacité du bolus.

Le contrôle de l'efficacité du rinçage salin est simple. Il suffit d'effectuer une acquisition par scanner de la tubulure usagée dans le scanner à 70–90 kVp. Tout produit de contraste présent dans le kit de tubulures sera visible et suggérera que le volume de rinçage est insuffisant.

En résumé

Les volumes de produit de contraste par examen injecté continuent de diminuer et les volumes gaspillés devenir proportionnellement significatifs.

Des mesures simples peuvent être prises pour optimiser. Il est recommandé en priorité d'évaluer le débit par gravité des cathéters utilisés, d'utiliser les tubulures les plus courtes, d'effectuer une chasse saline suffisante et d'évaluer la qualité et la cohérence de la procédure.

Chauffage des produits de contraste

Le réchauffement extrinsèque des produits de contraste iodés à la température du corps humain (37 °C), plutôt que leur maintien à température ambiante, réduit la viscosité et les pressions d'injection (tableau 8.7). Cependant, les études évaluant l'impact du réchauffement des produits de contraste iodés pour TDM sur les effets indésirables cliniques, notamment l'extravasation, les réactions allergiques et de type allergique, et les réactions physiologiques, sont en nombre limité et ont fourni des résultats contradictoires.

En théorie, le réchauffement extrinsèque permet de modifier la cinétique du bolus et la pression d'injection du produit de contraste, afin d'atténuer le taux de cisaillement érythrocytaire et l'agrégation plaquettaire, et donc potentiellement le taux d'extravasation. Les produits de contraste maintenus à température ambiante peuvent irriter l'organisme par le froid, contrairement aux produits réchauffés, augmentant ainsi la fréquence cardiaque, la pression artérielle et la libération de médiateurs mastocytaires. Le réchauffement des produits de contraste réduit l'incidence de ces effets physiologiques.

Les données de la littérature semblent pourtant contradictoires. Pour des concentrations de 300 mg d'Iode/ml, le chauffage paraît n'avoir aucun effet bénéfique. Pour les concentrations plus élevées égales ou supérieures à 350 mg d'Iode/ml et donc des viscosités plus élevées, certaines études avec du iohexol 350 ne retrouvent aucune différence entre

Tableau 8.7. Viscosité des différents PCI à 20° et 37° en mPa.s.

Viscosité PdC						
				Concentration iode (mg/mL)	Viscosité 20° (mPa.s)	Viscosité 37° (mPa.s)
Monomère non ionique						
	Iopromide	Ultravist	Bayer healthcare	150, 240, 300, 370	2, 3, 4, 9 ; 8,7 ; 20,1	1, 5, 2, 8 ; 4,6 ; 9,5
	Iohexol	Omnipaque	GE healthcare	180, 240, 300, 350	3,2 ; 5,6 ; 11,6 ; 23,3	2,0 ; 3,3 ; 6,1 ; 10,6
	Iopamidol	Iopamiron	Bracco	200, 250, 300, 370	3,3 ; 4,9 ; 8,8 ; 20,9	2,2 ; 2,9 ; 4,7 ; 9,4
	Iomeprol	Iomeron	Bracco	150, 250, 300, 350, 400	2,0 ; 4,9 ; 8,1 ; 14,5 ; 27,5	1,4 ; 2,9 ; 4,5 ; 7,5 ; 12,6
	Ioversol	Optiray	Guerbet	240, 300, 320, 350	5,0 ; 10,0 ; 11,8 ; 18,0	3,1 ; 5,0 ; 6,4 ; 8,0
	Iobitridol	Xenetix	Guerbet	250, 300, 350	6,0 ; 11,0 ; 21,0	4,0 ; 6,0 ; 10,0
Dimère non ionique						
	Iodixanol	Visipaque	GE healthcare	270, 320	11,3 ; 25,4	5,8 ; 11,4

les groupes chauffé et température ambiante concernant le taux global d'événements indésirables, le taux d'extravasation ou le taux de réactions d'hypersensibilité, tandis que d'autres études ont montré que le réchauffement de l'iohexol 350 a entraîné une réduction significative des événements indésirables, notamment des réactions de type hypersensibilité et les extravasations, ce qui a été attribué à la réduction de viscosité du PCI (23,3 cP à 20 °C et 10,6 cP à 37 °C).

Deux études ont comparé le chauffage et l'absence de chauffage du iopromide dosé à 300 mg d'Iode/ml et 370 mg d'Iode/ml. Dans l'une, aucune différence n'est observée. Dans l'autre, l'extravasation et l'ensemble des événements indésirables ont presque triplé après l'arrêt du réchauffement du iopromide dosé à 370 mg d'Iode/ml contrairement à l'absence de modification avec le même produit dosé à 300 mg d'Iode/ml. La différence d'effet a été attribuée à la viscosité relativement plus élevée du iopromide 370 (20,9 cP à 20 °C et 9,4 cP à 37 °C) par rapport à celle du iopromide 300 (8,8 cP à 20 °C et 4,7 cP à 37 °C).

Malgré l'absence formelle de preuves, l'ESUR considère que le chauffage du produit de contraste iodé avant injection semble assurer un meilleur confort du patient, sur la base de l'observation clinique, réduit la viscosité et pourrait réduire le risque d'extravasation du produit de contraste et le risque de réactions secondaires générales, mais les données sont limitées et largement considérées comme une bonne pratique.

À noter enfin que le maintien à la température de 37 °C du produit du contraste reste en pratique difficile malgré les systèmes de chauffage disponibles sur les injecteurs.

Extravasation des produits de contraste

L'extravasation de produit de contraste (EPC) correspond à une fuite de produit de contraste administré par voie intraveineuse dans les tissus mous environnants. C'est l'un des événements indésirables les plus fréquents en radiologie : son incidence est d'environ 0,2 %.

La présentation clinique est variable, du minime gonflement au très rare mais grave syndrome des loges. La douleur est le symptôme subjectif le plus courant. Une extravasation cliniquement mineure peut être perçue comme importante par le patient et contribuera à un sentiment d'insatisfaction à un moment stressant, car « quelque chose s'est mal passé lors de mon examen ».

Un simple traitement conservateur avec compresses froides et une élévation du bras suffit dans l'immense majorité des cas.

Mécanisme et physiopathologie des extravasations

La paroi veineuse peut être perforée lors de la ponction ou se rompre en raison de contraintes de cisaillement et de pression. Il peut également y avoir une fuite autour de l'orifice de ponction d'un cathéter correctement placé, favorisée par des pressions intraluminales localement élevées. Enfin, une mobilisation secondaire du cathéter en dehors de la veine peut survenir.

L'importance des lésions tissulaires dépend du produit de contraste utilisé (osmolarité, viscosité, cytotoxicité et volume extravasé) ainsi que de l'emplacement du cathéter. Les lésions sont plus importantes lorsque les compartiments sous-fasciaux sont impliqués par rapport aux régions sous-cutanées plus lâches. L'inflammation aiguë est maximale pendant les 48 premières heures et la majorité des lésions disparaissent en 2 à 4 jours avec résorption du produit de contraste, principalement par le réseau lymphatique. Une inflammation chronique pendant plusieurs semaines est très rarement observée, avec douleurs et hypoesthésies.

Il est donc recommandé de mettre en place un protocole permettant d'identifier les patients à risque, de détecter facilement et rapidement les extravasations, et de connaître la conduite à tenir en cas d'extravasation.

Facteurs de risque et de gravité d'extravasation

Plusieurs facteurs de risque existent.

Patients

- Femme.
- Âge > 60 ans.
- Patients hospitalisés, en particulier en soins intensifs.
- Incapacité du patient à communiquer (nourrissons, jeunes enfants et patients inconscients).
- Circulation altérée : artérielle (athérosclérose, diabète sucré ou maladies du tissu conjonctif), veineuse (thrombose, parois fragiles avec chimiothérapie) ou lymphatique (radiothérapie, chirurgie ou dissection ganglionnaire régionale).
- Obésité.
- Faible masse musculaire et un tissu sous-cutané atrophié.

Injection

- Sites d'injection : pied, cheville, dos de la main, petites veines distales du cou.
- Volume important de produit de contraste.
- Produit de contraste à osmolarité élevée.
- Produit de contraste visqueux > 9,4 mPa·s.

Technique

Les taux d'extravasation augmentent avec la réduction de calibre des cathéters :

$$22\ G > 20G > 18\ G$$

Mais il n'y a pas de différence de volume d'extravasation.

L'emplacement du cathéter est un facteur de risque important. Les extravasations surviennent plus fréquemment au dos de la main qu'au pli du coude. Mais le volume d'extravasation est plus élevé dans la fosse antécubitale, probablement en raison de l'utilisation de débits plus élevés et du diagnostic plus tardif à ce niveau. Les sites d'injection au niveau des membres inférieurs (cheville, hallux), du dos de la main et des petites veines distales sont plus propices aux extravasations.

Cathéters veineux centraux

La compatibilité des cathéters veineux centraux avec les injecteurs électriques doit être vérifiée. Bien que rare, l'extravasation des cathéters centraux peut entraîner une morbidité importante (extravasation médiastinale, hématome, arythmies cardiaques).
L'utilisation des TIVAD (*Totally Implantable Venous Acces Device*), ou Port-A-Cath, est fiable, sans extravasation décrite.

Débit de perfusion et volume de produit de contraste

L'injection automatique est responsable de la plupart des lésions par extravasation aujourd'hui. La fréquence d'extravasation avec des débits d'injection compris entre 1 et 2 ml/s varie de 0,2 à 0,4 %. Les études publiées sont un peu discordantes. Pour certains, il n'y a aucune différence significative dans l'incidence des extravasations à différents débits (8,3 ml/s, 6,7 ml/s et 5,4 ml/s), à des concentrations différentes ou aux réactions locales. Le risque d'extravasation est le plus élevé avec des cathéters de 22 G au dos de la main avec un débit élevé. D'autres ont montré des volumes d'extravasation plus élevés à débit élevé, mais réduits avec des dispositifs de détection de l'extravasation.

Facteurs techniques d'insertion de la canule

Les extravasations sont plus fréquentes avec des aiguilles métalliques qu'avec des cathéters en plastique.
L'extrémité du cathéter dirigée obliquement vers la paroi veineuse produit toujours la contrainte de cisaillement maximale de la paroi et la pression totale les plus élevées en raison de l'impact du jet de contraste sur la paroi vasculaire. C'est l'intérêt de bien positionner le cathéter dans l'axe de la veine.
L'utilisation d'un cathéter déjà en place depuis plus de 24 heures est associée, malgré le rinçage, à un risque plus élevé d'extravasation de plus grand volume, probablement en relation avec des thromboses qui augmentent la résistance vasculaire. Par conséquent, un nouveau cathéter est préférable pour les patients à risque.
Les ponctions multiples dans la même veine sont associées à un risque accru d'extravasation.

Propriétés chimiques du produit de contraste

Osmolalité et osmolarité

Le seuil d'osmolalité pour entraîner une lésion tissulaire significative est estimé à 1,025–1,420 mOsm/kg d'eau.
L'extravasation de PCI à faible osmolarité ou iso-osmolaire est beaucoup mieux tolérée que l'extravasation avec les anciens produits hyperosmolaires. Avec les PCG, les charges osmotiques et les volumes administrés sont nettement inférieurs à ceux des PCI.

Ionicité

Les PCI non ioniques sont bien tolérés chez l'homme. Certains PCG sont ioniques, pouvant aggraver les extravasations, mais les volumes utilisés sont beaucoup plus faibles.

Viscosité

Des viscosités élevées au-dessus de 9,4 mPa·s paraissent favoriser les extravasations en générant plus de pression et de contraintes de cisaillement de la paroi. Le chauffage des PCI réduit considérablement la viscosité et peut donc être proposé pour réduire le taux d'extravasation malgré des études publiées contradictoires.

Cytotoxicité

Les effets de la cytotoxicité restent discutés.

Volume

La majorité des extravasations impliquent de petits volumes de produit de contraste et les symptômes disparaissent complètement en 24 heures. Des ulcérations cutanées et des nécroses sévères pour de petits volumes tels que 10 ml ont été uniquement observées avec les anciens produits hyperosmolaires. Une extravasation de volume important peut entraîner des lésions graves des tissus extravasculaires. Cependant, le syndrome des loges paraît plus lié à une extravasation au dos de la main qu'à un important volume au pli du coude.

Agents de contraste à base de gadolinium

L'incidence des extravasations est rapportée à 0,06 % sans complications graves décrites, probablement en raison d'injections majoritairement manuelles et de volumes de PCG inférieurs par rapport au PCI.

Prévention des extravasations

- Cathétérisme soigneux d'une veine de calibre suffisant du membre supérieur.
- Cathéter adapté au débit et à la veine.
- Bon retour veineux.
- Injection test avec sérum physiologique avant l'administration du produit de contraste.
- Réchauffement du produit de contraste, en particulier pour les composés à viscosité élevée.
- Quantité et volume de produit de contraste administré en fonction de l'indication et du patient.
- Débits adaptés à l'examen et au cathéter spécifique, en particulier si cathéters veineux centraux.
- Les protections optionnelles contre l'extravasation restent en pratique assez peu efficaces.

Diagnostic : détection de l'extravasation du produit de contraste

- Observation directe du patient : demander au patient de signaler toute douleur ou tout gonflement pendant ou après l'injection ; observer le patient pour repérer tout signe de détresse.

- Surveillance de la pression : les injecteurs électriques disposent de systèmes de surveillance de la pression avec affichage graphique et aperçu du profil de débit qui peuvent arrêter automatiquement ou semi-automatiquement l'injection du produit de contraste en cas d'augmentation de la résistance ou de défauts dans le système.
- Accessoires de détection d'extravasation : ce sont des capteurs permettant de détecter et d'interrompre l'injection automatisée en cas d'extravasation. Ces dispositifs peuvent détecter précocement une extravasation et ainsi empêcher une extravasation légère de devenir modérée ou même sévère. En pratique, l'incidence des extravasations ne change pas, mais les volumes sont plus petits, bien que des extravasations de volume de plus de 100 ml aient été décrites.

Conduite à tenir devant une extravasation

Les lésions par extravasation doivent être distinguées des autres réactions locales au produit de contraste injecté, notamment les réactions d'hypersensibilité et les effets irritants locaux des PCI sur la paroi vasculaire.

- Le diagnostic d'une extravasation est clinique.
- Arrêter l'injection dès qu'il y a suspicion d'extravasation et sortir le patient du statif TDM ou IRM.
- La symptomatologie est dominée par la douleur brûlante, mais celle-ci est variable.
- Les patients inconscients, les personnes âgées et les nourrissons peuvent ne pas se plaindre de douleur, tandis que d'autres, qui peuvent se plaindre, ne ressentent aucune gêne et restent asymptomatiques.
- Lors de l'examen initial, il n'est pas possible de prédire si l'extravasation se résorbera ou si elle entraînera une ulcération ou une nécrose et des lésions des tissus mous d'où l'importance de la surveillance.
- Évaluation clinique de la gravité de toute extravasation :
  - légère : érythème ou gonflement mineur, pas de changements cutanés ;
  - modérée : cloques cutanées, œdème progressif et/ou ulcération ;
  - grave : toute atteinte neurovasculaire, signes de nécrose tissulaire ou syndrome des loges.

! Le **syndrome des loges** est la plus grave des conséquences des extravasations. Il est extrêmement rare mais doit être suspecté dès l'apparition de signes et symptômes d'alerte (plutôt que sur des volumes d'extravasation arbitraires) : douleurs intenses avec une flexion active douloureuse, gonflement croissant, avant-bras tendu et sombre, diminution des pouls artériels et réduction de la sensibilité. Les zones les plus à risque sont la partie palmaire de l'avant-bras et la main. Dans les cas plus graves, un chirurgien doit être consulté en urgence.

Traitement

Conservateur passif : cas légers et modérés

- Élévation des membres (réduction de l'œdème en diminuant la pression hydrostatique dans les capillaires).

- Compresses de glace (le froid produit une vasoconstriction, limite l'inflammation et expérimentalement réduit la taille des ulcères cutanés). Le refroidissement peut facilement être produit avec des packs de glace placés au site d'injection pendant 15 à 60 minutes trois fois par jour pendant 1 à 3 jours ou jusqu'à ce que les symptômes disparaissent.
- Pommade à la sulfadiazine d'argent en cas de formation de cloques pour prévenir les infections secondaires.
- Surveillance étroite du patient avec recherche de toute atteinte neurovasculaire (pouls périphérique, sensibilité distale) de 1 à 4 heures et décision médicale de suivi.
- En cas d'amélioration : sortie.
- **En l'absence d'amélioration**: un avis chirurgical est alors nécessaire. Il s'agit notamment de cloques cutanées, d'une perfusion tissulaire altérée, de paresthésies et d'une douleur croissante ou persistante après 4 heures.
- Une documentation précise avec délimitation de la zone affectée est importante pour le suivi du patient, mais aussi pour l'audit interne des pratiques :
  - documentation par imagerie pour les cas modérés et graves — radiographies avec deux vues orthogonales ou topogramme TDM deux plans ou une imagerie en coupe (TDM ou IRM) pour évaluer la compartimentation (sous-fasciale ou sous-cutanée) et l'étendue de l'extravasation ;
  - pour les PCI, masse dense et confluente au site d'injection avec visualisation en TDM des compartiments tissulaires ;
  - pour les PCG, hypersignal, mais possibilité d'hyposignal si fortement concentré ; évaluation de la compartimentation tissulaire.
- Noter l'extravasation dans le compte-rendu de l'examen.
- Des instructions claires écrites doivent être données au patient concernant les signes et symptômes d'alerte témoignant d'une aggravation qui doivent le conduire à consulter un médecin :
  - augmentation de la rougeur, du gonflement ou de la douleur ;
  - modification de la sensation dans le membre affecté ;
  - ulcération cutanée ou cloques.
- Rendez-vous de suivi, si nécessaire.

Traitement actif

- En cas de suspicion de lésion grave (par exemple, atteinte neurovasculaire, syndrome des loges, nécrose tissulaire), consulter d'urgence un chirurgien. Une fasciotomie est parfois nécessaire dans les 2 heures pour éviter une nécrose musculaire et des lésions nerveuses.
- Avis chirurgical également recommandé pour une extravasation > 150 ml.

Bibliographie

Anquetil Y, Leturgez T, Jacquin J, Kruta F, Jambon F. Centargo Equipped with Smart Protocols Versus Stellant Injectors: A Comparison of the Impact on Contrast Media Usage, Sustainability, and Workflow Efficiency in CT Scan Suite. J Imaging Inform Med 2025 Jun 4.

Choi CH. No Fasting Before Intravascular Iodine Contrast Administration: Korean and International Guidelines. Korean J Radiol 2023;24(10):944-6.

Friebe M. Computed tomography and magnetic resonance imaging contrast media injectors: technical feature review - what is really needed? Med Devices (Auckl) 2016;9:231-9.

Heshmatzadeh Behzadi A, Farooq Z, Newhouse JH, Prince MR. MRI and CT contrast media extravasation: A systematic review. Medicine (Baltimore) 2018;97(9):e0055.

Kobayashi N, Nakaura T, Shiraishi K, Uetani H, Nagayama Y, Kidoh M, et al. A Novel Approach to Detecting Contrast Extravasation in Computed Tomography: Evaluating the Injection Pressure-to-Injection Rate Ratio. J Comput Assist Tomogr 2025;49(1):125-32.

Mahajan A, Gupta A, Shukla S, Agarwal U, Rai P, Sable NV, et al. Additional use of extrinsic warmer for intravenous CT contrast media and its impact on incidence of contrast extravasations and allergic like reactions: a prospective observational case control study. Clin Radiol 2024;79(11):851-60.

McDermott MC, Wildberger JE, Bae KT. Critical but commonly neglected factors that affect contrast medium administration in CT. Insights Imaging 2024;15(1):219.

Moreno Pastor A, Girela Baena E. Debunking myths in radiology : ending pre-contrast fasting. Radiologia (Engl Ed) 2024;66(5):471-8.

Roditi G, Khan N, Van der Molen AJ, Bellin MF, Bertolotto M, Brismar T, et al. Intravenous contrast medium extravasation: systematic review and updated ESUR Contrast Media Safety Committee Guidelines. Eur Radiol 2022;32(5):3056-66.

Saade C, Saab S, El-Sakakini J, Karout L, Casillas C, Chan E, et al. Comparing Peristaltic and Direct-Drive Contrast Injection Systems for Thoracic Computed Tomography (CT): Effects on Dose, Image Quality, and Pathology. Cureus 2025;17(1).

Stammen L, Mihl C, Vandewall J, Pennetta F, Hersbach A, Wildberger JE, Martens B. Influence of Contrast Media Temperature and Concentration on Patient Comfort and Safety in Computed Tomography: CATCHY II Trial. Invest Radiol 2024;59(8):577-82.

Teh HS, Srinivasan S, Lohan R, Loong MTM. Navigating the risks of contrast extravasation in CT scans: A 3-year study of 26,544 automated power injector cases. Ann Acad Med Singap 2025;54(2):132-4.

Wang L, Chen Q, Liu H, Wang X, Qian Q, Xu M, Ma L, Wang X. Frequency and risk factors of contrast media extravasation in 378,082 intravenous contrast-enhanced CT scans. Eur J Radiol 2025;184:111992.

White NA, van der Molen AJ, Limpens RWAL, Maas JJ, van der Bogt KEA, Horeman T, Rotmans JI. In vitro safety of power injection of contrast media through central venous hemodialysis catheters. J Vasc Access 2025 Apr 14:11297298251333014.

Zitan Saidi L, Moreira Cabrera M, Góngora Lencina T, Marín Morón F, Alarcón Rodríguez R, García González J. Fasting before contrast-enhanced CT and the incidence of acute adverse reactions: a single-center randomized clinical trial. Insights Imaging 2024;15(1):195.

CHAPITRE 9

Produits de contraste et grossesse, allaitement, pédiatrie

PLAN DU CHAPITRE

Produits de contraste et grossesse

Les produits de contrastes iodés et gadolinés se comportent de manière similaire, traversant la barrière hémato-placentaire mise en place 6 semaines après la fécondation et passant dans la circulation sanguine fœtale. Il n'y a donc pas de risques avant pour l'embryon.

Ces produits filtrés par les reins fœtaux seront excrétés par l'urine dans le liquide amniotique et avalés par la suite par le fœtus. Une petite quantité de contraste peut être absorbée par l'intestin du fœtus, avec des cycles potentiellement répétés de miction fœtale et de réabsorption.

Chez les femmes dont le taux de filtration glomérulaire est diminué, le contraste peut persister plus longtemps dans la circulation maternelle et entraîner une augmentation des concentrations de produits de contraste chez le fœtus.

Produits de contrastes iodés

Les contrastes iodés par voie orale et intraveineuse sont classés comme médicaments de catégorie B par la *Food and Drug Administration* des États-Unis (FDA), ce qui signifie qu'aucun événement indésirable n'a été observé dans les études sur des modèles animaux, mais qu'aucune étude contrôlée n'a été réalisée sur des femmes enceintes. Aucun effet cytotoxique, mutagène ou tératogène n'a été décrit lors de leur utilisation chez la femme enceinte.

À ce jour, aucun cas d'hypothyroïdie néonatale due à l'injection intravasculaire maternelle de produits de contraste iodés hydrosolubles n'a été publié. Aucune attention particulière n'est donc requise, d'autant qu'un dépistage systématique de l'hypothyroïdie est réalisé chez tous les nouveau-nés en France.

Au total, aucune étude ne démontre de manière convaincante un préjudice fœtal après leur administration maternelle par voie intraveineuse ou intra-artérielle.

Produits de contrastes gadolinés

En IRM, 70 % des injections au cours d'une grossesse ont lieu entre la conception et la fin du premier trimestre, 6 % au deuxième trimestre et 14 % au troisième trimestre. Cette répartition est probablement liée à la méconnaissance de la grossesse au moment de l'examen.

Les contrastes gadolinés sont classés comme médicaments de catégorie C par la FDA, des effets indésirables et des malformations n'ayant été observés que sur des modèles animaux. Plus le chélate de gadolinium reste longtemps dans le liquide amniotique, plus il a de chances de se dissocier et d'exercer un effet tératogène.

Le dépôt de gadolinium chez le fœtus et chez l'enfant est un sujet de préoccupation, étant donné le développement rapide et continu du cerveau ainsi que le potentiel de durée de vie plus longue pouvant exposer à une répétition des injections de gadolinium, sans compter l'immaturité du rein fœtal qui augmente le temps d'excrétion.

Actuellement, aucune publication n'a montré d'effet tératogène chez le fœtus. Une seule étude de cohorte longitudinale est disponible, qui souffre d'importantes limites méthodologiques (par exemple groupe témoin n'ayant pas bénéficié d'IRM au lieu d'un groupe ayant IRM sans injection) réduisant considérablement la valeur de ses conclusions. Dans cette étude, l'exposition à un PCG à tout moment pendant la grossesse était associée à un risque accru très faible (1 %) de mort-nés ou de décès néonataux sans modification statistiquement significative pour les anomalies tératogènes.

Ainsi la grossesse n'est pas une contre-indication à l'utilisation des PCI et PCG.

L'éventualité d'une grossesse doit être envisagée de principe avant injection de produits gadolinés.

Les principes de justification et d'optimisation doivent s'appliquer strictement. Le principe ALADA (« *As Low As Diagnostically Acceptable* ») utilisé pour les RX doit aussi l'être pour les produits de contraste. Ils ne doivent être utilisés que s'ils sont essentiels au diagnostic en injectant la plus faible dose nécessaire.

Le consentement éclairé de la patiente est bien entendu obligatoire, en dehors de circonstances d'urgence particulière ne permettant pas de le recueillir.

Produits de contraste et allaitement

Les données concernant l'allaitement et les produits de contraste sont très peu nombreux. Les produits de contraste sont excrétés à très faible dose dans le lait maternel et la dose de produit de contraste absorbé par un nourrisson à partir du lait maternel ingéré est extrêmement faible.

Contraste iodé

En raison de sa faible solubilité lipidique, moins de 1 % de la dose maternelle administrée de produit de contraste iodé est excrétée dans le lait maternel au cours des 24 premières heures. Moins de 1 % du produit de contraste ingéré par le nourrisson est absorbé par son tractus gastro-intestinal. Ainsi, la dose sanguine liée à l'absorption du lait maternel par le nourrisson est inférieure à 0,01 % de la dose intravasculaire administrée à la mère. Cette quantité représente 0,05 % de la dose recommandée pour un examen avec contraste chez un nourrisson. Les risques théoriques pour le nourrisson de toxicité directe, d'hypothyroïdie transitoire et de sensibilisation ou de réaction allergique, n'ont pas été signalés à ce jour et sont considérés comme extrêmement faibles.

Contraste gadoliné

La grande majorité du gadolinium excrété dans le lait maternel se présente probablement sous une forme stable et chélatée. L'excrétion du gadolinium en cas de lactation est très partielle en raison de la faible liaison aux protéines et de la faible solubilité dans l'eau.

Moins de 0,04 % de la dose intravasculaire administrée à la mère est excrétée dans le lait maternel au cours des 24 premières heures et moins de 1 % du produit de contraste ingéré par le nourrisson est absorbé par son tractus gastro-intestinal. Ainsi, la dose sanguine liée à l'absorption du lait maternel par le nourrisson est inférieure à 0,0004 % de la dose intravasculaire administrée à la mère. Cette quantité est bien inférieure à la dose autorisée pour une utilisation intraveineuse chez le nouveau-né. Les risques théoriques de toxicité directe et de sensibilisation ou de réaction allergique n'ont pas été signalés à ce jour et sont considérés comme extrêmement faibles.

L'allaitement peut donc être poursuivi normalement, qu'il s'agisse d'un produit de contraste iodé ou gadoliné.

Comme avec d'autres médicaments, le goût du lait peut être modifié s'il contient du produit de contraste.

La décision finale revient toujours à la mère.

Si la maman reste inquiète et souhaite arrêter temporairement l'allaitement, l'arrêt ne doit pas dépasser 12 à 24 h en raison du risque de sevrage et de la disparition totale du contraste dans sa circulation en 24 heures. Par anticipation, elle pourrait tirer son lait avant l'injection d'un contraste iodé ou de gadolinium pour l'utiliser pendant l'arrêt de l'allaitement.

Produits de contraste en pédiatrie

La limitation de la dose d'exposition aux rayons X est une préoccupation majeure en radiopédiatrie. Il existe cependant très peu d'articles impliquant l'optimisation des produits de contraste dans cette démarche. Compte tenu de la taille des enfants, les protocoles à 80 kV sont à privilégier en scanner monoénergétique et des images monoénergétiques virtuelles de 40keV en scanner multiénergétique. Les produits fortement concentrés (370 et 400 mg/ml) permettent pour les examens vasculaires, de réduire les débits et pour les examens parenchymateux les volumes injectés et dans les deux cas les durées d'injection. (cf. chapitre 1). Deux articles récents proposent à 80 kV comme base un DAI de 0,875g I/s pour les artères pulmonaires, identique aux données adultes et une dose de 0,41 gI/k pour le foie au temps portal, supérieure aux données adultes. L'établissement de protocoles standards est difficile car un nouveau-né est très différent d'un adolescent de 15 ans, et les débits peuvent être limités par le réseau veineux ce qui augmente les durées d'injection modifiant les courbes de rehaussement vasculaire et parenchymateux. Le volume sanguin total varie également selon l'âge, plus important proportionnellement chez le nouveau-né (cf. tableau 1.3, chapitre 1). Bien que les considérations relatives à la fonction rénale, aux réactions d'hypersensibilité et à la rétention du produit de contraste soient similaires chez les nourrissons et les enfants à celles des adultes, des différences importantes existent, dépendant souvent de l'âge.

RCP et utilisation hors indication des produits de contraste chez les enfants

Tous les produits de contraste gadolinés n'ont pas une AMM pour les enfants et les nourrissons (tableaux 9.1 et 9.2) et celle-ci peut dépendre des indications. L'usage de certains produits de contraste hors AMM est possible en toute sécurité, mais nécessite une vigilance accrue.

Tableau 9.1. Produits de contraste iodés en pédiatrie.

Produits de contraste iodés	AMM en pédiatrie
Iobitridol	Tous âges
Iodixanol	Tous âges
Iohexol	Tous âges
Ioméprol	Tous âges
Iopamidol	Tous âges
Iopromide	Tous âges
Ioversol	Tous âges

Tableau 9.2. Produits de contraste gadoliné en pédiatrie.

Produits de contraste iodés	AMM en pédiatrie
Gadobutrol	Tous âges
Gadotérate de méglumine	Tous âges
Gadotéridol	Tous âges
Gadopiclénol	Enfants âgés de plus de 2 ans
Gadoquatrane	Demande d'agrément tous âges en cours en 2025
Gadobénate de diméglumine	Enfants âgés de plus de 2 ans
Gadoxetate	Pas d'AMM en pédiatrie, > 18 ans

Les réactions d'hypersensibilité sont beaucoup plus rares que chez l'adulte, en particulier chez les jeunes enfants, mais similaires et nécessitent les mêmes conduites à tenir.
Il en est de même pour la toxicité rénale.

Dépistage et surveillance de la thyroïde chez les nourrissons et les jeunes enfants après injection de PCI

La FDA recommande actuellement que les enfants à risque (prématurité, très faible poids à la naissance ou conditions médicales sous-jacentes affectant la fonction thyroïdienne) de moins 3 ans soient surveillés pour rechercher une hypothyroïdie dans les 3 semaines suivant l'administration intravasculaire de PCI. L'ACR et la *Pediatric Endocrine Society* recommandent de ne dépister qu'au cas par cas après identification des enfants à haut risque.
Un taux de TSH > 5 mU/l justifie une orientation vers un pédiatre endocrinologue.
Les niveaux supraphysiologiques d'iode peuvent potentiellement induire une hypothyroïdie (effet Wolff-Chaikoff) plus fréquente chez les prématurés, généralement transitoire, avec un retour en 1 à 2 semaines de la production d'hormones thyroïdiennes à

des niveaux normaux. Les nourrissons de moins de 3 mois prématurés ou de très faible poids à la naissance semblent être les plus à risque de nécessiter un traitement par lévothyroxine, qui reste cependant très rarement nécessaire.

Cas des produits de contrastes oraux

Les contrastes neutres et iodés faiblement osmolaires dilués sont préférables en général aux produits de contrastes hyperosmolaires.

Produits de contraste gadolinés

L'utilisation des PCG est d'autant plus prudente que l'espérance de vie est plus longue et que la probabilité de subir plusieurs examens d'imagerie au cours de leur vie est élevée. Les nouveaux PCG à haute relaxivité sont à privilégier, permettant de diminuer la dose de gadolinium de moitié.

Réactions physiologiques et allergiques aux produits de contraste

Par rapport aux adultes, les enfants présentent des taux plus faibles de réactions d'hypersensibilité aux PCI iodés et gadolinés.

Les incidences de réactions indésirables aux PCI chez les enfants sont estimées à 2,1 % pour les réactions physiologiques et 0,18 à 0,46 % pour les RH. Pour les PCG, l'incidence des réactions physiologiques était de 0,22 % et de 0,04 à 0,16 % pour les RH.

Les réactions d'hypersensibilité au PCI et PCG, en grande majorité légères, sont plus fréquentes chez les enfants plus âgés que chez les plus jeunes (âges moyens de 11 à 12 ans et de 9 à 11 ans respectivement).

Prévention

Pour les réactions vagales et chimiotoxiques, aucune mesure prophylactique n'est disponible au-delà des conseils et des assurances avant l'administration. Familiariser les enfants avec les effets secondaires les plus courants améliore la probabilité d'obtenir un examen diagnostique de qualité en réduisant les mouvements et/ou la détresse du patient.

Pour les réactions de type hypersensibilité, les recommandations sont identiques à celles pour les adultes en tenant compte du dosage pédiatrique.

Bibliographie

Bookwalter CA, McDonald RJ, Packard AT, Little JT, McDonald JS, Watson RE. Contrast Media in Pregnant and Lactating Patients, From the AJR Special Series on Contrast Media. Am J Roentgenol 2024 Jul 24.

Forbes-Amrhein MM, Chow JS, Horst KK, Kim HH, Krishnamurthy R, Maloney E, et al. Contrast Media in Children: Ten Important Concepts on Administration, Applications, Complications, and Environmental Considerations, From the AJR Special Series on Contrast Media. Am J Roentgenol 2024 Nov 27.

Kim PH, Hwang JY, Choi YH, Yoon HM, Lee CW. Safety of Gadoxetate Disodium for Hepatobiliary MRI in Children and Adolescents. Radiology 2024;311(3):e232462.

Lemmenmeier S, Boehm IB. Injection of iodinated contrast media in lactating women : Shall we continue or stop breastfeeding? Eur J Radiol 2024;175:111464.

Lemmenmeier S, Boehm I. Breastfeeding and contrast agents – A critical review and presentation of new aspects. Fundam Clin Pharmacol 2025;39(1).

Ouyang M, Bao L. Gadolinium Contrast Agent Deposition in Children. J Magn Reson Imaging 2025;61(1):70-82.

Popp D, Siedlecki M, Friedrich L, Haerting M, Scheurig-Muenkler C, Schwarz F, Kroencke T, Bette S, Decker JA. Potential of photon-counting detector CT technology for contrast medium reduction in portal venous phase thoracoabdominal CT. Eur Radiol 2025;35(8):4635-48.

Puac P, Rodríguez A, Vallejo C, Zamora CA, Castillo M. Safety of Contrast Material Use During Pregnancy and Lactation. Magn Reson Imaging Clin N Am 2017;25(4):787-97.

Yang K, Sun J, Zhao Y, Yang X, Sun L, Wu L, Liu Y, Shi S. Low-dose and low-contrast computed tomography pulmonary angiography in pediatric with pulmonary embolism: a prospective study. BMC Med Imaging 2025;25(1):123.

You SK, Choi YH, Cheon JE, Kim WS, Kim IO, Lee SM, Cho HH. Effect of low tube voltage and low iodine concentration abdominal CT on image quality and radiation dose in children: preliminary study. Abdom Radiol (NY) 2019;44(5):1928-35.

CHAPITRE
10

Recommandations d'injection en TDM et IRM

CIRTACI sociétés d'organes de la SFR

PLAN DU CHAPITRE

Recommandations d'injection en TDM et IRM

Comme tout acte médical, l'injection de produits de contraste doit être justifiée. La SFR par l'intermédiaire du CIRTACI a demandé à l'ensemble des sociétés d'organes, d'émettre des recommandations concernant les indications d'injection de produits de contraste lors des examens TDM ou IRM. Une première présentation a été effectuée lors des JFR 2024. Une synthèse sous forme de fiches pratiques est maintenant disponible sur le site SFR CIRTACI. Celles-ci pourront être mise à jour régulièrement en fonction de l'évolution des pratiques médicales.

L'arrêt rendu le 16 octobre 2024 par la première chambre civile de la Cour de cassation, souligne l'importance de se référer aux recommandations des sociétés savantes[1] et de les indiquer si nécessaire sur les comptes rendus. Il reste bien entendu possible d'adapter ces recommandations au cas précis d'un patient dès lors que l'on peut argumenter, scientifiquement la démarche et la prouver en cas de contentieux (recommandations publiées le 19 juin 2025).

Recommandations d'injection en TDM et IRM du Collège d'Imagerie pour la Recherche et l'Enseignement en ORL Société Francophone d'imagerie Tête et Cou (CIREOL)

PDCI : produit de contraste iodé.
PDCG : produit de contraste gadoliné.

Techniques d'injection en imagerie de coupe ORL [1, 2]

L'examen de la sphère ORL peut apparaître comme un défi en raison de la complexité de son anatomie dans un volume très limité. Les pathologies explorées touchent souvent en proportion variée des tissus muqueux, glandulaires, musculaires, nerveux, vasculaires, cartilagineux et osseux, et **il est très souvent nécessaire de réaliser une exploration par IRM et TDM, modalités complémentaires, pour que le bilan d'extension et de caractérisation soit optimal**.

Au cours d'une TDM cervico-faciale, l'injection de produit de contraste iodé est le plus souvent de type biphasique afin d'obtenir, au cours d'une acquisition unique, une imprégnation tissulaire globale et un rehaussement artériel utile à l'exploration des

1 https://www.radiologie.fr/pratiques-professionnelles/recommandations-reglementations-decrets-chartes-guides/recommandations, version du 19 juin 2025.

lésions infectieuses, inflammatoires et tumorales bénignes et malignes, avec bonne visualisation des vaisseaux cervicaux, tout en limitant l'irradiation.

> *Exemple*
>
> Au cours d'une acquisition réalisée à 120 kV, il faut une dose d'iode de 0,5 g/kg ; pour un patient de 70 kg, il faudra donc une dose d'iode de 70 × 0,5 = 35 g, ce qui nécessite d'injecter 100 ml d'un produit de contraste iodé dosé à 350 mg d'Iode/ml :
>
> - Première injection de 50 cc à 1 cc/s.
> - Pause de 45 secondes environ.
> - Deuxième injection de 50 cc à 2 cc/s.
> - Acquisition hélicoïdale de la base du cou à la base du crâne en coupes fines à la fin de ce bolus (soit 25 secondes après le début de la deuxième injection).
> - Facteurs d'optimisation : rinçage avec 30 cc de sérum physiologique en fin de deuxième injection, pendant l'acquisition ; baisse des kV (cf. site internet du CIRTACI).

Au cours d'une IRM cervico-faciale, l'acquisition après injection de produit de contraste gadoliné peut être réalisée au temps artériel, veineux, tardif voire dynamique selon les questions posées.

Les recommandations suivantes en TDM et IRM appliquées aux **13 situations** les plus fréquentes rencontrées en imagerie ORL s'appuient sur les pratiques promues par les praticiens et collaborateurs du **CIREOL**, Société francophone d'imagerie tête et cou, fondées sur les données de la **littérature médicale**. Elles concernent seulement le bilan locorégional, hors éventuel bilan d'extension à distance.

TDM en imagerie ORL : 13 situations fréquentes

1 : Infections naso-sinusiennes [3–5]

La TDM des sinus sans injection, en coupes fines avec reconstructions multiplanaires, est l'examen de référence pour le bilan des sinusites chroniques et récidivantes non compliquées, ainsi que pour la surveillance postopératoire.

Une TDM cervico-faciale avec injection de PDCI, pourra être réalisée pour les suspicions de complications orbitaires, cérébrales ou vasculaires, avec temps d'acquisition adapté à la question clinique (artériel, veineux ou biphasique), *en cas de contre-indication / indisponibilité dans l'urgence / qualité sous-optimale (artefacts) de l'IRM qui est la modalité de référence.*

2 : Pathologie tumorale maxillo-faciale [6–8]

La TDM des sinus sans injection, en coupes fines avec reconstructions multiplanaires, est la modalité de référence pour l'exploration initiale des pathologies chroniques sinusiennes et l'étude des pièces osseuses, *à compléter par une IRM.*

Une TDM cervico-faciale avec injection biphasique de PDCI pourra être réalisée pour le bilan tumoral et l'examen des aires ganglionnaires cervicales *en cas de contre-indication / qualité sous-optimale (artefacts) de l'IRM qui est la modalité de référence.*

3 : Pathologie tumorale du nasopharynx [9–11]

La TDM de la base du crâne sans injection, en coupes fines avec reconstructions multiplanaires, est utile pour l'étude des pièces osseuses (corticales des foramens), *en complément de l'IRM*.

Une TDM cervico-faciale avec injection biphasique de PDCI pourra être réalisée pour le bilan tumoral et l'examen des aires ganglionnaires cervicales, *en cas de contre-indication / qualité sous-optimale (artefacts) de l'IRM qui est la modalité de référence.*

4 : Pathologie tumorale de l'oropharynx et de la cavité orale [12–15]

La TDM du massif facial sans injection, en coupes fines avec reconstructions multiplanaires, est utile pour l'étude des pièces osseuses (corticales maxillaires et mandibulaires), *en complément de l'IRM*.

Une TDM cervico-faciale avec injection biphasique de PDCI, en respiration douce et sans déglutition pourra être réalisée pour le bilan tumoral et l'examen des aires ganglionnaires cervicales, *notamment en cas de contre-indication / qualité sous-optimale (artefacts) de l'IRM qui est la modalité de référence.*

5 : Pathologie tumorale de l'hypopharynx et du larynx [16, 17]

La TDM cervico-faciale avec injection biphasique de PDCI, réalisée en respiration douce et sans déglutition est l'examen de référence pour le bilan tumoral et l'examen des aires ganglionnaires cervicales. La première hélice peut être complétée par une acquisition de plus petite taille centrée sur le larynx en phonation (pendant que le patient émet le son « ééé » à l'origine d'une séparation des cordes vocales et des bandes ventriculaires par expansion des ventricules laryngés, visible dans le plan coronal) et/ou une acquisition centrée sur l'hypopharynx en manœuvre de Valsalva (ouverture des sinus piriformes pour bilan d'extension facilité). Il est possible de réinjecter une demi-dose de PDCI 30 secondes avant ces acquisitions complémentaires, sous réserve de la quantité d'iode autorisée selon le poids et la fonction rénale du patient (cf. tableaux du CIRTACI).

La technologie de scanner en double énergie permet une évaluation fine de l'invasion des cartilages laryngés, avec une sensibilité semblable, mais une spécificité supérieure à l'IRM.

6 : Adénopathies cervicales et masses cervicales [18–21]

Une TDM cervico-faciale avec injection biphasique de PDCI en respiration douce et sans déglutition pourra être réalisée pour la recherche de lésion tumorale primitive et l'examen des aires ganglionnaires cervicales, avec acquisitions optionnelles centrées sur le larynx en phonation et sur l'hypopharynx en manœuvre de Valsalva (cf. situation 5), *en cas de qualité suboptimale ou non-réalisation de l'IRM, sous réserve que la TDM présente un contraste tissulaire inférieur à l'IRM.*

7 : Pathologie tumorale des glandes salivaires [22–25]

La TDM du massif facial sans injection, en coupes fines avec reconstructions multiplanaires, peut être utile pour la recherche de lyse corticale (mandibule, rocher) en cas de doute à l'IRM.
Une TDM cervico-faciale avec injection biphasique de PDCI pourra être réalisée pour le bilan tumoral (hors caractérisation), *uniquement en cas de contre-indication / qualité sous-optimale (artefacts) de l'IRM qui est la modalité de référence.*

8 : Pathologie infectieuse du cou [26–28]

La TDM cervico-faciale avec injection biphasique de PDCI en respiration douce et sans déglutition est la modalité de référence pour le bilan étiologique et d'extension, en raison de sa disponibilité en urgence et d'un contraste suffisant pour détecter les collections liquidiennes, gazeuses et éventuels corps étrangers. Une hélice sans injection peut être préalablement réalisée pour rechercher un calcul ou un corps étranger spontanément dense.

9 : Pathologie tumorale de l'oreille externe, moyenne et interne [29, 30]

La TDM des rochers sans injection, en coupes inframillimétriques avec reconstructions multiplanaires, est la modalité de référence pour l'exploration des pathologies suivantes.

- Oreille externe : pseudotumeurs (polypes, kératose obturante, cholestéatome, dysplasie fibreuse, maladie de Paget) ainsi que tumeurs bénignes et malignes.
- Oreille moyenne : otites chroniques cholestéatomateuses, pseudotumeurs (comblements liquidiens à muqueux, cholestéatome primaire, paragangliome, mucocèles, granulomes à cholestérine, méningocèle et méningo-encéphalocèle), tumeurs adénomateuses et adénocarcinomes, hémangiomes, tumeurs de voisinage.
- Oreille interne : tumeurs et pseudotumeurs (schwannome, granulome, fibrose, tumeurs du sac endolymphatique) et extension des lésions de voisinage.

10 : Pathologie inflammatoire du rocher [31, 32]

La TDM des rochers sans injection, en coupes inframillimétriques avec reconstructions multiplanaires, est la modalité de référence pour l'exploration des pathologies suivantes.

- Oreille externe : otite maligne externe.
- Oreille moyenne : complications des otites aiguës.
- Oreille interne : hémolabyrinthes, labyrinthites membraneuses ou ossifiantes.

11 : Surdité et/ou vertige [33–38]

La TDM des rochers sans injection, en coupes inframillimétriques avec reconstructions multiplanaires, est utile dans l'exploration des :

- Surdités de transmission congénitales (malformations, cholestéatome primitif, artère stapédienne persistante, dysplasie fibreuse) ou acquises (pathologies du conduit auditif externe, traumatisme, otospongiose, tympanosclérose, épanchement de la caisse, cholestéatome).
- Surdités de perception congénitales (malformations de l'oreille interne ou des structures nerveuses) ou acquises (tumeurs, infections, inflammations, maladies autoimmunes, processus dégénératifs affectant l'oreille interne et ou l'angle pontocérébelleux), *à compléter par IRM*.
- Surdité mixte (otospongiose).

12 : Acouphènes [39, 40]

La TDM des rochers sans injection, en coupes inframillimétriques avec reconstructions multiplanaires, est l'examen initial pour explorer des acouphènes à tympan pathologique, *à compléter par IRM*.

13 : Hyperparathyroïdie [41, 42]

La TDM cervicale sans puis avec injection de PDCI, acquise aux phases artérielle (25 s) et veineuse (80 s), sert à la détection et la caractérisation (thyroïde, parathyroïde, ganglion) des nodules parathyroïdiens. L'acquisition sans injection initiale centrée sur la thyroïde est recommandée pour améliorer la sensibilité de détection des adénomes. L'IRM n'est pas indiquée.

IRM en imagerie ORL : 12 situations fréquentes

1 : Infections naso-sinusiennes [3–5]

L'IRM cervico-faciale sans puis après injection de PDCG est l'examen à réaliser en cas de doute sur une origine fongique, une suspicion de forme fongique grave, pour le bilan des sinusites pseudotumorales, des mucocèles, des complications orbitaires et neurologiques, en raison d'un meilleur contraste tissulaire qu'en TDM.

2 : Pathologie tumorale maxillo-faciale [6–8]

L'IRM cervico-faciale sans puis après injection de PDCG est l'examen de référence pour le bilan d'extension tumorale en raison d'un meilleur contraste tissulaire qu'en TDM.

3 : Pathologie tumorale du nasopharynx [9–11]

L'IRM cervico-faciale sans puis après injection de PDCG est l'examen de référence pour le bilan d'extension et la recherche d'une extension périnerveuse et/ou intracrânienne, en raison d'un meilleur contraste tissulaire qu'en TDM.

4 : Pathologie tumorale de l'oropharynx et de la cavité orale [12–15]

L'IRM cervico-faciale sans puis après injection de PDCG est l'examen de référence pour le bilan d'extension des tumeurs supra-hyoïdiennes (oropharynx, cavité orale) en raison d'un meilleur contraste tissulaire qu'en TDM. Au cours de cet examen, la tumeur et l'ensemble des aires ganglionnaires cervicales seront explorées.

5 : Pathologie tumorale de l'hypopharynx et du larynx [16, 17]

L'IRM cervicale sans puis après injection de PDCG centrée sur le larynx réalisé peut être réalisée en cas de doute TDM pour la recherche d'extension cartilagineuse ou aux muscles prévertébraux, *en complément de la TDM cervico-faciale avec injection biphasique de PDCI, qui est l'examen de référence aux étages hypopharyngé et laryngé.* Les inconvénients de l'IRM sont une plus grande sensibilité aux artefacts de mouvements et de déglutition, ainsi qu'une moindre possibilité de réaliser les manœuvres de phonation et Valsalva.

6 : Adénopathies cervicales et masses cervicales [18–21]

L'IRM cervico-faciale sans puis après injection de PDCG est recommandée pour l'exploration et la caractérisation d'une masse cervicale, la recherche de paragangliome cervical, le bilan d'extension d'une adénopathie cervicale sans porte d'entrée clinique, en raison de la fréquence des tumeurs cervico-faciales infracliniques plus élevée à l'étage supra-hyoïdien qu'infra-hyoïdien, du caractère non irradiant de l'IRM, du meilleur contraste tissulaire en IRM. Une séquence de perfusion pourra être utile en cas de lésion des glandes salivaires ; une séquence d'angio-IRM dynamique en cas de suspicion de lésion vasculaire.

7 : Pathologie tumorale des glandes salivaires [22–25]

L'IRM cervico-faciale sans puis après injection de PDCG est la modalité de référence pour le bilan d'extension et de caractérisation des lésions tumorales des glandes salivaires : caractère complet de l'exploration (glandes salivaires principales y compris lobe profond de la parotide, glandes salivaires accessoires et aires ganglionnaires cervicales y compris rétropharyngées), excellent contraste tissulaire et caractéristiques fonctionnelles (séquences de perfusion et diffusion) permettent une caractérisation des lésions, sans irradiation. La séquence de perfusion est centrée sur les glandes salivaires explorées. L'IRM est à réaliser avant la cytoponction pour ne pas modifier le signal tumoral.

8 : Pathologie infectieuse du cou [26–28]

L'IRM cervico-faciale sans puis après injection de PDCG est complémentaire de la TDM en cas de suspicion de complications orbitaires et neurologiques, en raison d'un meilleur contraste tissulaire qu'en TDM.

9 : Pathologie tumorale de l'oreille externe, moyenne et interne [29, 30]

L'IRM des rochers réalisée sans puis après injection de PDCG, avec séquence d'angio-IRM dynamique des troncs supra-aortiques en cas de suspicion de lésion vasculaire (détection de paragangliome), est complémentaire de la TDM pour le bilan d'extension et si une caractérisation des lésions (tumorales, inflammatoires) est nécessaire.

10 : Pathologie inflammatoire du rocher [31, 32]

L'IRM des rochers réalisée sans puis après injection de PDCG, avec exploration complémentaire de l'encéphale si nécessaire, est complémentaire de la TDM pour le bilan d'extension des pathologies inflammatoires (otite maligne externe) et si une caractérisation des lésions est nécessaire.

11 : Surdité et/ou vertige [33–38]

L'IRM des rochers peut être sans injection si une séquence T2 en haute résolution (HR) est centrée sur les CAI, ou avec injection de PDCG, devant les surdités congénitales (malformations, cholestéatome primitif, dysplasie fibreuse) en complément de la TDM, ou acquises (presbyacousie) en 1re intention.

L'IRM des rochers sera avec injection de PDCG devant les surdités de perception acquises à type de tumeurs, infections, inflammations, maladies auto-immunes, processus dégénératifs affectant l'oreille interne et ou l'angle pontocérébelleux, en 1re intention.

L'IRM des rochers sera avec injection de PDCG et séquence dédiée à l'exploration des liquides labyrinthiques (3D FLAIR d'acquisition tardive centrée sur les oreilles internes, optimisée par PDCG à forte relaxivité) en 1re intention :

- devant les surdités de perception brusque, fluctuante ou prédominant sur les basses ou moyennes fréquences (anomalie du labyrinthe membraneux, recherche de pathologie de la barrière hémato-labyrinthique), pour la recherche d'hydrops/maladie de Ménière ;
- devant les vertiges périphériques : VPPB récidivant ou atypique, maladie de Ménière, névrite vestibulaire, bilan d'aréflexie vestibulaire uni- ou bilatérale, labyrinthite.

L'IRM des rochers peut être sans injection si une séquence T2 HR est centrée sur les CAI, selon avis ORL après la TDM, en 2nde intention, devant les surdités mixtes (otospongiose, séquelles d'otite, déhiscence canalaire).

L'IRM des rochers sera avec injection de PDCG devant un vertige central (cause neurologique).
L'IRM des rochers peut être sans injection si une séquence T2 en haute résolution (HR) est centrée sur les CAI pour le dépistage du schwannome vestibulaire et le suivi d'un schwannome connu (outil de coregistration utile), **avec injection de PDCG** pour la confirmation diagnostique.

12 : Acouphènes [39, 40]

L'IRM des rochers et de l'encéphale sans puis après injection de PDCG est l'examen de référence en cas d'acouphènes à tympan normal. Les séquences TOF sur le polygone de Willis pour visualiser les vaisseaux en fosse postérieure, et d'angio-IRM dynamique sur les vaisseaux du cou et de l'encéphale seront réalisées pour la recherche de fistule durale.

Références

[1] Dubrulle F, Martin-Duverneuil N. Imagerie cervico-faciale: massif facial, sinus, voies aérodigestives supérieures, pathologies cervicales, espaces profonds de la face. Issy-les-Moulineaux: Elsevier-Masson; 2021.

[2] Gaultier AL, Mandry D, Pontana F, Morel B, Blondiaux E, Kuchcinski G, et al. Recommandations du CIRTACI sur l'optimisation de l'injection des produits de contraste iodés en tomodensitométrie – Applications oncologiques. J Imagerie Diag Interv 2020;3(3):145-50.

[3] Dammann F, Bootz F, Cohnen M, Haßfeld S, Tatagiba M, Kösling S. Diagnostic Imaging Modalities in Head and Neck Disease. Dtsch Arztebl Int. 201 ;111(23-24):417–23.

[4] Younis RT, Anand VK, Davidson B. The role of computed tomography and magnetic resonance imaging in patients with sinusitis with complications. Laryngoscope 2002;112(2):224-9.

[5] Dankbaar JW, Van Bemmel AJM, Pameijer FA. Imaging findings of the orbital and intracranial complications of acute bacterial rhinosinusitis. Insights Imaging 2015;6(5):509-18.

[6] Koeller KK. Radiologic Features of Sinonasal Tumors. Head Neck Pathol 2016;10(1):1-12.

[7] Famuyide A, Juliano A, Moonis G. MRI of Sinonasal Malignancies. Top Magn Reson Imaging 2021;30(3):139-49.

[8] Pulickal GG, Navaratnam AV, Nguyen T, Dragan AD, Dziedzic M, Lingam RK. Imaging Sinonasal disease with MRI: Providing insight over and above CT. Eur J Radiol 2018;102:157-68.

[9] Liao XB, Mao YP, Liu LZ, Tang LL, Sun Y, Wang Y, et al. How does magnetic resonance imaging influence staging according to AJCC staging system for nasopharyngeal carcinoma compared with computed tomography? Int J Radiat Oncol Biol Phys 2008;72(5):1368-77.

[10] Chen WS, Li JJ, Hong L, Xing ZB, Wang F, Li CQ. Comparison of MRI. CT and 18F-FDG PET/CT in the diagnosis of local and metastatic of nasopharyngeal carcinomas: an updated meta analysis of clinical studies. Am J Transl Res 2016;8(11):4532-47.

[11] Gorolay VV, Niles NN, Huo YR, Ahmadi N, Hanneman K, Thompson E, et al. MRI detection of suspected nasopharyngeal carcinoma: a systematic review and meta-analysis. Neuroradiology 2022;64(8):1471-81.

[12] Dammann F, Horger M, Mueller-Berg M, Schlemmer H, Claussen CD, Claussen C, et al. Rational diagnosis of squamous cell carcinoma of the head and neck region: comparative evaluation of CT, MRI, and 18FDG PET. Am J Roentgenol 2005;184(4):1326-31.

[13] Daisne JF, Duprez T, Weynand B, Lonneux M, Hamoir M, Reychler H, et al. Tumor volume in pharyngolaryngeal squamous cell carcinoma: comparison at CT, MR imaging, and FDG PET and validation with surgical specimen. Radiology 2004;233(1):93-100.

[14] Waech T, Pazahr S, Guarda V, Rupp NJ, Broglie MA, Morand GB. Measurement variations of MRI and CT in the assessment of tumor depth of invasion in oral cancer: A retrospective study. Eur J Radiol 2021;135:109480.

[15] Bolzoni A, Cappiello J, Piazza C, Peretti G, Maroldi R, Farina D, et al. Diagnostic accuracy of magnetic resonance imaging in the assessment of mandibular involvement in oral-oropharyngeal squamous cell carcinoma: a prospective study. Arch Otolaryngol Head Neck Surg 2004;130(7):837-43.

[16] Cho SJ, Lee JH, Suh CH, Kim JY, Kim D, Lee JB, et al. Comparison of diagnostic performance between CT and MRI for detection of cartilage invasion for primary tumor staging in patients with laryngo-hypopharyngeal cancer: a systematic review and meta-analysis. Eur Radiol 2020;30(7):3803-12.

[17] Kuno H, Sakamaki K, Fujii S, Sekiya K, Otani K, Hayashi R, et al. Comparison of MR Imaging and Dual-Energy CT for the Evaluation of Cartilage Invasion by Laryngeal and Hypopharyngeal Squamous Cell Carcinoma. Am J Neuroradiol 2018;39(3):524-31.

[18] Gődény M, Lengyel Z, Polony G, Nagy ZT, Léránt G, Zámbó O, et al. Impact of 3T multiparametric MRI and FDG-PET-CT in the evaluation of occult primary cancer with cervical node metastasis. Cancer Imaging 2016;16(1):38.

[19] Wu LM, Xu JR, Liu MJ, Zhang XF, Hua J, Zheng J, et al. Value of magnetic resonance imaging for nodal staging in patients with head and neck squamous cell carcinoma: a meta-analysis. Acad Radiol 2012;19(3):331-40.

[20] Neves F, Huwart L, Jourdan G, Reizine D, Herman P, Vicaut E, et al. Head and neck paragangliomas: value of contrast-enhanced 3D MR angiography. Am J Neuroradiol 2008;29(5):883-9.

[21] Romano A, Tavanti F, Rossi Espagnet MC, Terenzi V, Cassoni A, Suma G, et al. The role of time-resolved imaging of contrast kinetics (TRICKS) magnetic resonance angiography (MRA) in the evaluation of head-neck vascular anomalies: a preliminary experience. Dentomaxillofac Radiol 2015;44(3):20140302.

[22] Alibek S, Zenk J, Bozzato A, Lell M, Grunewald M, Anders K, et al. The value of dynamic MRI studies in parotid tumors. Acad Radiol 2007;14(6):701-10.

[23] Espinoza S, Halimi P. Interpretation pearls for MR imaging of parotid gland tumor. European Annals of Otorhinolaryngology, Head and Neck Diseases 2013;130(1):30-5.

[24] Abdel Razek AAK, Mukherji SK. State-of-the-Art Imaging of Salivary Gland Tumors. Neuroimaging Clin N Am 2018;28(2):303-17.

[25] Réseau d'Expertise Français sur les Cancers ORL Rares. Argumentaire REFCOR pour les tumeurs malignes primitives des glandes salivaires [Internet]. 2022. Available from: https://www.sforl.org/wp-content/uploads/2022/09/Argumentaire_REFCOR_cancers_salivaires_2022.pdf.

[26] Miller WD, Furst IM, Sàndor GK, Keller MA. A prospective, blinded comparison of clinical examination and computed tomography in deep neck infections. Laryngoscope 1999;109(11):1873-9.

[27] Nougué H, Le Maho AL, Boudiaf M, Blancal JP, Gayat E, Le Dorze M, et al. Clinical and imaging factors associated with severe complications of cervical necrotizing fasciitis. Intensive Care Med 2015;41(7):1256-63.

[28] Nurminen J, Velhonoja J, Heikkinen J, Happonen T, Nyman M, Irjala H, et al. Emergency neck MRI: feasibility and diagnostic accuracy in cases of neck infection. Acta Radiol 2021;62(6):735-42.

[29] Veillon F. Imagerie de l'oreille et de l'os temporal [Internet]. 2014 [cited 2024 Feb 9]. Available from: https://www.lavoisier.fr/livre/medecine/imagerie-de-l-oreille-et-de-l-os-temporal/veillon/descriptif-9782257205742.

[30] Gravel G, Niccoli P, Rohmer V, Moulin G, Borson-Chazot F, Rousset P, et al. The value of a rapid contrast-enhanced angio-MRI protocol in the detection of head and neck paragangliomas in SDHx mutations carriers: a retrospective study on behalf of the PGL. EVA investigators. Eur Radiol 2016;26(6):1696-704.

[31] Benson JC, Carlson ML, Lane JI. MRI of the Internal Auditory Canal, Labyrinth, and Middle Ear: How We Do It. Radiology 2020;297(2):252-65.

[32] Álvarez Jáñez F, Barriga LQ, Iñigo TR, Roldán Lora F. Diagnosis of Skull Base Osteomyelitis. Radiographics 2021;41(1):156-74.

[33] Eshetu T, Aygun N. Imaging of the temporal bone: a symptom-based approach. Semin Roentgenol 2013;48(1):52-64.

[34] Curtin HD. Imaging of Conductive Hearing Loss With a Normal Tympanic Membrane. AJR Am J Roentgenol 2016;206(1):49-56.

[35] Cueva RA. Auditory brainstem response versus magnetic resonance imaging for the evaluation of asymmetric sensorineural hearing loss. Laryngoscope 2004;114(10):1686-92.

[36] Zealley IA, Cooper RC, Clifford KM, Campbell RS, Potterton AJ, Zammit-Maempel I, et al. MRI screening for acoustic neuroma: a comparison of fast spin echo and contrast enhanced imaging in 1233 patients. Br J Radiol 2000;73(867):242-7.

[37] Ryan M, Weissman JL, Kaylie D. Is Gadolinium contrast enhancement necessary in screening MRI for asymmetric sensorineural hearing loss? Laryngoscope 2015;125(4):783-4.
[38] Liu Y, Jia H, Shi J, Zheng H, Li Y, Yang J, et al. Endolymphatic hydrops detected by 3-dimensional fluid-attenuated inversion recovery MRI following intratympanic injection of gadolinium in the asymptomatic contralateral ears of patients with unilateral Ménière's disease. Med Sci Monit 2015;21:701-7.
[39] Nishimura S, Hirai T, Sasao A, Kitajima M, Morioka M, Kai Y, et al. Evaluation of dural arteriovenous fistulas with 4D contrast-enhanced MR angiography at 3T. Am J Neuroradiol 2010;31(1):80-5.
[40] Deuschl C, Göricke S, Gramsch C, Özkan N, Lehnerdt G, Kastrup O, et al. Value of DSA in the diagnostic workup of pulsatile tinnitus. PLoS One 2015;10(2):e0117814.
[41] Bahl M, Sepahdari AR, Sosa JA, Hoang JK. Parathyroid Adenomas and Hyperplasia on Four-dimensional CT Scans: Three Patterns of Enhancement Relative to the Thyroid Gland Justify a Three-Phase Protocol. Radiology 2015;277(2):454-62.
[42] Griffith B, Chaudhary H, Mahmood G, Carlin AM, Peterson E, Singer M, et al. Accuracy of 2-Phase Parathyroid CT for the Preoperative Localization of Parathyroid Adenomas in Primary Hyperparathyroidism. Am J Neuroradiol 2015;36(12):2373-9.

Recommandations d'injection en TDM et IRM de la Société Française d'imagerie cardiaque et Vasculaire Diagnostique et Interventionnelle (SFICV)

Scanner

L'analyse des structures vasculaires par angioscanner nécessite une injection de produit de contraste iodé, sauf situations particulières qui seront indiquées.

1. Sténoses artérielles : avec injection

Carotides, sous-clavières, artères rénales, autres artères viscérales.

2. Artériopathie oblitérante des membres inférieurs : avec injection

L'optimisation de l'examen nécessite une coordination parfaite entre l'opacification des membres inférieurs notamment en distal et l'acquisition qui ne doit pas se faire avant l'arrivée du produit de contraste (plusieurs boîtes, pitch variable, délai, etc.).

Exceptionnellement, scanner sans injection en complément d'autres modalités (écho-doppler et/ou angio-IRM) pour localiser et quantifier la sévérité des calcifications avant revascularisation.

3. Bilan avant greffe rénale : sans injection

Évaluation par scanner abdomino-pelvien de la sévérité et la circonférentialité des calcifications des axes iliaques, en complément d'une analyse écho-doppler avant greffe rénale.

4. Bilan avant don de rein : avec injection

Un temps tardif d'uroscanner pour analyse des uretères est recommandé.

5. Suivi de greffe rénale : avec injection

En urgence ou plus rarement en suivi programmé.

6. Évaluation du risque cardiovasculaire : score calcique sans injection

Le score calcique permet d'affiner l'évaluation individuelle du risque cardiovasculaire. Il ne doit pas être réalisé de façon isolée chez les patients symptomatiques.

7. Bilan anatomique des coronaires : avec injection

Coroscanner avec injection.

8. Bilan avant TAVI (*Transcatheter Aortic Valve Implantation*) : angioscanner cardiaque et aortique avec injection

L'implantation d'une valve aortique biologique par voie percutanée nécessite une injection pour le dimensionnement de l'anneau aortique et l'analyse des voies d'abord. De façon exceptionnelle et sous couvert d'une expertise locale, il est parfois envisageable de substituer par une IRM.

9. Bilan cardiaque structurel : avec injection

Le protocole est à adapter selon les structures anatomiques à étudier.

10. Bilan préthérapeutique d'un anévrysme aortique : avec injection

Scanner sans injection uniquement si contre-indications au PCI en complément d'autres modalités (écho-doppler et/ou angio-IRM), afin d'aider au dimensionnement et de définir la localisation et la sévérité des calcifications.

11. Suivi d'un anévrysme aortique traité : avec injection

En cas de suivi d'endoprothèse aortique, scanner sans injection uniquement si contre-indications à l'injection en complément d'autres modalités (écho-doppler) afin d'obtenir une mesure fiable (MPR) et comparative (même modalité) du diamètre du sac anévrysmal.

12. Bilan diagnostique de syndrome aortique aigu : sans, puis avec injection

Acquisition sans injection pour rechercher un hématome intramural de l'aorte complétée par une acquisition après injection pour identifier la morphologie et l'étendue d'une dissection aortique. *Gating* cardiaque sur l'aorte thoracique.

13. Analyse veineuse profonde : avec injection

Phléboscanner uniquement avec injection.

IRM

L'IRM cardiaque est l'examen de référence pour caractériser de manière reproductible le tissu cardiaque et notamment la fibrose de remplacement, ainsi que pour étudier la perfusion myocardique. Une injection de produit de contraste gadoliné (PCG) est requise pour réaliser les séquences de perfusion de premier passage et de rehaussement tardif. Elle est quasiment systématique, réalisée dans 98 % des cas.

Quelle dose utiliser ?

La dose de PCG est plus élevée que dans d'autres indications avec, dans de nombreux cas, une double dose. Rappelons que l'expression « simple dose » se réfère à la dose préconisée pour le PCG soit 0,1 mmol/kg et les quantités supérieures aux multiples de cette posologie (« double dose »).

Aucune recommandation issue des agences sanitaires à l'échelle européenne ou française n'a spécifiquement abordé la pratique de l'IRM cardiaque. L'ANSM s'aligne donc sur les recommandations de l'EMA. Elle recommande dans sa lettre aux professionnels de santé « d'utiliser ces produits de contraste uniquement lorsque l'information diagnostique essentielle ne peut être obtenue sans rehaussement de contraste. De plus, la dose la plus faible permettant un rehaussement de contraste suffisant au diagnostic doit toujours être utilisée ».

Les doses fréquemment utilisées pour l'étude des cicatrices d'infarctus du myocarde sont comprises entre 1 à 2 fois la dose recommandée en IRM extracardiaque. La SCMR (*Society for Cardiovascular Magnetic Resonance*) propose dans ses recommandations de 2020 des posologies ne dépassant pas la simple dose pour les séquences de perfusion de premier passage et l'utilisation d'une simple dose ou d'une double dose pour les rehaussements tardifs. Dans ces recommandations, l'utilisation d'une simple dose est associée à une acquisition plus précoce des images pour l'obtention des séquences de rehaussement tardif. Le délai entre l'injection du produit de contraste et l'acquisition des séquences de rehaussement tardif peut démarrer à partir de 5 minutes après injection. Cette acquisition plus précoce permet de compenser la dose de PCG plus faible en conservant un bon rapport contraste sur bruit dans les zones rehaussées. La relaxivité intrinsèque du PCG est variable entre les produits de gamme similaire et c'est une constante qui à un impact sur le ratio contraste sur bruit.

Il a été suggéré que l'administration d'une simple dose avec une IRM 3 T permettrait d'obtenir une qualité de rehaussement tardif similaire à celle obtenue en double dose à 1,5 T. Le registre EuroCMR (*European Cardiovascular Magnetic Resonance*) fait état de l'utilisation d'une moyenne de 1,2 fois la dose recommandée, témoignant de l'utilisation de simples doses dans de nombreux cas.

1. Cardiopathie ischémique : avec injection

1.1. Coronaropathie aiguë ou chronique

Plutôt simple dose.

1.2. IRM cardiaque de stress

1 à 1,5 dose.

2. Cardiomyopathie hypertrophique et hypertrophie ventriculaire gauche : avec injection

Plutôt simple dose.

3. Cardiomyopathie dilatée : avec injection

Simple dose.

4. Cardiomyopathie arythmogène du ventricule droit : avec injection

- Diagnostic confirmé : simple dose.
- Dépistage : simple dose.

5. Cardiopathie valvulaire :

Sans injection si l'analyse des volumes et de la fonction du VG suffit. Pour évaluer le risque rythmique (ex. : disjonction annulaire) ou évaluer les flux en contraste de phase, une injection peut être nécessaire, plutôt simple dose.

6. Maladie de surcharge

- Hémochromatose : sans injection.
- Autres (Fabry, amylose) : avec injection.

Plutôt simple dose.

7. Cardiopathie restrictive : avec injection

Simple dose.

8. Processus inflammatoire (myocardite, MINOCA, sarcoïdose…) : avec injection

Simple dose.

9. Cardiomyopathie induite par la chimiothérapie : avec injection

Simple dose.

10. Cardiomyopathie non dilatée : avec injection

Simple dose.

11. Suivi de transplantation cardiaque

- Suivi simple, sans IV.
- Si forte suspicion de rejet ou modification segmentaire, avec injection.

Simple dose.

12. Cardiopathies congénitales

Recherche de shunt intra- ou supracardiaque

Sans injection pour les volumes.
Si analyse des flux en contraste de phase (Fontan, Apso, DCP…), injection possible plutôt simple dose.

Anomalie de naissance des coronaires : sans injection

Angio-IRM (ARM) sans injection (envisager l'injection si suspicion de retentissement myocardique : infarctus).

Pédiatrie : sans injection

Souvent sans injection (ARM sans injection).

Suivi chez l'adulte : avec injection

Le plus souvent avec injection, simple dose.

13. Étude du péricarde : avec injection

Simple dose.

14. Masses cardiaques : avec injection

Simple dose.

15. Étude du réseau artériel périphérique (artères viscérales, artères des membres inférieurs) : sans ou avec injection

ARM sans injection si disponible, sinon simple dose.

16. Mesure de l'aorte thoracique : sans injection

17. Mesure de l'aorte abdominale : avec ou sans injection

Simple dose ou sans d'injection.

18. Aorte opérée : avec ou sans injection

Simple dose ou sans injection.

19. Étude des veines pulmonaires : sans injection

Sans injection si pas d'étude de la fibrose atriale associée.

20. Anomalies vasculaires : sans ou avec injection

- À flux lent : simple dose ou sans injection.
- Cartographie d'une anomalie vasculaire à flux lent connue : sans injection.
- À flux rapide : simple dose.

21. IRM cardiovasculaire sans injection

Certaines indications ne nécessitent pas l'injection de PCG.

Étude des dimensions de l'aorte thoracique et de la naissance des coronaires

ARM sans injection en double *gating* cardiorespiratoire : évaluation précise des diamètres sans injection.

Recherche et quantifications de shunts intra- et supracardiaques

- Séquences en contraste de phase pour la détection et la quantification des flux.
- Séquences de flux 4D pour l'étude des shunts dans les cardiopathies congénitales : nécessite parfois une injection pour améliorer le signal et la perméabilité des chenaux.
- ARM sans injection pour la mise en évidence des shunts supracardiaques.

Étude des valvulopathies

Détection de la fibrose interstitielle survenant dans le cadre des sténoses aortiques en T1, mais parfois nécessité d'injecter pour évaluer le risque rythmique.

Cardiopathies congénitales de l'adulte et de l'enfant

Les séquences de rehaussement tardives sont optionnelles, selon les constatations spécifiques de l'examen (« *case-specific* ») (SCMR, 2013).

Références

[1] Hundley W, Gregory, Finn J, Paul, Flamm Scott D, Fogel Mark A, Friedrich Matthias G, Ho Vincent B, et al. ACCF/ACR/AHA/NASCI/SCMR 2010 Expert Consensus Document on Cardiovascular Magnetic Resonance. Circulation 2010;121(22):2462-508.

[2] Stillman AE, Oudkerk M, Bluemke D, Bremerich J, Esteves FP, Garcia EV, et al. Assessment of acute myocardial infarction: current status and recommendations from the North American society for Cardiovascular Imaging and the European Society of Cardiac Radiology. Int J Cardiovasc Imaging 2011;27(1):7-24.

[3] Schwitter J, Wacker CM, Van Rossum AC, Lombardi M, Al-Saadi N, Ahlstrom H, et al. MR-IMPACT: comparison of perfusion-cardiac magnetic resonance with single-photon emission computed tomography for the detection of coronary artery disease in a multicentre, multivendor, randomized trial. Eur Heart J 2008;29(4):480-9.

[4] Kim RJ, Wu E, Rafael A, Chen EL, Parker MA, Simonetti O, et al. The use of contrast-enhanced magnetic resonance imaging to identify reversible myocardial dysfunction. N Engl J Med 2000;343(20):1445-53.

[5] Bruder O, Schneider S, Pilz G, Van Rossum AC, Schwitter J, Nothnagel D, et al. 2015 Update on Acute Adverse Reactions to Gadolinium based Contrast Agents in Cardiovascular MR. Large Multi-National and Multi-Ethnical Population Experience With 37788 Patients From the EuroCMR Registry. J Cardiovasc Magn Reson 2015;17:58.

[6] Bruder O, Schneider S, Nothnagel D, Pilz G, Lombardi M, Sinha A, et al. Acute adverse reactions to gadolinium-based contrast agents in CMR: multicenter experience with 17,767 patients from the EuroCMR Registry. JACC Cardiovasc Imaging 2011;4(11):1171-6.

[7] Liu CY, Liu YC, Wu C, Armstrong A, Volpe GJ, Van der Geest RJ, et al. Evaluation of age-related interstitial myocardial fibrosis with cardiac magnetic resonance contrast-enhanced T1 mapping: MESA (Multi-Ethnic Study of Atherosclerosis). J Am Coll Cardiol 2013;62(14):1280-7.

[8] Turkbey EB, Nacif MS, Guo M, McClelland RL, Teixeira PBRP, Bild DE, et al. Prevalence and Correlates of Myocardial Scar in a US Cohort. JAMA 2015;314(18):1945-54.

[9] Global Cardiovascular Magnetic Resonance Registry (GCMR) Investigators, Kwong RY, Petersen SE, Schulz-Menger J, Arai AE, Bingham SE, et al. The global cardiovascular magnetic resonance registry (GCMR) of the society for cardiovascular magnetic resonance (SCMR): its goals, rationale, data infrastructure, and current developments. J Cardiovasc Magn Reson 2017;19(1):23.

[10] Nacif MS, Arai AE, Lima JA, Bluemke DA. Gadolinium-enhanced cardiovascular magnetic resonance: administered dose in relationship to united states food and drug administration (FDA) guidelines. J Cardiovasc Magn Reson 2012;14(1):18.

[11] ACR Commitee on Drugs ans Contrast Media. ACR Manual on contrast media, V10.1 [Internet]. 2013. Available from: http://www.acr.org/quality-safety/resources/contrast-manual.

[12] McDonald RJ, McDonald JS, Kallmes DF, Jentoft ME, Murray DL, Thielen KR, et al. Intracranial Gadolinium Deposition after Contrast-enhanced MR Imaging. Radiology 2015;275(3):772-82.

[13] Commission de la Transparence de la Haute Autorité de Santé (HAS). Compte-rendu de la Commission de la Transparence [Internet]. Paris: HAS ; 2018 Jul p. 15–7. Report No.: CT25072018. Available from: https://www.has-sante.fr/jcms/c_2864771/fr/commission-de-la-transparence-reunion-du-25-juillet-2018.

[14] EMA. EMA's final opinion confirms restrictions on use of linear gadolinium agents in body scans [Internet]. Londres, Royaume-Uni: European Medicines Agency (EMA) ; 2017 p. 4. Report No.: EMA/457616/2017. Available from: https://www.ema.europa.eu/en/news/emas-final-opinion-confirms-restrictions-use-linear-gadolinium-agents-body-scans.

[15] Commission de la Transparence de la Haute Autorité de Santé (HAS). Rapport d'évaluation du SMR, de l'ASMR et de la place dans la stratégie thérapeutique des produits de contraste à base de gadolinium administrés par voie intraveineuse du 25 juillet 2018. Paris: HAS ; 2018 Jul.

[16] Agence Nationale de Sécurité du Médicament et des produits de santé (ANSM). Produits de contraste à base de gadolinium et rétention de gadolinium dans le cerveau et dans d'autres tissus: suspension des AMM de l'acide gadopentétique et du gadodiamide utilisés en intraveineux, restriction de l'AMM de l'acide gadobénique à l'imagerie du foie et modification de l'information des autres spécialités maintenues - Lettre aux professionnels de santé [Internet]. 2018. Available from: https://ansm.sante.fr/S-informer/Informations-de-securite-Lettres-aux-professionnels-de-sante/Produits-de-contraste-a-base-de-gadolinium-et-retention-de-gadolinium-dans-le-cerveau-et-dans-d-autres-tissus-suspension-des-AMM-de-l-acide-gadopentetique-et-du-gadodiamide-utilises-en-intraveineux-restriction-de-l-AMM-de-l-acide-gadobenique-a-l-imagerie-du-foie-et-modification-de-l-information-des-autres-specialites-maintenues-Lettre-aux-professionnels-de-sante.

[17] Kramer CM, Barkhausen J, Bucciarelli-Ducci C, Flamm SD, Kim RJ, Nagel E. Standardized cardiovascular magnetic resonance imaging (CMR) protocols: 2020 update. J Cardiovasc Magn Reson 2020;22(1):17.

[18] D'Angelo T, Grigoratos C, Mazziotti S, Bratis K, Pathan F, Blandino A, et al. High-throughput gadobutrol-enhanced CMR: a time and dose optimization study. J Cardiovasc Magn Reson 2017;19(1):83.

[19] Wildgruber M, Stadlbauer T, Rasper M, Hapfelmeier A, Zelger O, Eckstein HH, et al. Single-dose gadobutrol in comparison with single-dose gadobenate dimeglumine for magnetic resonance imaging of chronic myocardial infarction at 3 T. Invest Radiol 2014;49(11):728-34.

[20] Kim YK, Park EA, Lee W, Kim SY, Chung JW. Late gadolinium enhancement magnetic resonance imaging for the assessment of myocardial infarction: comparison of image quality between single and double doses of contrast agents. Int J Cardiovasc Imaging 2014;30(Suppl 2):129-35.

[21] Lim J, Park EA, Song YS, Lee W. Single-Dose Gadoterate Meglumine for 3T Late Gadolinium Enhancement MRI for the Assessment of Chronic Myocardial Infarction: Intra-Individual Comparison with Conventional Double-Dose 1. 5T MRI. Korean J Radiol 2018;19(3):372-80.

[22] Marcus FI, McKenna WJ, Sherrill D, Basso C, Bauce B, Bluemke DA, et al. Diagnosis of arrhythmogenic right ventricular cardiomyopathy/dysplasia. Eur Heart J 2010;31(7):806-14.

[23] Etoom Y, Govindapillai S, Hamilton R, Manlhiot C, Yoo SJ, Farhan M, et al. Importance of CMR Within the Task Force Criteria for the Diagnosis of ARVC in Children and Adolescents. Journal of the American College of Cardiology 2015;65(10):987-95.

[24] François CJ, Tuite D, Deshpande V, Jerecic R, Weale P, Carr JC. Unenhanced MR angiography of the thoracic aorta: initial clinical evaluation. AJR Am J Roentgenol 2008;190(4):902-6.

[25] Krishnam MS, Tomasian A, Malik S, Desphande V, Laub G, Ruehm SG. Image quality and diagnostic accuracy of unenhanced SSFP MR angiography compared with conventional contrast-enhanced MR angiography for the assessment of thoracic aortic diseases. Eur Radiol 2010;20(6):1311-20.

[26] Samyn MM. A review of the complementary information available with cardiac magnetic resonance imaging and multi-slice computed tomography (CT) during the study of congenital heart disease. Int J Cardiovasc Imaging 2004;20(6):569-78.

[27] Aquaro GD, Barison A, Todiere G, Festa P, Ait-Ali L, Lombardi M, et al. Cardiac magnetic resonance 'virtual catheterization' for the quantification of valvular regurgitations and cardiac shunt. J Cardiovasc Med 2015;16(10):663-70.

[28] Horowitz MJ, Kupsky DF, El-Said HG, Alshawabkeh L, Kligerman SJ, Hsiao A. 4D Flow MRI Quantification of Congenital Shunts: Comparison to Invasive Catheterization. Radiol Cardiothorac Imaging 2021;3(2):e200446.

[29] Wald RM, Powell AJ. Simple congenital heart lesions. J Cardiovasc Magn Reson 2006;8(4):619-31.

[30] Bing R, Cavalcante JL, Everett RJ, Clavel MA, Newby DE, Dweck MR. Imaging and Impact of Myocardial Fibrosis in Aortic Stenosis. JACC Cardiovasc Imaging 2019;12(2):283-96.

[31] Fratz S, Chung T, Greil GF, Samyn MM, Taylor AM, Valsangiacomo Buechel ER, et al. Guidelines and protocols for cardiovascular magnetic resonance in children and adults with congenital heart disease: SCMR expert consensus group on congenital heart disease. J Cardiovasc Magn Reson 2013;15(1):51.

[32] Sado DM, White SK, Piechnik SK, Banypersad SM, Treibel T, Captur G, et al. Identification and assessment of Anderson-Fabry disease by cardiovascular magnetic resonance noncontrast myocardial T1 mapping. Circ Cardiovasc Imaging 2013;6(3):392-8.

[33] Gong E, Pauly JM, Wintermark M, Zaharchuk G. Deep learning enables reduced gadolinium dose for contrast-enhanced brain MRI. J Magn Reson Imaging 2018;48(2):330-40.

[34] Francone M, Budde RP, Bremerich J, Dacher JN, Loewe C, Wolf F, et al. CT and MR imaging prior to transcatheter aortic valve implantation: standardisation of scanning protocols, measurements and reporting—a consensus document by the European Society of Cardiovascular Radiology (ESCR). Eur Radiol 2020;30:2627-50.

Recommandations d'injection en TDM et IRM de la Société Francophone d'Imagerie pédiatrique et prénatale (SFIPP)

Scanner

Une injection est recommandée dans les situations cliniques suivantes.

1. Système nerveux central

1.1. Pathologie vasculaire

1.1.1. Hématome intraparenchymateux

Recherche de malformation vasculaire sous-jacente.

1.1.2. Hémorragie méningée (hors période néonatale)

1.1.3. Traumatisme crânien avec suspicion de lésion vasculaire (par exemple, fracture canal carotidien)

1.1.4. AVC : IRM en première intention

Si IRM non disponible en urgence : angioscanner des troncs supra-aortiques.

1.2. Convulsion fébrile complexe

Privilégier l'IRM en première intention si : < 6 mois, > 5 ans, focale, prolongée > 10 minutes, déficit post-critique persistant, trouble de la conscience persistant, examen neurologique anomal.

TDM en urgence si IRM non disponible, permettant d'éliminer rapidement une contre-indication à la ponction lombaire [1].

1.3. Crise convulsive non fébrile inaugurale

Privilégier l'IRM sans injection en première intention si : < 1 an, crises prolongées ou répétitives, crise partielle, signes de localisation, signes d'HTIC, troubles de la conscience persistants.

TDM sans et après injection si IRM non disponible [1].

1.4. Infection : encéphalite, abcès, empyème

Privilégier l'IRM en première intention.

TDM en urgence si IRM non disponible.

1.5. Céphalées aiguës avec signes d'hypertension intracrânienne menaçants

Signes d'engagement, troubles neurovégétatifs : TDM sans et avec injection en première intention [2].

2. ORL

2.1. Ethmoïdite

2.2. Mastoïdite

2.3. Infection : recherche d'abcès cervical profond (rétropharyngé, périamygdalien…)

2.4. Vasculaire : thrombose veineuse, anévrysme post-traumatique

3. Thorax

3.1. Traumatisme

3.2. Premier bilan d'asthme

3.3. Vasculaire : embolie pulmonaire, hémoptysie

3.4. Œsophagite caustique, pile bouton [3, 4]

3.5. Infections

3.5.1. Médiastinite

3.5.2. Infections pulmonaires à répétition

3.5.3. Pleuropneumopathie compliquée

3.5.4. Suspicion de tuberculose

3.5.5. Recherche de foyer pulmonaire chez patient immuno-compromis, aspergillose invasive

3.6. Malformatif

3.6.1. Malformation adénomatoïde kystique

3.6.2. Séquestration

3.6.3. Kyste bronchogénique

3.7. Tumoral

3.7.1. Masse médiastinale

3.7.2. Masse parenchymateuse et/ou pleurale

4. Cardiovasculaire

4.1. Recherche d'arc vasculaire (stridor)

4.2. Cardiopathie malformative

4.3. Recherche de vascularisation anormale (retour veineux pulmonaire anormal)

4.4. Angiographie artérielle (aorte, artères rénales...)

5. Abdominopelvien

5.1. Traumatisme abdominal sévère

5.2. Exploration vasculaire

5.3. Pancréatite : échographie en première intention [5]

Le scanner abdominal n'est jamais indiqué en première intention sauf contexte particulier : traumatisme abdominal sévère, abdomen chirurgical sans étiologie en échographie, urgence vitale, échographie non contributive, non-réponse au traitement initial ou détérioration clinique [5].

5.4. Tumoral : masse abdominale intrapéritonéale (hépatique, rénale...) ou rétropéritonéale

5.5. Recherche de collection, appendicite : échographie en première intention

Références

[1] ADERIM. Crise convulsive chez l'enfant. https://aderim.radiologie.fr/motif-de-consultation/crise-convulsive-chez-lenfant.

[2] Haute Autorité de santé. Céphalées de l'enfant et de l'adolescent. 2024. https://www.has-sante.fr/upload/docs/application/pdf/2024–01/app480_fiche_pertinence_cephalee_mel.pdf.

[3] Haute Autorité de santé. Recommandations de bonnes pratiques de la Haute Autorité de Santé pour le diagnostic et la prise en charge des enfants ayant ingéré une pile bouton ou une pile plate. 2022. https://www.has-sante.fr/jcms/p_3165810/fr/label-diagnostic-et-prise-en-charge-des-enfants-ayant-ingere-une-pile-bouton-ou-une-pile-plate.

[4] Chirica M, Kelly MD, Siboni S, Aiolfi A, Riva CG, Asti E, et al. Esophageal emergencies: WSES guidelines. World J Emerg Surg WJES 2019;14:26.

[5] Trout A, et al. Noninvasive imaging of pediatric pancreatitis: joint recommendations from the North American Society for Pediatric Gastroenterology, Hepatology and Nutrition and the Society for Pediatric Radiology. Pediatr Radiol 2021;51:8-10.

Recommandations d'injection en TDM et IRM de la Société Française de Neuroradiologie (SFNR)

Scanner

1. Accident vasculaire cérébral ischémique aigu (AVC) : sans injection

Injection dans deux situations :

- imagerie de perfusion pour détecter le tissu récupérable selon le délai entre début des symptômes et imagerie ;
- imagerie des troncs supra-aortiques, dans des contextes spécifiques (suspicion de dissection aortique ou supra-aortique) ou dans le cadre du bilan préthérapeutique avant thrombectomie mécanique.

2. Thrombose veineuse cérébrale : injection

Injection systématique.

3. Infection intracrânienne : injection

Injection pour évaluer l'évolution des lésions parenchymateuses et méningées et pour dépister les complications associées.

4. Bilan d'extension en cas de néoplasie : injection

Injection systématique pour rechercher des métastases.

IRM

1. Accident vasculaire cérébral ischémique aigu (AVC) : sans injection

L'injection n'est pas systématique.
Injection si :

- imagerie de perfusion T2* pour détecter le tissu récupérable selon le délai entre début des symptômes et imagerie ;
- imagerie des troncs supra-aortiques, dans des contextes spécifiques (suspicion de dissection aortique ou supra-aortique) ou dans le cadre du bilan préthérapeutique avant thrombectomie mécanique.

2. Hémorragie intracérébrale (HIC) : avec injection

Injection systématique avec étude vasculaire pour bilan d'HIC pour rechercher une étiologie sous-jacente, sauf lorsque le patient répond strictement aux critères de microangiopathie hypertensive (hémorragie profonde, > 65 ans, hypertension et autres stigmates de l'endommagement des organes par l'hypertension).

3. Thrombose veineuse cérébrale : avec injection

Injection systématique.
La phlébographie MR en contraste de phase peut être une alternative si contre-indication ou refus d'injection.

4. Sclérose en plaques : sans ou avec injection

L'injection est recommandée :

- au moment du diagnostic pour évaluer les critères diagnostiques et mettre en évidence la dissémination temporelle ;
- si une IRM antérieure n'est pas disponible pour évaluer la progression de la charge lésionnelle ;
- lorsqu'un nouveau traitement est initié et 6 mois après le début d'un nouveau traitement ;
- en cas de rechute clinique ou de nouvelle lésion en FLAIR ;
- en cas de suspicion de leucoencéphalopathie multifocale progressive (LEMP).

5. Céphalées chroniques nécessitant une IRM : sans injection

Sauf si découverte en cours d'examen d'un processus pathologique nécessitant une caractérisation avec contraste.

6. Infection intracrânienne : avec injection

Injection pour évaluer l'évolution des lésions parenchymateuses et méningées et pour dépister les complications associées.

7. Tumeurs intra-axiales du cerveau : avec injection

Injection pour le diagnostic et le suivi sous ou après traitement.

8. Tumeurs extra-axiales du cerveau : avec injection

- Injection pour le dépistage des méningiomes sous ou après traitement par acétate de cyprotérone.
- Injection pour le diagnostic initial, mais peut être évitée au cas par cas pour les processus bénins stables.
- Injection pour l'évaluation postopératoire.

9. Schwannomes vestibulaires : sans ou avec injection

- Injection systématique pour le bilan initial des schwannomes vestibulaires.
- Sans injection si schwannome stable, suivi ou traité, évalué avec des séquences T2 en haute résolution.

10. Adénome hypophysaire : sans ou avec injection

- Injection pour le diagnostic de microadénome hypophysaire.
- Sans injection pour suivi d'un macroadénome non opéré.

Références

[1] Currie S, Saunders D, Macmullen-Price J, Verma S, Ayres P, Tait C, et al. Should we be moving to a national standardized non-gadolinium MR imaging protocol for the surveillance of vestibular schwannomas? Br J Radiol 2019;92(1096):20180833.

[2] Brisset JC, Kremer S, Hannoun S, Bonneville F, Durand-Dubief F, Tourdias T, et al. New OFSEP recommendations for MRI assessment of multiple sclerosis patients: Special consideration for gadolinium deposition and frequent acquisitions. J Neuroradiol 2020;47(4):250-8.

[3] Lersy F, Boulouis G, Clément O, Desal H, Anxionnat R, Berge J, et al. Consensus Guidelines of the French Society of Neuroradiology (SFNR) on the use of Gadolinium-Based Contrast agents (GBCAs) and related MRI protocols in Neuroradiology. J Neuroradiol 2020;47(6):441-9.

[4] Barajas RF Jr, Chang JS, Segal MR, Parsa AT, McDermott MW, Berger MS, Cha S. Differentiation of Recurrent Glioblastoma Multiforme from Radiation Necrosis after External Beam Radiation Therapy with Dynamic Susceptibility-weighted Contrast-enhanced Perfusion MR Imaging. Radiology 2009;253(2):486-96.

[5] Ghoneim A, Straiton J, Pollard C, Macdonald K, Jampana R. Imaging of cerebral venous thrombosis. Clin Radiol 2020;75(4):254-64.

Recommandations d'injection en TDM et IRM de la Société d'Imagerie Abdominale et Digestive (SIAD)

Scanner

Plusieurs temps d'injection sont définis, correspondant au délai entre l'injection de produit de contraste iodé et les structures vasculaires et/ou interstitielles opacifiées. Le début d'acquisition, fonction du début d'injection, peut être fixe ou, mieux, déclenché par tracking ou suivi du bolus dans l'aorte permettant de s'adapter au débit cardiaque pour les phases artérielles.

Temps moyens habituels

- Phase sans injection.
- Phases artérielles :
  - vasculaire : départ suite à la détection d'une valeur seuil de contraste dans l'aorte (alternative délai à 25 secondes) ;
  - artérielle tardive : départ suite à la détection d'une valeur seuil de contraste dans l'aorte (alternative délai à 35 secondes) ;
  - pancréatique : 40 à 45 secondes.
- Phase portale : 80 à 90 secondes.
- Phase tardive : délai à 3 à 4 minutes.
- Phase urinaire excrétoire : 10 minutes (recherche de plaie urétérale ou vésicale sans lasilix préalable).

Quel protocole en fonction de l'indication ?

Pour toute imagerie gastroduodénale/pancréatique hors contexte postopératoire : faire boire deux verres d'eau sur table avant l'acquisition et jeûne des solides d'environ 2 heures.

Pour toute imagerie gastroduodénale dans un contexte postopératoire, si une recherche de fistule anastomotique ou sur une suture est nécessaire : faire boire deux verres de produit de contraste hydrosoluble dilué avec de l'eau sur table avant acquisition.

L'étude sans injection sert de référence pour les rehaussements après injection.

- Acquisitions :
  - A : abdomen.
  - AP : abdomen et pelvis.
  - P : pelvien
  - T : thorax.
  - TAP : thorax, abdomen et pelvis.
- IV– : sans injection.
- Avec injection : artériel vasculaire, artériel tardif, artériel pancréatique, portal, tardif

1. Foie, voies biliaires

1.1. Pathologie biliaire

A IV–, A artériel tardif, AP portal.

1.2. Pathologie infectieuse

AP IV– (optionnel), A artériel tardif (optionnel), AP portal.

1.3. Caractérisation d'une lésion hépatique de découverte fortuite, suivi de lésion primitive hépatique

A IV–, A artériel tardif, AP portal, A tardif.

1.4. Suivi d'hépatopathie chronique, suspicion de complications

A IV–, A artériel tardif, AP portal, A tardif.

1.5. Post-transplantation hépatique

1.5.1. Recherche de complication vasculaire

A IV–, A artériel vasculaire, AP portal, A tardif (optionnel).

1.5.2. Suivi systématique de transplantation hépatique hors CHC

A IV– (optionnel), A artériel vasculaire, AP portal.

1.5.3. Suivi systématique de transplantation hépatique pour CHC

A IV–, A artériel tardif, TAP portal.

2. Pancréas

2.1. Pancréatite aiguë modérément sévère ou sévère, bilan initial

A IV–, A pancréatique, AP portal.

2.2. Pancréatite aiguë, suivi

A IV– (optionnel), A artériel vasculaire (optionnel, si suspicion clinico-biologique de saignement), AP portal, AP tardif (optionnel si suspicion de saignement).

2.3. Pancréatite chronique

A IV–, A pancréatique, AP portal.

2.4. Ictère

A IV–, A pancréatique, AP portal, A tardif (optionnel).

2.5. Chirurgie pancréatique

A IV–, A artériel vasculaire (optionnel), AP portal.

2.6. Tumeur neuroendocrine

A IV–, A artériel tardif, TAP portal.

2.7. Cancer du pancréas

A IV–, A pancréatique, TAP portal.

3. Rate

3.1. Caractérisation de lésion focale splénique

A IV–, A artériel tardif, (T)AP portal.

4. Tube digestif

4.1. Entéroscanner

Faire boire 45 minutes avant > 1 litre (idéalement 2 litres) de mannitol (car il n'y a plus de sonde d'entéroclyse disponible) puis AP IV–, AP artériel tardif, AP portal.

4.2. Recherche de néoplasie colique chez patient ne pouvant avoir d'endoscopie

Coloscanner à l'eau (distension du cadre colique par remplissage par voie basse d'eau), AP IV–, remplissage, AP portal.

4.3. Avant remise en continuité

AP ou P IV–, puis AP ou P après opacification par la stomie ou l'anus (éviter l'opacification par voie basse d'une anastomose colo-anale ou colorectale basse récente [< 5 jours] sauf demande explicite) ± (T)AP portal si contexte oncologique ou complication (type collection).

4.4. Coloscopie virtuelle

Protocole dédié.

4.5. Néoplasie du tube digestif

4.5.1. Bilan initial

A IV–, TAP portal.

4.5.2. Suivi

A IV– (optionnel), TAP portal.

4.5.3. Tumeur neuroendocrine (bilan initial ou suivi)

AP IV – (optionnel pour le suivi), AP artériel tardif, TAP portal.

5. Présentation générale

5.1. Douleur abdominale aiguë morphino-requérante (suspicion d'ischémie mésentérique)

AP IV–, AP artériel vasculaire, AP portal.

5.2. Traumatisme, plaie pénétrante

AP IV–, AP artériel vasculaire, AP portal, AP tardif (optionnel) ou injection biphasique, AP tardif (optionnel) si polytraumatisme.

5.2. Saignement digestif aigu

AP IV–, AP artériel vasculaire, AP portal, AP tardif (optionnel).

5.3. Occlusion intestinale aiguë

AP IV–, AP artériel vasculaire (optionnel, si doute sur ischémie mésentérique aiguë), AP portal.

5.4. Suspicion de pathologie infectieuse (avec ou sans orientation clinique précise, notamment digestive ou hépatobiliaire)

AP IV–, (basse dose si < 40 ans) AP portal.

5.5. Suspicion de complication (abcès, fistule, occlusion) de maladie inflammatoire chronique de l'intestin

AP portal.

5.6. Recherche de néoplasie, bilan d'extension

A IV–, TAP portal.

5.7. Postopératoire de chirurgie digestive

AP portal si infectieux, ou AP IV– puis artériel vasculaire et portal si saignement.

5.8. Bilan d'une éventration

AP IV– (repos et en manœuvre de Valsalva, optionnel).

IRM

Quand injecter ?

Les acquisitions injectées seront avec les mêmes paramètres que sans injection afin de pouvoir réaliser des séquences en soustractions.

Imagerie hépatique : avec injection

Injection systématique pour la majorité des examens, y compris la caractérisation des lésions hépatiques (bénignes ou malignes), le suivi de cancers primitifs hépatiques et la détection de métastases.

Imagerie biliaire : sans injection

Pas d'injection pour le bilan de la maladie lithiasique biliaire seule.

Injection si évaluation concomitante du parenchyme hépatique (cholangites, sténoses ou lésions développées aux dépens de l'arbre biliaire, notamment les anomalies de la plaque ductale et les lésions biliaires pré-invasives ou néoplasie papillaire intraductale des voies biliaires).

Imagerie pancréatique : avec injection

Bilan ou suivi de lésions pancréatiques ou des tumeurs intracanalaires papillaires et mucineuses des conduits secondaires.

Imagerie splénique : avec injection

Bilan ou suivi de lésions spléniques.

Appareil digestif : avec injection

Bilan ou suivi des maladies inflammatoires chroniques de l'intestin, exploration de fistules anales.

Cancer rectal : injection optionnelle

Bilan initial du cancer rectal, injection optionnelle le plus souvent retenue pour les cancers du bas rectum et pour mieux détecter des envahissements veineux extramusculaires.
Restaging ou suivi en stratégie « *wait and watch* » des cancers rectaux, injection à la discrétion du radiologue selon les cas.

Péritoine : avec injection

Caractérisation et le bilan d'extension des lésions péritonéales, avec étude dynamique pour une lésion tissulaire unique, et tardive à 5 minutes pour les lésions diffuses.

Quel produit de contraste injecter ?

Selon les indications les produits macrocycliques (non spécifiques/extracellulaires) ou les produits linéaires (hépato-spécifiques) seront utilisés. L'utilisation d'un produit de contraste non spécifique extracellulaire est suffisante pour l'exploration des organes autres que le foie.

Utilisation des produits extracellulaires

Les produits extracellulaires sont à utiliser dans les situations suivantes.

- Fonction rénale altérée avec DFG < 30 ml/min.
- En imagerie hépatique :
  - tumeur bénigne déjà caractérisée en IRM (par exemple, suivi d'adénome hépatocellulaire) : suivi ;
  - hépatopathie chronique (cirrhose avancée ou décompensée) : suivi ;
  - maladies vasculaires sans nodule : suivi ;
  - polykystose hépatique ou hépatorénale ;
  - tumeur kystique : caractérisation ;

- contrôle à 1 mois post-ablation percutanée ;
- cholangites sclérosantes (ou maladie biliaire inflammatoire chronique) : bilan initial.

■ En imagerie pancréatique :
- lésion solide et/ou kystique et pseudokystique : bilan initial de caractérisation et d'extension et suivi ;
- bilan des pancréatites aiguës non expliquées, chroniques, y compris les formes auto-immunes ;
- bilan d'une sténose focale ou d'une atrophie focale du pancréas, pour rechercher un syndrome de masse.

■ En imagerie digestive :
- maladies inflammatoires chroniques de l'intestin : bilan initial d'extension et de sévérité, et suivi ;
- fistules anales avant chirurgie : bilan d'extension et de sévérité ;
- tumeurs rectales : injection optionnelle pour les bilans d'extension et de réévaluation après traitement.

Utilisation des produits hépato-spécifiques en imagerie hépatique

Acide gadobénique avec phase tardive hépatobiliaire

■ Tumeur hépatique : bilan initial.
■ Nodule sur hépatopathie chronique (VHB, etc.) ou cirrhose compensée : bilan initial.

Acide gadoxétique à favoriser dans les situations suivantes

Cancer extrahépatique : bilan d'extension

■ Pancréas non métastatique.
■ Colorectal (initial résécable ou avant résection).
■ Tumeur neuroendocrine (initial résécable ou avant résection).

Cancer primitif hépatique nouvellement diagnostiqué

■ Bilan d'extension local/de résécabilité.

Lésion hépatocellulaire bénigne : caractérisation

■ L'IRM avec acide gadobénique est recommandée en première intention pour la caractérisation d'une tumeur hépatique. Mais si IRM préalable avec agent extracellulaire ne permettant pas de conclure sur le caractère hépatocytaire de la lésion, une séquence hépatobiliaire avec acide gadoxétique peut être réalisée en complément.
■ Si suspicion de lésions HNF-*like*.

Maladie vasculaire hépatique

■ Nodules apparus sur Budd-Chiari, Fontan, Rendu-Osler, etc. : caractérisation ou suivi.
■ Maladie vasculaire porto-sinusoïdale.
■ Recherche de syndrome d'obstruction sinusoïdale sur foie post-chimiothérapie.

Biliaire (en association avec les séquences de cholangio-IRM)

■ Recherche de fuite ou sténose biliaire (post-transplantation, suspicion de plaie des voies biliaires).
■ Préciser l'anatomie des voies biliaires.

Cholangite sclérosante (ou maladie biliaire inflammatoire chronique)

- Recherche de sténose biliaire fonctionnelle.

Recommandations

- **Si cholangio-IRM, séquences avant l'injection (l'excrétion dans les voies biliaires perturbe le signal).**
- **Pour limiter les possibles mouvements transitoires des patients générés par l'injection d'acide gadoxétique à la phase artérielle, dilution du bolus d'acide gadoxétique (ratio 1 :1 avec une solution saline) et injection à 2,0 ml/s.**

Références

Scanner

[1] Arai K, Kawai K, Kohda W, Tatsu H, Matsui O, Nakahama T. Dynamic CT of acute cholangitis: early inhomogeneous enhancement of the liver. AJR Am J Roentgenol 2003;181(1):115-8.

[2] Patel NB, Oto A, Thomas S. Multidetector CT of emergent biliary pathologic conditions. Radiographics 2013;33(7):1867-88.

[3] Alsaif HS, Venkatesh SK, Chan DS, Archuleta S. CT appearance of pyogenic liver abscesses caused by Klebsiella pneumoniae. Radiology 2011;260(1):129-38.

[4] Priyadarshi RN, Sherin L, Kumar R, Anand U, Kumar P. CT of amebic liver abscess: different morphological types with different clinical features. Abdom Radiol 2021;46(9):4148-58.

[5] Van Leeuwen MS, Noordzij J, Feldberg M, Hennipman AH, Doornewaard H. Focal liver lesions: characterization with triphasic spiral CT. Radiology 1996;201(2):327-36.

[6] Kopp AF, Heuschmid M, Claussen CD. Multidetector helical CT of the liver for tumor detection and characterization. Eur Radiol 2002;12:745-52.

[7] Lim HK, Choi D, Lee WJ, et al. Hepatocellular carcinoma treated with percutaneous radio-frequency ablation: evaluation with follow-up multiphase helical CT. Radiology 2001;221(2):447-54.

[8] Iannaccone R, Laghi A, Catalano C, et al. Hepatocellular carcinoma: role of unenhanced and delayed phase multi–detector row helical CT in patients with cirrhosis. Radiology 2005;234(2):460-7.

[9] Mitsuzaki K, Yamashita Y, Ogata I, Nishiharu T, Urata J, Takahashi M. Multiple-phase helical CT of the liver for detecting small hepatomas in patients with liver cirrhosis: contrast-injection protocol and optimal timing. Am J Roentgenol 1996;167(3):753-7.

[10] Luca A, Caruso S, Milazzo M, et al. Multidetector-row computed tomography (MDCT) for the diagnosis of hepatocellular carcinoma in cirrhotic candidates for liver transplantation: prevalence of radiological vascular patterns and histological correlation with liver explants. Eur Radiol 2010;20:898-907.

[11] Girometti R, Pancot M, Como G, Zuiani C. Imaging of liver transplantation. Eur J Radiol 2017;93:295-307.

[12] Di Martino M, Rossi M, Mennini G, et al. Imaging follow-up after liver transplantation. BJR 2016;89(1064):20151025.

[13] Rocha APC, Schawkat K, Mortele KJ. Imaging guidelines for acute pancreatitis: when and when not to image. Abdom Radiol 2020;45:1338-49.

[14] Yamada Y, Mori H, Matsumoto S, Kiyosue H, Hori Y, Hongo N. Pancreatic adenocarcinoma versus chronic pancreatitis: differentiation with triple-phase helical CT. Abdom Imaging 2010;35:163-71.

[15] Tirkes T, Shah ZK, Takahashi N, et al. Reporting standards for chronic pancreatitis by using CT, MRI, and MR cholangiopancreatography: the consortium for the study of chronic pancreatitis, diabetes, and pancreatic cancer. Radiology 2019;290(1):207-15.

[16] Hindman NM, Arif-Tiwari H, Kamel IR, et al. ACR Appropriateness Criteria® Jaundice. J Am Coll Radiol 2019;16(5):S126-40.

[17] Gaballah AH, Kazi IA, Zaheer A, et al. Imaging after pancreatic surgery: expected findings and postoperative complications. RadioGraphics 2023;44(1):e230061.

[18] Yamauchi FI, Ortega CD, Blasbalg R, Rocha MS, Jukemura J, Cerri GG. Multidetector CT evaluation of the postoperative pancreas. Radiographics 2012;32(3):743-64.

[19] Kim JH, Eun HW, Kim YJ, Lee JM, Han JK, Choi B-I. Pancreatic neuroendocrine tumour (PNET): Staging accuracy of MDCT and its diagnostic performance for the differentiation of PNET with uncommon CT findings from pancreatic adenocarcinoma. Eur Radiol 2016;26(5):1338-47.

[20] Hong SB, Lee SS, Kim JH, et al. Pancreatic Cancer CT: Prediction of Resectability according to NCCN Criteria. Radiology 2018;289(3):710-8.

[21] Laméris W, Van Randen A, Van Es HW, et al. Imaging strategies for detection of urgent conditions in patients with acute abdominal pain: diagnostic accuracy study. BMJ 2009;338:b2431.

[22] Artigas JM, Martí M, Soto JA, Esteban H, Pinilla I, Guillén E. Multidetector CT Angiography for Acute Gastrointestinal Bleeding: Technique and Findings. RadioGraphics 2013;33(5):1453-70.

[23] Willmann JK, Roos JE, Platz A, et al. Multidetector CT: detection of active hemorrhage in patients with blunt abdominal trauma. AJR Am J Roentgenol 2002;179(2):437-44.

[24] Chuong AM, Corno L, Beaussier H, et al. Assessment of Bowel Wall Enhancement for the Diagnosis of Intestinal Ischemia in Patients with Small Bowel Obstruction: Value of Adding Unenhanced CT to Contrast-enhanced CT. Radiology 2016;280(1):98-107.

[25] Furukawa A, Yamasaki M, Takahashi M, et al. CT diagnosis of small bowel obstruction: scanning technique, interpretation and role in the diagnosis. Semin Ultrasound CT MR 2003;24(5):336-52.

[26] Pinto Leite N, Pereira JM, Cunha R, Pinto P, Sirlin C. CT evaluation of appendicitis and its complications: imaging techniques and key diagnostic findings. Am J Roentgenol 2005;185(2):406-17.

[27] Moore CL, Carpenter CR, Heilbrun ML, et al. Imaging in Suspected Renal Colic: Systematic Review of the Literature and Multispecialty Consensus. J Urol 2019;202(3):475-83.

[28] Deepak P, Axelrad JE, Ananthakrishnan AN. The Role of the Radiologist in Determining Disease Severity in Inflammatory Bowel Diseases. Gastrointest Endosc Clin N Am 2019;29(3):447-70.

[29] Große Hokamp N, Obmann VC, Kessner R, et al. Improved visualization of hypodense liver lesions in virtual monoenergetic images from spectral detector CT: Proof of concept in a 3D-printed phantom and evaluation in 74 patients. Eur J Radiol 2018;109:114-23.

[30] Majeed NF, Braschi Amirfarzan M, Wald C, Wortman JR. Spectral detector CT applications in advanced liver imaging. Br J Radiol 2021;94(1123):20201290.

[31] Nagayama Y, Tanoue S, Inoue T, et al. Dual-layer spectral CT improves image quality of multiphasic pancreas CT in patients with pancreatic ductal adenocarcinoma. Eur Radiol 2020;30(1):394-403.

[33] Yin X-P, Gao B-L, Li C-Y, et al. Optimal Monochromatic Imaging of Spectral Computed Tomography Potentially Improves the Quality of Hepatic Vascular Imaging. Korean J Radiol 2018;19(4):578-84.

[34] Caruso D, Rosati E, Panvini N, et al. Optimization of contrast medium volume for abdominal CT in oncologic patients: prospective comparison between fixed and lean body weight-adapted dosing protocols. Insights Imaging 2021;12(1):40.

[35] Kondo H, Kanematsu M, Goshima S, et al. Body size indices to determine iodine mass with contrast-enhanced multi-detector computed tomography of the upper abdomen: does body surface area outperform total body weight or lean body weight? Eur Radiol 2013;23(7):1855-61.

IRM

[1] Ciolina M, Di Martino M, Bruno O, Pommier R, Vilgrain V, Ronot M. Peritoneal and pleural fluids may appear hyperintense on hepatobiliary phase using hepatobiliary MR contrast agents. Eur Radiol 2018;28(7):3020-31.

[2] Kanda T, Osawa M, Oba H, et al. High Signal Intensity in Dentate Nucleus on Unenhanced T1-weighted MR Images: Association with Linear versus Macrocyclic Gadolinium Chelate Administration. Radiology 2015;275(3):803-9.

[3] McDonald RJ, McDonald JS, Kallmes DF, et al. Intracranial Gadolinium Deposition after Contrast-enhanced MR Imaging. Radiology 2015;275(3):772-82.

[4] Errante Y, Cirimele V, Mallio CA, Di Lazzaro V, Zobel BB, Quattrocchi CC. Progressive Increase of T1 Signal Intensity of the Dentate Nucleus on Unenhanced Magnetic Resonance Images Is Associated With Cumulative Doses of Intravenously Administered Gadodiamide in Patients With Normal Renal Function. Suggesting Dechelation. Invest Radiol 2014;49(10):685.

[5] Le Goff S, Barrat JA, Chauvaud L, Paulet YM, Gueguen B, Ben Salem D. Compound-specific recording of gadolinium pollution in coastal waters by great scallops. Sci Rep 2019;9(1):8015.

[6] A propos de MeGadoRe – Megadore. Accessed April 25, 2024. https://megadore.org/a-propos-de-megadore/.

[7] Ognard J, Barrat JA, Cotton F, et al. A roadmap towards pollution prevention and sustainable development of Gadolinium. J Neuroradiol 2021;48(6):409-11.

[8] Donato H, França M, Candelária I, Caseiro-Alves F. Liver MRI From basic protocol to advanced techniques. Eur J Radiol 2017;93:30-9.

[9] Yam BL, Siegelman ES. MR Imaging of the Biliary System. Radiol Clin North Am 2014;52(4):725-55.

[10] Heller SL, Lee VS. MR Imaging of the Gallbladder and Biliary System. Magn Reson Imaging Clin N Am 2005;13(2):295-311.

[11] Arrivé L, Ruiz A, El Mouhadi S, Azizi L, Monnier-Cholley L, Menu Y. MRI of cholangitis: Traps and tips. Diagn Interv Imaging 2013;94(7–8):757-70.

[12] Pamuklar E, Semelka RC. MR Imaging of the Pancreas. Magn Reson Imaging Clin N Am 2005;13(2):313-30.

[13] Sandrasegaran K, Lin C, Akisik FM, Tann M. State-of-the-Art Pancreatic MRI. Am J Roentgenol 2010;195(1):42-53.

[14] Elsayes KM, Narra VR, Mukundan G, Lewis JS, Menias CO, Heiken JP. MR Imaging of the Spleen: Spectrum of Abnormalities. RadioGraphics 2005;25(4):967-82.

[15] Taylor SA, Avni F, Cronin CG, et al. The first joint ESGAR/ ESPR consensus statement on the technical performance of cross-sectional small bowel and colonic imaging. Eur Radiol 2017;27(6):2570-82.

[16] De Miguel Criado J, Del Salto LG, Rivas PF, et al. MR Imaging Evaluation of Perianal Fistulas: Spectrum of Imaging Features. RadioGraphics 2012;32(1):175-94.

[17] Nougaret S, Rousset P, Gormly K, et al. Structured and shared MRI staging lexicon and report of rectal cancer: A consensus proposal by the French Radiology Group (GRERCAR) and Surgical Group (GRECCAR) for rectal cancer. Diagn Interv Imaging 2022;103(3):127-41.

[18] Beets-Tan RGH, Lambregts DMJ, Maas M, et al. Magnetic resonance imaging for clinical management of rectal cancer: Updated recommendations from the 2016 European Society of Gastrointestinal and Abdominal Radiology (ESGAR) consensus meeting. Eur Radiol 2018;28(4):1465-75.

[19] Low RN, Barone RM, Rousset P. Peritoneal MRI in patients undergoing cytoreductive surgery and HIPEC: History, clinical applications, and implementation. Eur J Surg Oncol 2021;47(1):65-74.

[20] Frydrychowicz A, Jedynak AR, Kelcz F, Nagle SK, Reeder SB. Gadoxetic acid–enhanced T1-weighted MR cholangiography in primary sclerosing cholangitis. J Magn Reson Imaging 2012;36(3):632-40.

[21] Vilgrain V, Esvan M, Ronot M, Caumont-Prim A, Aubé C, Chatellier G. A meta-analysis of diffusion-weighted and gadoxetic acid-enhanced MR imaging for the detection of liver metastases. Eur Radiol 2016;26(12):4595-615.

[22] Lee S, Kim SH, Lee JE, Sinn DH, Park CK. Preoperative gadoxetic acid–enhanced MRI for predicting microvascular invasion in patients with single hepatocellular carcinoma. J Hepatol 2017;67(3):526-34.

[23] McInnes MDF, Hibbert RM, Inácio JR, Schieda N. Focal Nodular Hyperplasia and Hepatocellular Adenoma: Accuracy of Gadoxetic Acid–enhanced MR Imaging—A Systematic Review. Radiology 2015;277(2):413-23.

[24] Shin NY, Kim MJ, Lim JS, et al. Accuracy of gadoxetic acid-enhanced magnetic resonance imaging for the diagnosis of sinusoidal obstruction syndrome in patients with chemotherapy-treated colorectal liver metastases. Eur Radiol 2012;22(4):864-71.

[25] Kinner S, Schubert TB, Said A, Mezrich JD, Reeder SB. Added value of gadoxetic acid-enhanced T1-weighted magnetic resonance cholangiography for the diagnosis of post-transplant biliary complications. Eur Radiol 2017;27(10):4415-25.

[26] Choi SH, Kim KW, Kwon HJ, et al. Clinical usefulness of gadoxetic acid–enhanced MRI for evaluating biliary anatomy in living donor liver transplantation. Eur Radiol 2019;29(12):6508-18.

[27] Tang W, Xiao Y, Kuang S, Rong D, He B, Grazioli L, Hussain SM, Wang J. Intraindividual crossover comparison of gadobenate dimeglumine-enhanced and gadoxetate disodium-enhanced MRI for characterizing focal liver lesions. Eur Radiol Exp 2025;9(1):23.

Recommandations d'injection en TDM et IRM de la Société d'Imagerie Génito-Urinaire (SIGU)

Scanner

L'uro-scanner peut être en quatre, trois ou deux phases [1]. L'injection est systématique. La combinaison de la phase excrétoire avec une autre phase, généralement la phase néphrographique, permet de réduire la dose de RX (trois phases voire deux au lieu de quatre) en utilisant des protocoles de fractionnement du bolus (typiquement 2/3 puis 1/3). Ce protocole doit être utilisé dès que possible et particulièrement dans le bilan diagnostique et d'extension d'une tumeur rénale, une anomalie congénitale du système collecteur, un traumatisme rénal.

Une hyperdiurèse avec injection d'une ampoule de 20 mg de furosémide après vidange de la vessie optimise l'opacification des cavités et diminue la densité de l'urine opacifiée. Elle est systématique en dehors du bilan de tumeur rénale où elle est optionnelle.

Protocoles

Protocole en quatre phases

1. AP IV– qui couvre les reins, les uretères et la vessie.
2. AP cortico-médullaire : 35 à 40 s après début de l'injection.
3. AP néphrogénique : 90 à 120 s après début de l'injection.
4. AP excrétoire : 7 minutes après début de l'injection.

Protocole en deux ou trois phases

1. AP IV– qui couvre les reins, les uretères et la vessie.
2. AP cortico-médullaire (optionnelle) : 35 à 40 s après début de l'injection.
3. Phase mixte néphrographique et excrétoire 7 minutes après début de la première l'injection et réinjection du reste du bolus vers 5 minutes à 5 minutes 30 avant.

Lithiase rénale sans injection [2]

L'injection de produit de contraste n'est pas recommandée.

IRM

1. IRM de prostate : avec injection [3–8]

L'injection suivie d'une acquisition dynamique reste actuellement recommandée malgré les protocoles multiparamétriques sans injection.

Une préparation en amont de l'examen permet d'optimiser la qualité de l'examen.

- Vidange vésicale : vacuité de l'ampoule rectale obtenue par administration d'un lavement type Normacol® 130 ml unidose 2 à 3 heures avant l'examen ou d'une ampoule de Microlax® 5 ml unidose 15 à 20 minutes avant l'examen.

- La réduction du péristaltisme peut être obtenue, après vérification de l'absence d'allergie à l'un des composants par injection de (cette injection doit être tracée dans le compte-rendu) :
  - butylbromure d'hyoscine (Buscopan® 20 mg) par voie intramusculaire ou intraveineuse ;
  - phloroglucinol/triméthylphloroglucinol (Spasfon® 40 mg/0,04 mg) 1 ampoule de 4 ml par voie intramusculaire ou intraveineuse ;
  - glucagon (Glucagen® kit 1 mg/ml) par voie intramusculaire, intraveineuse ou sous-cutanée intraveineuse, en absence de phéochromocytome (pour le glucagon).

2. IRM rénale : avec injection [8, 9]

- L'injection de produit de contraste est recommandée dans toutes les indications de réalisation d'une IRM rénale, d'une angio-IRM ou d'une uro-IRM du rein natif et transplanté.
- Séquence sans injection suivie d'une acquisition axiale aux temps cortical (30 à 40 s), néphrographique (90 à 120 s) et excrétoire (à partir de 3 minutes, dans un plan axial et coronal).
- Séquences optionnelles :
  - séquence de soustraction dynamique ;
  - acquisition coronale tardive à 6 ou 7 min après injection ;
  - acquisitions axiales plus tardives (7 à 10 min) pour visualiser la prise de contraste retardée de la fibrose (cicatrice centrale de l'oncocytome non spécifique).

3. Uro-IRM : avec injection [10]

- L'injection de produit de contraste est recommandée dans toutes les indications.
- Séquence sans injection suivie d'une acquisition axiale aux temps cortical (30 à 40 s), néphrographique (90 à 120 s) et excrétoire (à partir de 3 minutes, dans un plan axial et coronal).
- Hyper diurèse recommandée par injection intraveineuse d'un diurétique de l'anse d'action rapide (furosémide 20 mg en cas de fonction rénale normale), idéalement avant l'acquisition de la séquence de diffusion et des séquences vasculaires.

4. IRM vessie : avec injection [11–13]

- Injection systématique pour le bilan de score VI-RADS et après un traitement néoadjuvant.
- Récemment, un protocole d'IRM biparamétrique (bp-MRI) composé de séquences T2W et DWI sans injection a été proposé pour la détection du cancer de la vessie invasif du muscle. Les résultats seraient comparables au protocole standard d'IRM multiparamétrique (mp-MRI) avec injection, mais ils restent à être confirmés.
- L'injection d'un antipéristaltique (Buscopan®, Spasfon®, glucagon) est recommandée comme pour la prostate.

Le remplissage vésical adéquat peut être obtenu soit en vidant la vessie 1 à 2 heures avant l'examen ou bien en proposant de boire 500 à 1 000 ml d'eau dans les 30 minutes précédant l'examen.

5. IRM du scrotum : avec injection [14]

L'injection de produit de contraste est recommandée dans toutes les indications hormis dans les indications d'inclusions surrénaliennes testiculaires. Pour les testicules non palpables, cela reste optionnel en fonction des séquences anatomiques et de diffusion.

6. IRM-pénis : avec injection [15–17]

L'injection intracaverneuse de prostaglandine E1 (alprostadil 10 µg/ml [Caverject®, Edex®], injection de 1 ml) est utile 10 à 20 minutes avant l'IRM.
Injection de PDG avant acquisition pour toutes les indications en dehors des fractures et des ruptures de prothèse pénienne. Mode angio-MR pour les fistules artérioveineuses en cas de doppler insuffisant.

Références

[1] Renard-Penna R, Rocher L, Roy C, André M, Bellin MF, Boulay I, et al. Imaging protocols for CT urography: results of a consensus conference from the French Society of Genitourinary Imaging. Eur Radiol 2020;30(3):1387-96.

[2] Kambadakone AR, Eisner BH, Catalano OA, Sahani DV. New and Evolving Concepts in the Imaging and Management of Urolithiasis: Urologists' Perspective. RadioGraphics 2010;30(3):603-23.

[3] Mottet N, Van den Bergh RCN, Briers E, Van den Broeck T, Cumberbatch MG, De Santis M, et al. EAU-EANM-ESTRO-ESUR-SIOG Guidelines on Prostate Cancer-2020 Update. Part 1: Screening, Diagnosis, and Local Treatment with Curative Intent. Eur Urol 2021;79(2):243-62.

[4] Weinreb JC, Barentsz JO, Choyke PL, Cornud F, Haider MA, Macura KJ, et al. PI-RADS Prostate Imaging - Reporting and Data System: 2015. Version 2. Eur Urol 2016;69(1):16-40.

[5] Plodeck V, Radosa CG, Hübner HM, Baldus C, Borkowetz A, Thomas C, et al. Rectal gas-induced susceptibility artefacts on prostate diffusion-weighted MRI with epi read-out at 30 T: does a preparatory micro-enema improve image quality? Abdom Radiol 2020;45(12):4244-51.

[6] Junker D, Steinkohl F, Fritz V, Bektic J, Tokas T, Aigner F, et al. Comparison of multiparametric and biparametric MRI of the prostate: are gadolinium-based contrast agents needed for routine examinations? World J Urol 2019;37(4):691-9.

[7] Cosma I, Tennstedt-Schenk C, Winzler S, Psychogios MN, Pfeil A, Teichgraeber U, et al. The role of gadolinium in magnetic resonance imaging for early prostate cancer diagnosis: A diagnostic accuracy study. PLoS ONE 2019;14(12):e0227031.

[8] Schoots IG, Barentsz JO, Bittencourt LK, Haider MA, Macura KJ, Margolis DJA, et al. PI-RADS Committee Position on MRI Without Contrast Medium in Biopsy-Naive Men With Suspected Prostate Cancer: Narrative Review. Am J Roentgenol 2021;216(1):3-19.

[9] Van der Molen AJ, Dekkers IA, Geenen RWF, Bellin MF, Bertolotto M, Brismar TB, et al. Waiting times between examinations with intravascularly administered contrast media: a review of contrast media pharmacokinetics and updated ESUR Contrast Media Safety Committee guidelines. Eur Radiol 2024;34(4):2512-23.

[10] Rouvière O, Cornelis F, Brunelle S, Roy C, André M, Bellin MF, et al. Imaging protocols for renal multiparametric MRI and MR urography: results of a consensus conference from the French Society of Genitourinary Imaging. Eur Radiol 2020;30(4):2103-14.

[11] Panebianco V, Briganti A, Boellaard TN, Catto J, Comperat E, Efstathiou J, et al. Clinical application of bladder MRI and the Vesical Imaging-Reporting And Data System. Nat Rev Urol 2023;21(4):243-51.
[12] Roy C. Tumour pathology of the bladder: the role of MRI. Diagn Interv Imaging 2012;93(4):297-309.
[13] Delli Pizzi A, Mastrodicasa D, Marchioni M, Primiceri G, Di Fabio F, Cianci R, et al. Bladder cancer: do we need contrast injection for MRI assessment of muscle invasion? A prospective multi-reader VI-RADS approach. Eur Radiol 2021;31(6):3874-83.
[14] Tsili AC, Bertolotto M, Turgut AT, Dogra V, Freeman S, Rocher L, et al. MRI of the scrotum: Recommendations of the ESUR Scrotal and Penile Imaging Working Group. Eur Radiol 2018;28(1):31-43.
[15] Lindquist CM, Nikolaidis P, Mittal PK, Miller FH. MRI of the penis. Abdom Radiol N Y 2020;45(7):2001-17.
[16] Tu LH, Spektor M, Ferrante M, Mathur M. MRI of the Penis: Indications, Anatomy, and Pathology. Curr Probl Diagn Radiol 2020;49(1):54-63.
[17] Brouwer OR, Albersen M, Parnham A, Protzel C, Pettaway CA, Ayres B, et al. European Association of Urology-American Society of Clinical Oncology Collaborative Guideline on Penile Cancer: 2023 Update. Eur Urol 2023;83(6):548-60.

Recommandations d'injection en TDM et IRM de la Société d'Imagerie Musculo-Squelettique (SIMS)

Scanner

Les indications d'injection au scanner sont les mêmes qu'en IRM (cf. infra) mais, dans la majorité des cas, l'exploration en IRM est à privilégier si une affection musculosquelettique requiert une injection de produit de contraste.

Les exceptions concernent les explorations vasculaires. L'angioscanner est à privilégier, car sa résolution temporelle et spatiale est meilleure qu'en IRM. L'angioscanner se justifie pour étudier la vascularisation d'une tumeur (malformation vasculaire, tumeur vasculaire), les rapports d'une tumeur avec les axes vasculaires, les syndromes du défilé thoracobrachial (éléments et site de compression, manœuvre positionnelle du bras) ou pour rechercher un saignement actif.

Dans les infections nécrosantes des tissus mous qui constituent des urgences de prise en charge, l'exploration par scanner avec injection a l'avantage de pouvoir être réalisée très rapidement. [16]

	SCANNER		
	Quasiment toujours	Quasiment jamais	Parfois
Traumatisme			Recherche de saignement actif sur hématome
Tumeur		×	Analyse des vaisseaux (diagnostic positif, planification opératoire)

IRM

1. Infections osseuses et articulaires, axiales et périphériques, myosites et fasciites infectieuses : avec injection

1.1. Squelette axial : spondylites, spondylodiscites, arthrites zygapophysaires : sans ou avec injection [1]

- Pas d'injection si les séquences sagittales T1 et T2 avec saturation du signal de la graisse et coronales T2 avec saturation du signal de la graisse sont normales. Attention si forte suspicion d'infection rachidienne et séquences précédentes normales : injection pour ne pas méconnaître un abcès épidural, une arachnoïdite ou une myélite infectieuse.
- Injection pour certitude diagnostique et guide pour la biopsie percutanée (pour cibler les zones les plus actives).
- En cas de diagnostic positif d'infection rachidienne, exploration de la totalité du rachis.

1.2. Squelette périphérique : arthrite, ostéoarthrite, ostéomyélite : avec injection

Injection pour diagnostic positif et diagnostic différentiel et pour analyse de l'extension aux tissus mous.

1.3. Myosite et fasciite : avec injection [2]

Injection pour le diagnostic positif et le diagnostic différentiel, le diagnostic d'extension et de sévérité de l'infection.

2. Rhumatismes inflammatoires axiaux et périphériques

2.1. Rhumatismes axiaux, exploration de rachialgies inflammatoires d'allure rhumatismale : sans injection [3, 4]

2.2. Rhumatismes périphériques chroniques, recherche de synovite : avec injection [5]

Avec injection pour explorer les mains/poignets et les pieds et autres articulations périphériques à la recherche de synovites, ténosynovites, bursites, afin d'augmenter la sensibilité et la spécificité de leur détection, et pour apprécier le niveau d'inflammation synoviale. Une cartographie des synovites peut être réalisée par les séquences d'angio-IRM ou 3D gadolinium.

- Rhumatisme axial : pas d'injection.
- Rhumatisme périphérique, recherche de synovite : injection recommandée.

3. Hémopathies (myélome, lymphome) : sans ou avec injection [6, 7]

3.1. Myélome

Sans injection au diagnostic initial. IRM « corps entier » ou IRM du rachis entier et du bassin avec séquences T1-T2 avec saturation du signal de la graisse-diffusion sont suffisantes. Privilégier les séquences Dixon. En général, l'injection ne permet pas de caractériser une moelle hétérogène.

3.2. Suspicion d'infiltration de la moelle osseuse dans les hémopathies (hors myélome)

Injection si rupture du mur postérieur de la vertèbre ou symptômes neurologiques (doute sur une épidurite, recherche de lésions secondaires leptoméningées).

4. Tumeurs osseuses primitives et secondaires

4.1. Tumeurs osseuses primitives : avec injection [5, 8, 9]

Injection permettant une caractérisation tissulaire (identifier une matrice, des zones kystiques ou tissulaires...) ou apprécier l'extension si lésion difficilement délimitable. Intérêt des séquences dynamiques après injection de gadolinium +++ .
Pas d'injection dans le suivi d'une lésion connue stable sur les séquences classiques (exemple tumeur cartilagineuse très différenciée).

4.2. Tumeurs osseuses secondaires (métastases) : sans injection [10, 11]

Pour le rachis, injection seulement si les séquences classiques n'expliquent pas certains signes neurologiques. Règle de bonne pratique : obtenir des séquences axiales T2 si la masse tumorale déborde en intracanalaire et explorer l'ensemble du rachis.

5. Tumeurs et pseudotumeurs des tissus mous : avec injection [12–14]

La caractérisation d'une tumeur ou pseudotumeur des tissus mous impose d'avoir une injection de produit de contraste. Séquences dynamiques +++ .
Attention : seule l'injection de produit de contraste permet de distinguer un kyste d'une tumeur de signal liquidien (tissu myxoïde).

Cas particulier : tumeurs des parties molles de signal graisseux

Injection si nodule ou septa épais > 2 mm.

6. Affections dégénératives : arthrose, méniscopathie, tendinopathie dégénérative : sans injection

- Pas d'injection.

- Parfois injection pour les extrémités à la recherche de zones inflammatoires non visibles sur les séquences T2 avec saturation de la graisse.

Cas particulier : capsulite rétractile

L'injection permet une meilleure analyse du récessus axillaire inférieur et de l'intervalle des rotateurs.

7. Traumatisme osseux, articulaire, des tissus mous : sans injection

Sans injection bien que l'injection ait une meilleure sensibilité pour la détection de certaines lésions traumatiques musculaires ou aponévrotiques et pour leur caractérisation.

Cas particulier du poignet

Injection nécessaire pour évaluer la viabilité du scaphoïde (fracture, Kienbock). Cependant, l'injection (même dynamique) ne permet pas toujours de certifier de la viabilité ou non du tissu osseux.

8. Postopératoire après exérèse d'une tumeur primitive de l'os ou des tissus mous : sans ou avec injection

- Sans injection pour le suivi d'une tumeur primitive après exérèse [9, 15].
- Injection avec séquences dynamiques pour le suivi d'une tumeur primitive après exérèse si doute sur une récidive.

Cas particulier : cure de hernie discale

- Injection si suspicion d'infection postopératoire [1].
- Recherche de récidive herniaire : après interrogatoire du patient, analyse de l'imagerie préopératoire et des séquences classiques postopératoires, injection de produit de contraste si doute diagnostique persistant entre cicatrice postopératoire, sac herniaire, récidive herniaire.

	IRM			Commentaires
	Quasiment toujours	Quasiment jamais	Parfois	
Infectieux	×			Permet de rechercher un abcès (élément essentiel pour le diagnostic d'infection)
Rhumatisme axial (rachis et sacro-iliaques)		×		Séquences T1 et T2 avec saturation du signal de la graisse (ou équivalents) suffisantes

<table>
<tr><th rowspan="2"></th><th colspan="3">IRM</th><th rowspan="2">Commentaires</th></tr>
<tr><th>Quasiment toujours</th><th>Quasiment jamais</th><th>Parfois</th></tr>
<tr><td>Synovite</td><td>×</td><td></td><td></td><td>Intérêt des séquences d'angio-IRM pour cartographie des synovites ou les 3D gadolinium</td></tr>
<tr><td rowspan="2">Infiltration de la moelle osseuse (suspicion d'hémopathie)</td><td rowspan="2"></td><td rowspan="2">×</td><td rowspan="2">Si rupture du mur postérieur de la vertèbre ou symptômes neurologiques (doute sur une épidurite / recherche de lésions secondaires leptoméningées)</td><td>En général, l'injection ne permet pas de caractériser une moelle hétérogène</td></tr>
<tr><td>Privilégier les séquences T1 et les séquences Dixon</td></tr>
<tr><td rowspan="3">Lésion intraosseuse primitive</td><td rowspan="3">×</td><td>Suivi d'une lésion connue</td><td rowspan="3"></td><td>Dans un but de caractérisation (identifier une matrice, un nidus, des zones kystiques ou tissulaires…)</td></tr>
<tr><td>Lésion caractéristique (dysplasie fibreuse, fibrome non ossifiant, enchondrome, kyste essentiel, ostéochondrome, énostose)</td><td>Afin d'apprécier l'extension si lésion difficilement délimitable</td></tr>
<tr><td></td><td>Considérer les injections dynamiques</td></tr>
<tr><td>Lésion intraosseuse secondaire (métastases)</td><td></td><td>×</td><td>Si rupture du mur postérieur de la vertèbre ou symptômes neurologiques (doute sur une épidurite, recherche de lésions secondaires leptoméningées)</td><td></td></tr>
</table>

	IRM			Commentaires
	Quasiment toujours	Quasiment jamais	Parfois	
Tumeur des parties molles non graisseuse (suspicion de « sarcomes »)	×			Considérer les injections dynamiques À noter que toute formation d'allure kystique (franc hypersignal T2) et non située dans une zone classique de kyste ou sans communication évidente avec l'articulation nécessite une injection de produit de contraste pour ne pas méconnaître une lésion tissulaire
Tumeur des parties molles graisseuse		×	Si nodule ou septa épais > 2 mm	
Affection dégénérative		×		
Capsulite rétractile		×	En cas de doute	L'injection permet une meilleure analyse du récessus axillaire inférieur et de l'intervalle des rotateurs (sensibilité et spécificité)
Poignet		×	Demande d'évaluation de la viabilité du scaphoïde	L'injection (même dynamique) ne permet pas toujours de certifier de la viabilité ou non du tissu osseux (ostéonécrose, scaphoïde, Kienbock…)
Tumeur primitive maligne opérée (os ou tissus mous)			×	
Rachis opéré		× Si doute sur une récidive herniaire sur les coupes axiales T2		Les séquences T2 sont souvent suffisantes

Références

[1] Laur O, Schonberger A, Gunio D, Minkowitz S, Salama G, Burke CJ, et al. Imaging assessment of spine infection. Skeletal Radiol 2024;53(10):2067-79.

[2] Kirchgesner T, Tamigneaux C, Acid S, Perlepe V, Lecouvet F, Malghem J, et al. Fasciae of the musculoskeletal system: MRI findings in trauma, infection and neoplastic diseases. Insights Imaging 2019;10(1):47.

[3] Expert Panel on Musculoskeletal Imaging, Czuczman GJ, Mandell JC, Wessell DE, Lenchik L, Ahlawat S, et al. ACR Appropriateness Criteria® Inflammatory Back Pain: Known or Suspected Axial Spondyloarthritis: 2021 Update. J Am Coll Radiol 2021;18(11S):S340-60.

[4] Lambert RGW, Bakker PAC, Van der Heijde D, Weber U, Rudwaleit M, Hermann KG, et al. Defining active sacroiliitis on MRI for classification of axial spondyloarthritis: update by the ASAS MRI working group. Ann Rheum Dis 2016;75(11):1958-63.

[5] Berquist TH, Dalinka MK, Alazraki N, Daffner RH, DeSmet AA, el-Khoury GY, et al. Bone tumors. American College of Radiology. ACR Appropriateness Criteria. Radiology 2000;215(Suppl):261-4.

[6] Larbi A, Omoumi P, Pasoglou V, Michoux N, Triqueneaux P, Tombal B, et al. Whole-body MRI to assess bone involvement in prostate cancer and multiple myeloma: comparison of the diagnostic accuracies of the T1, short tau inversion recovery (STIR), and high b-values diffusion-weighted imaging (DWI) sequences. Eur Radiol 2019;29(8):4503-13.

[7] Messiou C, Hillengass J, Delorme S, Lecouvet FE, Moulopoulos LA, Collins DJ, et al. Guidelines for Acquisition, Interpretation, and Reporting of Whole-Body MRI in Myeloma: Myeloma Response Assessment and Diagnosis System (MY-RADS). Radiology 2019;291(1):5-13.

[8] Expert Panel on Musculoskeletal Imaging, Bestic JM, Wessell DE, Beaman FD, Cassidy RC, Czuczman GJ, et al. ACR Appropriateness Criteria® Primary Bone Tumors. J Am Coll Radiol 2020;17(5S):S226-38.

[9] Expert Panel on Musculoskeletal Imaging, Stanborough R, Demertzis JL, Wessell DE, Lenchik L, Ahlawat S., et al. ACR Appropriateness Criteria® Malignant or Aggressive Primary Musculoskeletal Tumor-Staging and Surveillance: 2022 Update. J Am Coll Radiol 2022;19(11S):S374-89.

[10] el-Khoury GY, Dalinka MK, Alazraki N, Berquist TH, Daffner RH, DeSmet AA, et al. Metastatic bone disease. American College of Radiology. ACR Appropriateness Criteria. Radiology 2000;215(Suppl):283-93.

[11] Kim EY, Chapman TR, Ryu S, Chang EL, Galanopoulos N, Jones J, et al. ACR Appropriateness Criteria non-spine bone metastases. J Palliat Med 2015;18(1):11-7.

[12] Crombé A, Marcellin PJ, Buy X, Stoeckle E, Brouste V, Italiano A, et al. Soft-Tissue Sarcomas: Assessment of MRI Features Correlating with Histologic Grade and Patient Outcome. Radiology 2019;291(3):710-21.

[13] Kumar R. Soft Tissue Sarcomas. Semin Ultrasound CT MR 2021;42(2):194-200.

[14] Noebauer-Huhmann IM, Vanhoenacker FM, Vilanova JC, Tagliafico AS, Weber MA, Lalam RK, et al. Soft tissue tumor imaging in adults: European Society of Musculoskeletal Radiology-Guidelines 2023-overview, and primary local imaging: how and where? Eur Radiol 2024;34(7):4427-37.

[15] Manaster BJ, Dalinka MK, Alazraki N, Berquist TH, Daffner RH, DeSmet AA, et al. Follow-up examinations for bone tumors, soft tissue tumors, and suspected metastasis post therapy. American College of Radiology. ACR Appropriateness Criteria. Radiology 2000;215(Suppl):379-87.

[16] Kwee RM, Kwee TC. Diagnostic performance of MRI and CT in diagnosing necrotizing soft tissue infection: a systematic review. Skeletal Radiol 2022;51(4):727-36.

Recommandations d'injection en TDM et IRM de la Société d'Imagerie Thoracique (SIT)

Scanner

L'étude du parenchyme pulmonaire ne requiert en général pas d'injection de produit de contraste iodé.

En revanche, l'utilisation de produit de contraste iodé sera nécessaire pour une étude vasculaire ou les bilans oncologiques.

Concernant les indications du scanner thoracique, se référer à l'aide à la demande d'examens de radiologie et imagerie médicale (ADERIM).

Par défaut, le terme injection fera référence à l'injection d'un produit de contraste iodé.

1. Nodule pulmonaire : sans injection

Pas d'injection pour la recherche ou le suivi de nodule pulmonaire ; c'est notamment le cas des scanners de dépistage du cancer du poumon [1, 2]. L'identification de graisse intralésionnelle (hamartochondrome) est meilleure sur les scanners non injectés.

Injection à la recherche d'une hypervascularisation en cas de suspicion de tumeur carcinoïde devant une lésion centrale endobronchique.

2. Cancer pulmonaire (bilan initial) : avec injection

Scanner thoraco-abdomino-pelvien avec imagerie cérébrale (scanner à la suite du TAP ou IRM) avec injection systématique. IRM thoracique complémentaire en cas de syndrome de Pancoast-Tobias.

3. Cancer pulmonaire (suivi) : avec injection

Après traitement radical d'un cancer pulmonaire (par chirurgie ou radiothérapie), la surveillance sera réalisée par scanner injecté pendant au moins 2 ans. Le champ d'exploration (thoracique, abdominopelvien, cérébral) varie selon le stade de la maladie et sera indiqué par l'oncologue. Après au moins 2 ans, la surveillance pourra se faire par scanner thoracique sans injection [3].

Chez les patients bénéficiant d'un traitement systémique, surveillance par scanner thoraco-abdomino-pelvien et imagerie cérébrale avec injection [4, 5].

4. Masse médiastinale : sans et avec injection

L'exploration des masses médiastinales nécessite une acquisition sans et une acquisition avec injection de produit de contraste à un temps tardif afin de pouvoir objectiver un éventuel rehaussement de la lésion et ne pas confondre les lésions kystiques spontanément denses avec des lésions tissulaires [6]. Un temps plus précoce peut être nécessaire pour apprécier les rapports vasculaires. Le rehaussement tissulaire est mieux apprécié en IRM.

5. Embolie pulmonaire : avec injection

Une acquisition à un temps mixte (artériel pulmonaire et systémique) est à privilégier, car elle permet d'éliminer certains diagnostics différentiels en cas de douleur thoracique (pathologies aortiques) et de s'affranchir des fausses images d'embolie pulmonaire (shunts systémico-pulmonaires) en cas de pathologie bronchique sous-jacente [7].

Une acquisition sans injection en inspiration maximale peut être utile pour l'étude du parenchyme, car celle-ci n'est pas optimale en angioscanner qui n'est pas réalisé en inspiration profonde avec de possibles fausses images en verre dépoli (cf. Point 8).

6. Hémoptysie : avec injection

Le bilan en scanner d'une hémoptysie doit comporter une injection de produit de contraste iodé à un temps mixte (artériel pulmonaire et systémique) pour permettre une analyse des artères pulmonaires et bronchiques [8, 9]. Afin d'obtenir une bonne opacification des artères bronchiques, une injection à débit élevé est recommandée. L'objectif de cet examen n'étant pas d'identifier un saignement actif, des acquisitions complémentaires sans injection et au temps tardif ne sont pas indiquées.

7. Hypertension pulmonaire : avec injection

Pour évaluer une hypertension pulmonaire (HTP), l'approche d'imagerie est similaire à celle utilisée pour diagnostiquer une embolie pulmonaire. Une acquisition à un temps mixte (artériel pulmonaire et systémique) permet de rechercher une HTP d'origine thromboembolique chronique (type 4), d'examiner le réseau artériel pulmonaire et de rechercher une éventuelle dilatation des artères bronchiques systémiques [10, 11]. Une alternative est de procéder à une première acquisition précoce, déclenchée lors de l'opacification de la veine cave supérieure, suivie d'une seconde acquisition permettant l'étude détaillée des artères systémiques.

Une acquisition sans injection en inspiration maximale peut être utile pour l'étude du parenchyme.

8. Pneumopathie interstitielle diffuse (hors sarcoïdose) : sans injection

Les anomalies interstitielles pulmonaires sont mieux analysées sans injection [12, 13]. Un élargissement du tronc de l'artère pulmonaire suggérant une hypertension pulmonaire peut être dépisté sur un scanner non injecté.

Si suspicion d'embolie pulmonaire dans un contexte de PID connue : réaliser un scanner thoracique sans injection en inspiration maximale pour l'analyse du parenchyme en plus de l'angioscanner des artères pulmonaires [13].

9. Sarcoïdose : sans injection

Les anomalies interstitielles pulmonaires et les adénomégalies sont généralement analysables sans injection [14]. Injection si hypertension pulmonaire [15] ou suspicion de médiastinite fibrosante.

10. Tuberculose : sans ou avec injection

La réalisation d'une injection peut être décidée après analyse des images d'une première acquisition sans injection.

- Sans injection en cas de tuberculose parenchymateuse.
- Injection pour rechercher un faux anévrysme de Rasmussen si condensation hétérogène ou excavée, notamment en cas de nodule endocavitaire ne répondant pas formellement à un aspergillome [15].
- Injection en cas de tuberculose ganglionnaire pour une meilleure caractérisation des adénomégalies (mise en évidence d'une composante nécrotique).

Optionnelle pour le suivi (en fonction des anomalies initiales).

11. Pneumonie nécrosante ou abcès : avec injection

Analyse de l'hétérogénéité du parenchyme pulmonaire et éliminer des faux anévrismes artériels au contact de l'excavation. Une acquisition après injection biphasique (pré-imprégnation puis bolus) peut être utile.

12. Aspergillose invasive : avec injection

- Sans injection pour recherche de lésion d'aspergillose invasive chez un sujet immunodéprimé.
- Injection pour éliminer un faux anévrysme de Rasmussen en cas de condensation centrale et volumineuse suggérant une aspergillose angio-invasive [16].

13. Bronchopathie (asthme, BPCO, dilatations bronchiques) : sans injection[2]

L'injection n'apporte aucune information pour l'interprétation du parenchyme, notamment pour les bronchopathies [17]. L'étude du parenchyme pulmonaire et la quantification de l'emphysème par seuillage s'effectuent sans injection en inspiration profonde [18]. L'injection peut être gênante pour identifier des impactions mucoïdes denses évocatrices d'aspergillose bronchopulmonaire allergique en cas d'asthme ou de dilatation bronchique [19].

14. Épanchement pleural : avec injection

En dehors du contexte de décompensation cardiaque, une injection de produit de contraste avec acquisition à un temps tardif (typiquement 90 ou 120 secondes après injection) ou après pré-imprégnation est recommandée en cas de bilan d'épanchement pleural [20, 21]. L'injection augmente la détectabilité des lésions de carcinose pleurale et permet de visualiser l'épaississement pleural en cas de pleurésie infectieuse.

IRM thoracique

L'IRM thoracique est dans la majorité des cas un examen de deuxième intention, ce qui explique que ses indications sont peu nombreuses. Les indications les plus fréquentes nécessitent une injection de produit de contraste gadoliné.

Par défaut, le terme injection fera référence à l'injection d'un produit de contraste gadoliné.

2 En dehors des situations d'hémoptysie ou de suspicion d'embolie pulmonaire.

1. Diaphragme (étude fonctionnelle) : sans injection

Séquences ciné sans injection [22, 23].

2. Endométriose thoracique : sans injection

Recherche de nodules d'endométriose en hypersignal spontané sur les séquences T1 et T2 avec saturation du signal de la graisse sans injection [24, 25].

3. Masse/kyste médiastinal : avec injection

La caractérisation d'une masse médiastinale requiert une injection de produit de contraste [26]. En cas de kyste typique sur une précédente IRM avec injection, la surveillance peut se discuter sans injection au cas par cas [27].

4. Syndrome de Pancoast-Tobias : avec injection

Permettre la planification chirurgicale avec l'étude des différentes composantes anatomiques (osseuses, nerveuses, vasculaires et endocanalaires vertébrales). IRM en complément du bilan TDM qui sera meilleur pour l'analyse vasculaire et osseuse [28, 29].

5. Parenchyme pulmonaire : sans injection

Séquences à temps d'écho ultra court et de séquences pondérées en T2 sans injection [30, 31].

Références

[1] Aberle DR, Berg CD, Black WC, Church TR, Fagerstrom RM, National Lung Screening Trial Research Team. et al. The National Lung Screening Trial: overview and study design. Radiology 2011;258:243-53.

[2] Kauczor H-U, Bonomo L, Gaga M, Nackaerts K, Peled N, Prokop M, et al. ESR/ERS white paper on lung cancer screening. Eur Radiol 2015;25:2519-31.

[3] Vansteenkiste J, Crinò L, Dooms C, Douillard JY, Faivre-Finn C, Lim E, et al. 2nd ESMO Consensus Conference on Lung Cancer: early-stage non-small-cell lung cancer consensus on diagnosis, treatment and follow-up. Ann Oncol 2014;25:1462-74.

[4] Hendriks LE, Kerr KM, Menis J, Mok TS, Nestle U, Passaro A, et al. Oncogene-addicted metastatic non-small-cell lung cancer: ESMO Clinical Practice Guideline for diagnosis, treatment and follow-up. Ann Oncol 2023;34:339-57.

[5] Hendriks LE, Kerr KM, Menis J, Mok TS, Nestle U, Passaro A, et al. Non-oncogene-addicted metastatic non-small-cell lung cancer: ESMO Clinical Practice Guideline for diagnosis, treatment and follow-up. Ann Oncol 2023;34:358-76.

[6] Gaubert J-Y, Cohen F, Vidal V, Louis G, Moulin G, Bartoli J-M, et al. Imagerie des tumeurs du médiastin. Rev Pneumol Clin 2010;66:17-27.

[7] Remy-Jardin M, Remy J, Artaud D, Fribourg M, Beregi J-P. Spiral CT of pulmonary embolism: diagnostic approach, interpretive pitfalls and current indications. Eur Radiol 1998;8:1376-90.

[8] Carette MF, Parrot A, Fartoukh M, Tassart M, Khalil A. Vascularisation systémique normale et pathologique du poumon: sémiologie tomodensitométrique. J Radiol 2009;90:1789-800.

[9] Khalil A, Fedida B, Parrot A, Haddad S, Fartoukh M, Carette M-F. Severe hemoptysis: From diagnosis to embolization. Diagn Interv Imaging 2015;96:775-88.

[10] Remy-Jardin M, Ryerson CJ, Schiebler ML, Leung ANC, Wild JM, Hoeper MM, et al. Imaging of pulmonary hypertension in adults: a position paper from the Fleischner Society. Eur Respir J 2021;57:2004455.

[11] Delcroix M, Torbicki A, Gopalan D, Sitbon O, Klok FA, Lang I, et al. ERS statement on chronic thromboembolic pulmonary hypertension. Eur Respir J 2021;57:2002828.

[12] Prosch H, Schaefer-Prokop CM, Eisenhuber E, Kienzl D, Herold CJ. CT protocols in interstitial lung diseases—A survey among members of the European Society of Thoracic Imaging and a review of the literature. Eur Radiol 2013;23:1553-63.

[13] Raghu G, Remy-Jardin M, Myers JL, Richeldi L, Ryerson CJ, Lederer DJ, et al. Diagnosis of Idiopathic Pulmonary Fibrosis. An Official ATS/ERS/JRS/ALAT Clinical Practice Guideline. Am J Respir Crit Care Med 2018;198:e44-68.

[14] Brillet P-Y, Nunes H, Soussan M, Brauner M-W. Imagerie de la sarcoïdose pulmonaire. Rev Pneumol Clin 2011;67:94-100.

[15] Savale L, Dorfmüller P, Boucly A, Jaïs X, Lacoste-Palasset T, Jevnikar M, et al. Sarcoidosis-Associated Pulmonary Hypertension. Clin Chest Med 2024;45:185-97.

[16] Casutt A, Lamoth F, Lortholary O, Prior JO, Tonglet A, Manuel O, et al. Atypical imaging patterns during lung invasive mould diseases: lessons for clinicians. Eur Respir Rev 2023;32:230086.

[17] Chassagnon G, Brun A-L, Bennani S, Chergui N, Freche G, Revel M-P. Imagerie des dilatations des bronches. Rev Pneumol Clin 2018;74:299-314.

[18] Gevenois PA, De Vuyst P, de Maertelaer V, Zanen J, Jacobovitz D, Cosio MG, et al. Comparison of computed density and microscopic morphometry in pulmonary emphysema. Am J Respir Crit Care Med 1996;154:187-92.

[19] Franquet T, Müller NL, Giménez A, Guembe P, De La Torre J, Bagué S. Spectrum of Pulmonary Aspergillosis: Histologic, Clinical, and Radiologic Findings. RadioGraphics 2001;21:825-37.

[20] Hooper C, Gary Lee YC, Maskell N. BTS Pleural Guideline Group. Investigation of a unilateral pleural effusion in adults: British Thoracic Society Pleural Disease Guideline 2010. Thorax 2010;65(Suppl 2):ii4-17.

[21] Hallifax RJ, Talwar A, Wrightson JM, Edey A, Gleeson FV. State-of-the-art: Radiological investigation of pleural disease. Respir Med 2017;124:88-99.

[22] Gierada DS, Curtin JJ, Erickson SJ, Prost RW, Strandt JA, Goodman LR. Diaphragmatic motion: fast gradient-recalled-echo MR imaging in healthy subjects. Radiology 1995;194:879-84.

[23] Unal O, Arslan H, Uzun K, Ozbay B, Sakarya ME. Evaluation of diaphragmatic movement with MR fluoroscopy in chronic obstructive pulmonary disease. Clin Imaging 2000;24:347-50.

[24] Rousset P, Rousset-Jablonski C, Alifano M, Mansuet-Lupo A, Buy J-N, Revel M-P. Thoracic endometriosis syndrome: CT and MRI features. Clin Radiol 2014;69:323-30.

[25] Bourgioti C, Preza O, Panourgias E, Chatoupis K, Antoniou A, Nikolaidou ME, et al. MR imaging of endometriosis: Spectrum of disease. Diagn Interv Imaging 2017;98:751-67.

[26] Carter BW, Okumura M, Detterbeck FC, Marom EM. Approaching the patient with an anterior mediastinal mass: a guide for radiologists. J Thorac Oncol 2014;9:S110-118.

[27] Ackman JB, Chintanapakdee W, Mendoza DP, Price MC, Lanuti M, Shepard J-AO. Longitudinal CT and MRI Characteristics of Unilocular Thymic Cysts. Radiology 2021;301:443-54.

[28] Mihoubi Bouvier F, Thomas De Montpréville V, Besse B, Missenard G, Court C, Tordjman M, et al. Can MRI differentiate surrounding vertebral invasion from reactive inflammatory changes in superior sulcus tumor? Eur Radiol 2021;31:8991-9.

[29] Bruzzi JF, Komaki R, Walsh GL, Truong MT, Gladish GW, Munden RF, et al. Imaging of non-small cell lung cancer of the superior sulcus: part 2: initial staging and assessment of resectability and therapeutic response. Radiographics 2008;28:561-72.

[30] Dournes G, Grodzki D, Macey J, Girodet P-O, Fayon M, Chateil J-F, et al. Quiet Submillimeter MR Imaging of the Lung Is Feasible with a PETRA Sequence at 1.5 T. Radiology 2015;276:258-65.

[31] Dournes G, Walkup LL, Benlala I, Willmering MM, Macey J, Bui S, et al. The Clinical Use of Lung MRI in Cystic Fibrosis. Chest 2021;159:2205-17.

Recommandations d'injection en TDM et IRM de la Société Française d'Imagerie de la Femme (SIFEM)

IRM

1. Cancer de l'endomètre : avec injection

2. Caractérisation d'une masse annexielle : avec injection

Injection pour tous les kystes avec une exception possible pour les kystes dermoïdes.

3. Cancer du col, du vagin, de la vulve : avec injection

4. Cartographie de myomes ou myome atypique en échographie : sans ou avec injection

- Sans injection.
- Injection si absence d'hyposignal T2 ou d'hyposignal DW.

5. Bilan d'adénomyose, d'endométriose, d'infertilité : sans injection

6. Bilan de rétention trophoblastique, de maladie trophoblastique gestationnelle, d'anomalies vasculaires utérines ou MAV : avec injection

7. Bilan de varices pelviennes : sans ou avec injection

- À la discrétion du radiologue selon l'enjeu diagnostic ou préthérapeutique.

8. Bilan de prolapsus : sans injection

9. Cancer utérin traité : avec injection

10. Bilan de carcinose péritonéale : avec injection

Sénologie

1. IRM mammaire : sans ou avec injection

- Injection.
- Sans injection : suspicion de rupture de prothèse.

2. Angiomammographie : avec injection

Références

[1] Bazot M, Bharwani N, Huchon C, Kinkel K, Cunha TM, Guerra A, Manganaro L, Buñesch L, Kido A, Togashi K, et al. European society of urogenital radiology (ESUR) guidelines: MR imaging of pelvic endometriosis. Eur Radiol 2017;27:2765-75.

[2] El Sayed RF, Alt CD, Maccioni F, Meissnitzer M, Masselli G, Manganaro L, Vinci V, Weishaupt D. ESUR and ESGAR Pelvic Floor Working Group. Magnetic resonance imaging of pelvic floor dysfunction - joint recommendations of the ESUR and ESGAR Pelvic Floor Working Group. Eur Radiol 2017;27:2067-85.

[3] Forstner R, Thomassin-Naggara I, Cunha TM, Kinkel K, Masselli G, Kubik-Huch R, Spencer JA, Rockall A. ESUR recommendations for MR imaging of the sonographically indeterminate adnexal mass: an update. Eur Radiol 2017;27:2248-57.

[4] Kubik-Huch RA, Weston M, Nougaret S, Leonhardt H, Thomassin-Naggara I, Horta M, Cunha TM, Maciel C, Rockall A, Forstner R. European Society of Urogenital Radiology (ESUR) Guidelines: MR Imaging of Leiomyomas. Eur Radiol 2018;28:3125-37.

[5] Manganaro L, Lakhman Y, Bharwani N, Gui B, Gigli S, Vinci V, Rizzo S, Kido A, Cunha TM, Sala E, et al. Staging, recurrence and follow-up of uterine cervical cancer using MRI: Updated Guidelines of the European Society of Urogenital Radiology after revised FIGO staging 2018. Eur Radiol 2021;31:7802-16.

[6] Mann RM, Kuhl CK, Kinkel K, Boetes C. Breast MRI: guidelines from the European Society of Breast Imaging. Eur Radiol 2008;18:1307-18.

[7] Nougaret S, Horta M, Sala E, Lakhman Y, Thomassin-Naggara I, Kido A, Masselli G, Bharwani N, Sadowski E, Ertmer A, et al. Endometrial Cancer MRI staging: Updated Guidelines of the European Society of Urogenital Radiology. Eur Radiol 2019;29:792-805.

[8] Rockall AG, Jalaguier-Coudray A, Thomassin-Naggara I. MR imaging of the Adnexa: Technique and Imaging Acquisition. Magn Reson Imaging Clin N Am 2023;31:149-61.

[9] Schiaffino S, Cozzi A, Clauser P, Giannotti E, Marino MA, Nijnatten TJA Van, Baltzer PAT, Lobbes MBI, Mann RM, Pinker K, et al. Current use and future perspectives of contrast-enhanced mammography (CEM): a survey by the European Society of Breast Imaging (EUSOBI). Eur Radiol 2024;34(8):5439-50.

[10] Shinagare AB, Sadowski EA, Park H, Brook OR, Forstner R, Wallace SK, Horowitz JM, Horowitz N, Javitt M, Jha P, et al. Ovarian cancer reporting lexicon for computed tomography (CT) and magnetic resonance (MR) imaging developed by the SAR Uterine and Ovarian Cancer Disease-Focused Panel and the ESUR Female Pelvic Imaging Working Group. Eur Radiol 2022;32:3220-35.

[11] Zlotykamien-Taieb E, Gherman D, Rouhban RA, Florin M, Darai E, Haddad B, Dabi Y, Arbel S, Jha P, Thomassin-Naggara I. Novel approach to MRI based risk stratification of uterine myometrial lesions. Eur J Radiol 2025;187:112126.

CHAPITRE

11

Produits de contraste, environnement et durabilité

PLAN DU CHAPITRE

L'utilisation croissante des produits de contraste à base d'iode (PCI) ou de gadolinium (PCG) en IRM participe à la contamination des réseaux d'eau douce et d'eau potable par l'intermédiaire des eaux usées. Les PCI peuvent interagir avec les désinfectants courants utilisés dans les stations d'épuration et créer des sous-produits nocifs. Les PCG peuvent se dégrader sous l'action de facteurs environnementaux externes et de désinfectants, contrairement aux hypothèses passées selon lesquelles ils seraient stables tout au long du cycle de l'eau.

Toutes les parties prenantes, fabricants d'agents de contraste, utilisateurs, associations de patients, doivent travailler ensemble pour trouver des solutions. Chacun doit jouer son rôle pour réduire l'exposition environnementale et atténuer ses effets en aval. En tant que professionnels de santé, nous devons être sensibilisés et prendre l'initiative de la justification et de l'optimisation de l'utilisation des PCI et des PCG en réduisant leur gaspillage et en récupérant les résidus pour les recycler. La récupération des urines est une solution d'avenir pour éviter la contamination aquatique. L'extraction très polluante du gadolinium est complètement liée à celle des terres rares et son devenir dans l'environnement reste inconnu. Le prix de l'iode augmente en raison d'une forte demande mondiale et d'une offre limitée. Celui du gadolinium est de fait lié à celui des terres rares. Le facteur essentiel, en dehors du rapport entre l'offre et la demande, est géopolitique avec une domination chinoise dans l'extraction et, surtout, le traitement. En 2010, à l'occasion d'un conflit sino-japonais autour de l'archipel Senkaku, la Chine a menacé le Japon de ne plus lui fournir de terres rares. En février 2025, la Chine restreint l'exportation de métaux stratégiques comme le germanium, le gallium, le tungstène, le bismuth et d'autres vers les États-Unis en réponse à la guerre commerciale décidée par le président Donald Trump. Cette restriction a été étendue en avril 2025 à sept terres rares : le gadolinium (produits de contraste IRM), le samarium, le terbium et le dysprosium (utilisés dans les aimants), le lutécium (utilisé en médecine nucléaire), le scandium (dans les piles à combustible) et l'yttrium (utilisé dans les écrans), ainsi que leurs alliages, leurs oxydes et leurs composés. La problématique du bilan carbone lié à l'éloignement des sites d'extraction et de traitement ne sera pas abordée ici.

Contamination aquatique

Produits de contraste iodés

Les PCI ont une solubilité dans l'eau et une stabilité métabolique élevées, ce qui les rend difficiles à éliminer pendant le processus de purification de l'eau potable. Les étapes de purification de base de l'eau potable pour les eaux de surface (filtration ou floculation, filtration lente) ne permettent pas d'éliminer entièrement les PCI.

Des étapes de purification supplémentaires ont été introduites en cas de niveaux de contamination accrus des eaux d'origines diverses. Les procédés d'oxydation avancés (POA) tels que l'ozonation ou l'utilisation d'une combinaison d'UV et de peroxyde d'hydrogène sont largement répandus. L'efficacité d'élimination des PCI a été considérablement améliorée, mais ces techniques conduisent à des produits de transformation.

Certains PCI peuvent être biotransformés dans des conditions aérobies et anaérobies. Huit processus de transformation ont pu être décrits pour l'iopromide : désiodation réductrice, hydrolyse des anilides, oxydation de l'hydroxyle primaire, oxydation de l'hydroxyle secondaire, clivage de la liaison amide-méthylène, décarboxylation oxydative, désacétylation et déshydroxylation. Tous sont produits dans des conditions aérobies, les deux premiers également dans des conditions anaérobies.
Du chlore ou, de préférence, la chloramine est souvent utilisé(e) pour la désinfection ou la stabilité biologique de l'eau potable pendant son acheminement. L'utilisation de la chloration est réglementée en raison de la formation de sous-produits de désinfection (SPD). En présence de produits de contraste iodés, l'utilisation de chloramine conduit à la formation de SPD iodés plus génotoxiques et cytotoxiques que leurs analogues bromés ou chlorés, l'acide iodoacétique étant le SPD le plus cytotoxique et le plus génotoxique identifié. Les SPD ont de multiples effets in vitro et in vivo comme l'hépatotoxicité et la formation d'adénomes et d'adénocarcinomes hépatiques et rénaux. Des normes existent pour limiter le risque dans l'eau potable et sont habituellement respectées. Cependant, des concentrations bien supérieures au seuil ont également été retrouvées. Le dépassement de cette concentration seuil et son ampleur dépendront de la concentration de contraste iodé dans les approvisionnements en eau utilisés pour l'eau potable chlorée.
Au total, même si les PCI ont une faible toxicité intrinsèque en eux-mêmes, les sous-produits de leur transformation dans les stations d'épuration des eaux usées, dans l'environnement ou lors de la purification de l'eau potable peuvent présenter un risque pour le milieu aquatique.

Gadolinium

Dans de nombreux milieux aquatiques, on observe aujourd'hui des concentrations anormalement élevées en gadolinium (phénomène appelé « anomalie en gadolinium ») d'origine anthropique. Du gadolinium a été observé dans des rivières du monde entier traversant des zones peuplées, comme le delta Rhin-Meuse néerlandais. Il en est de même dans les lacs, les estuaires et les eaux côtières, qu'il s'agisse de la baie de San Francisco, de la baie de Tokyo, de la rade de Brest, les eaux souterraines et l'eau du robinet.
La principale voie d'entrée du PCG dans le milieu aquatique est l'effluent des stations d'épuration des eaux usées dans lequel il n'y avait pas de gadolinium avant l'IRM. Les eaux usées des grandes zones urbaines contiennent moins de gadolinium anthropique le dimanche et le lundi, probablement parce que la plupart des examens d'IRM sont réalisés en semaine.
Bien que les PCG soient relativement non toxiques, les ions gadolinium libres sont connus pour provoquer divers effets pathologiques. Tout processus de transformation du PCG créant du gadolinium libre augmenterait donc considérablement ses effets toxiques. Le temps de séjour dans les réseaux d'assainissement et les stations d'épuration est beaucoup plus long que dans le corps. Le temps est encore plus long pour les plantes et l'environnement aquatique, ce qui augmente la probabilité de transformation par des processus biotiques et abiotiques.

La transformation peut se produire en conditions aérobies ou anaérobies lors du traitement des eaux usées. L'impact de l'application des procédés d'oxydation avancés, tels que l'ozone, sur la stabilité du PCG est encore inconnu.

L'utilisation du Fe^{3+} par certains fournisseurs d'eau potable comme coagulant pour éliminer les matières en suspension en augmentant la floculation pourrait favoriser la transmétallation.

Des complexes de gadolinium inconnus ont été décrits lors du traitement anaérobie des boues d'épuration et dans des échantillons d'eau de surface des rivières Ems (Allemagne) et Muko (Japon). Ces complexes pourraient résulter de la transformation du PCG ou d'une transmétallation.

En 2016, Jean-Alix Barrat, géologue CNRS, et Samuel Le Goff, son étudiant, détectent une concentration excessive en gadolinium dans la chair de patelles en rade de Brest. En collaboration avec Laurent Chauvaud, biologiste marin, ils retrouvent alors, grâce à la datation du mollusque par les cernes, des traces de gadolinium depuis 30 ans avec un excès entre 1989 et 2005, puis une diminution jusqu'en 2010, en concordance avec l'optimisation et la réduction de l'utilisation de PCG pour remonter graduellement jusque 2020 proportionnellement aux nombres d'examens IRM (figure 11.1).

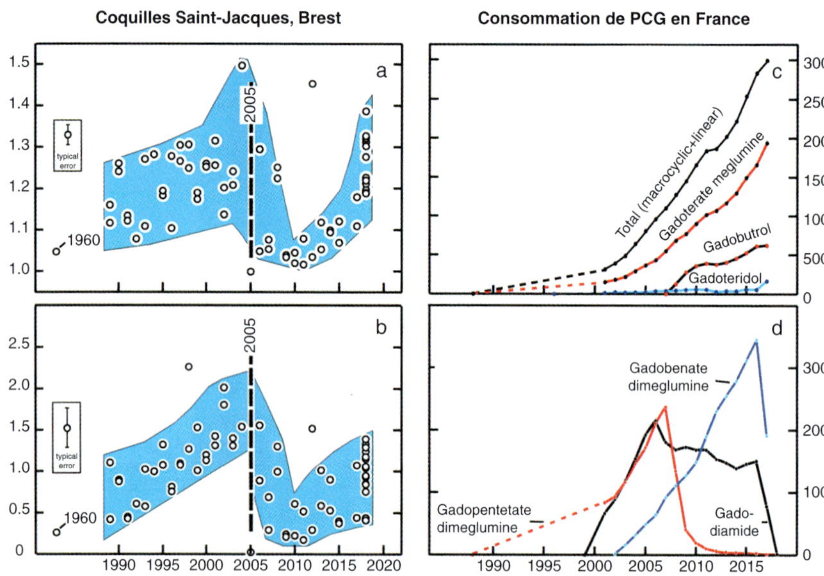

Figure 11.1. Concentration de gadolinium dans la chair de coquillages (coquilles Saint-Jacques) en rade de Brest.

Anomalies en gadolinium (a : Gd/Gd*), excès en gadolinium (b : ΔGd) enregistrés sur des coquilles Saint-Jacques prélevées de 1960 à 2018 en rade de Brest, et consommation de PCG en France enregistrée dans la base de données Medic'AM de la CPAM (c : consommation totale et PCG macrocycliques, d : PCG linéaires).

Source: Le Goff S, Barrat JA, Chauvaud L, Paulet YM, Gueguen B, Ben Salem D. Compound-specific recording of gadolinium pollution in coastal waters by great scallops. Sci Rep 2019;9(1):8015.

En mai 2025, Ines Moreira et al. ont publié une revue des connaissances actuelles sur la contamination au gadolinium (Gd) dans les environnements marins et côtiers à partir de 83 publications, portant spécifiquement sur les taxons d'invertébrés marins. Les études ont principalement examiné la bioaccumulation et la toxicité du Gd chez les bivalves marins (par exemple *Mytilus galloprovincialis*, *Crassostrea gigas*, *Ruditapes philippinarum*), les crustacés (*Callinectes sapidus*, *Crangon crangon*) et les échinodermes (*Paracentrotus lividus*, *Arbacia lixula*).

Les bivalves étaient le groupe taxonomique le plus étudié en raison de leur comportement filtreur et de leur rôle de bioindicateurs de contamination métallique.

Le Gd peut se bioaccumuler dans la vie marine, altérant la filtration et la reproduction des bivalves, des algues, des crustacés et des poissons, ainsi que la photosynthèse des algues et le métabolisme calcique chez les poissons. Ses effets sur la chaine alimentaire et les écosystèmes sont durables, car le Gd persiste, restant chimiquement stable et résistant à la dégradation naturelle. Il peut donc rester sur de longues distances dans les cours d'eau, contaminant ainsi les écosystèmes loin de sa source d'origine. Le changement climatique pourrait non seulement amplifier les effets toxicologiques directs du Gd, mais aussi accroître sa persistance dans les écosystèmes marins.

Comme nombre de ces espèces marines font partie de l'alimentation humaine, l'évaluation des effets et de l'étendue de la contamination par le Gd dans les écosystèmes aquatiques est essentielle pour déterminer les risques associés pour la santé humaine.

Pour ces auteurs, la maîtrise des effets du Gd sur les écosystèmes aquatiques nécessitera des stratégies d'atténuation coordonnées à plusieurs niveaux : des politiques internationales de réglementations environnementales coordonnées et une surveillance rigoureuse, des technologies de traitement des eaux usées plus efficaces et une recherche interdisciplinaire accrue sur ses effets à long terme sur la biodiversité marine.

Extraction de l'iode et du gadolinium

Iode

La concentration d'iode dans l'eau de mer n'est pas suffisante pour que son extraction à partir de cette source soit rentable. Deux types de sources naturelles d'iode sont exploités commercialement actuellement : le caliche, roche sédimentaire dans le désert d'Atacama au Chili, et les saumures riches en iode des champs gaziers (Minami) au Japon et pétrolifères (Anadarko) en Oklahoma aux États-Unis. L'Azerbaïdjan, l'Indonésie et le Turkménistan sont également d'importants producteurs de produits à partir des saumures souterraines. L'extraction à partir du minerai de caliche domine le marché grâce à la faisabilité économique et l'efficacité. Une troisième source, les algues, devrait connaître une forte croissance.

Les réserves mondiales d'iode étaient estimées à 15 millions de tonnes fin 2010, dont 9 millions au Chili, 5 millions au Japon et 250 000 aux États-Unis. En 2010, la production était estimée à 18 000 tonnes pour le Chili, soit 62 % de la production mondiale publiée, et 9 800 tonnes pour le Japon, soit près de 34 %.

Compte tenu des tendances actuelles, la demande en PCI risque de dépasser l'offre.
Des pénuries sont rapportées de temps à autre, mais surtout liées à l'étape industrielle. La plus notable a été la fermeture temporaire de l'usine de fabrication de GE Health-Care en Chine liée à des politiques locales contre l'épidémie de Covid-19. Bien que plus de cinq ans se soient écoulés, des inquiétudes concernant l'approvisionnement à long terme en PCI existent toujours.
Il n'existe actuellement aucun substitut comparable à l'iode et, actuellement, seules de petites quantités d'iode sont recyclées.

Gadolinium et terres rares

L'extraction du gadolinium est commune à celle de l'ensemble des terres rares et les problématiques environnementales et de dépendance vis-à-vis de la Chine sont donc similaires. On les retrouve ensemble, en différentes proportions, dans les mêmes minéraux et il est donc très difficile de les isoler les uns des autres.
Les terres rares (TR ou REE, pour *Rare-Earth Element*) regroupent dix-sept éléments chimiques qui appartiennent au groupe 3 du tableau périodique (trois électrons sur la couche externe). Ce sont :

- Les quinze lanthanides (éléments chimiques dont le nombre atomique est compris entre 57 et 71) : La (lanthane), Ce (cérium), Pr (praséodyme), Nd (néodyme), Pm (prométhium), Sm (samarium), Eu (europium), Gd (gadolinium), Tb (terbium), Dy (dysprosium), Ho (holmium), Er (erbium), Tm (tulium), Yb (ytterbium), Lu (lutécium) ;
- l'yttrium (Y) et le scandium (Sc) — l'appartenance de ce dernier au groupe des terres rares est discutée (géochimie différente).

Tous ces éléments présentent des rayons atomiques très proches et donc des comportements géochimiques similaires. Ils partagent certaines propriétés physicochimiques.
Contrairement à leur nom, ces métaux ne sont pas si rares : ils sont présents partout sur la Terre, mais disséminés de façon inégale et souvent à de très faibles concentrations. La teneur de l'écorce terrestre en terres rares est d'environ 0,08 %. Le rendement est estimé par le taux en oxydes de terres rares (OTR) : 6 % d'OTR correspond à 60 kg de terres rares pour une tonne de roches extraites.
Il existe des gîtes :

- primaires, associés aux processus internes de la Terre (par exemple, remontées de magmas). Exemples : Bayan Obo en Mongolie intérieure (Chine), Montain Pass en Californie (États-Unis) ;
- secondaires, liés aux processus d'altération des roches en surface, plus nombreux. Exemple : Mount Weld en Australie.

On distingue les terres rares légères (lanthane, cérium, praséodyme, néodyme, samarium), les plus demandées, et les terres rares lourdes (europium, gadolinium, terbium, dysprosium, erbium, yttrium, holmium, thulium, ytterbium, lutécium).
Plusieurs types de minéralisation en éléments des terres rares existent.

Minéralisations associées aux complexes de carbonatites

Elles représentent actuellement la principale source de terres rares légères dans le monde. Les principales zones minéralisées sont Bayan Obo en Chine (ressources estimées à 118 millions de tonnes à 6 % OTR), Mountain Pass en Californie (ressources estimées à 16,7 millions de tonnes à 7,98 % OTR), Mount Weld en Australie (ressources estimées à 23,9 millions de tonnes à 7,9 % OTR).

Minéralisations associées aux roches ignées hyperalcalines

Ces zones minéralisées sont caractérisées par de gros volumes mais de faibles teneurs et sont typiquement enrichies en terres rares lourdes par rapport aux terres rares légères. Les principaux gisements sont : Nechalacho au Canada (réserves de 125,7 millions de tonnes à 1,43 % OTR), Kvanefjeld au Groenland (réserves de 619 millions de tonnes à 1,06 % OTR).

Minéralisations dans des argiles à adsorption ionique

Ces minéralisations en terres rares dans des argiles à adsorption ionique représentent la principale source de terres rares lourdes dans le monde. Les zones les plus importantes sont dans le sud de la Chine (région de Nanling). Les teneurs en oxydes d'éléments de terres rares de ces gisements sont très faibles (entre 0,05 et 0,2 %), mais l'extraction et le traitement sont faciles. Elles représentent des réserves totales de 9,4 millions de tonnes à des teneurs de 140 à 6 500 ppm. On trouve également des exploitations de ce type de gisement à Madagascar et au Myanmar (anciennement Birmanie).

Autres

Il existe un nombre important de minéraux à terres rares, mais les procédés d'extraction n'ont été mis au point que pour certains d'entre eux (tableau 11.1) :

- la bastnaésite : Bayan Obo, Chine, en Mongolie-Intérieure, et à Mountain Pass, Californie aux États-Unis ;
- la monazite : les sables de plages en Australie, Inde, Brésil, Malaisie… ;
- la loparite : en Russie, dans la péninsule de Kola.

L'extraction, le traitement et la séparation des terres rares, éléments extrêmement mélangés dans le minerai, sont très coûteux en énergie, en eau et en produits chimiques. L'obtention d'un produit pur est un processus long, gourmand en ressources naturelles et polluant. De plus, les applications industrielles des terres rares nécessitent

Tableau 11.1. Teneurs en oxydes de terres rares des principaux concentrés.

	Teneur de l'écorce terrestre (en ppm)	Concentrés miniers (teneurs en %)			Concentrés chimiques (teneurs en %)		
		Monozite	Bastnaésite	Loparite	Bayan Obo	Mountain Pass	Mpunt Weld
Total oxydes de TR	150	60	60-70	32	100	100	100
Gadolinium	6,4	1,5	0,3	0,2	0,7	0,21	1,09

des niveaux de pureté très élevés, jusqu'à 99,9999 % notamment pour le gadolinium à usage médical.

Conséquences environnementales de l'exploitation des terres rares

La création de sites d'exploration et d'exploitation minière est toujours polluante et néfaste pour l'environnement, quel que soit l'élément extrait. Les conséquences sur l'environnement sont multiples :

- déforestation, destruction de terres agricoles : d'énormes quantités de résidus pouvant contenir des fluorures, des sulfures, des acides, des métaux lourds ainsi que des substances radioactives sont accumulées. Les terres rares ont un rayon ionique proche de ceux d'éléments radioactifs comme l'uranium et le thorium présents dans les minéraux qui contiennent des terres rares : l'extraction de terres rares à partir de la bastnaésite et de la monazite a pour effet de libérer d'importantes quantités d'éléments radioactifs. Ainsi la raffinerie de terres rares de Bukit Merah en Malaisie exploitée entre 1982 et 1992 fut fermée à la suite de l'apparition de nombreux cas de leucémies et de naissances avec malformations liées à la décharge illégale des déchets radioactifs de la raffinerie. Sur le site de Mountain pass, du fait de la composition des sols et de la faible quantité d'uranium et de thorium, il n'y a pas de stockage de déchets radioactifs ;
- dégradation des sols ;
- dégradation de la qualité de l'eau : rejet des métaux lourds comme le plomb, le mercure ou le cadmium. L'obtention d'une tonne de terres rares déverse 200 m^3 d'acide dans l'eau et produit 60 000 m^3 de gaz contenant de l'acide chlorhydrique.

Conclusion

La mise en place de nouveaux processus d'extraction est un point essentiel pour limiter les conséquences environnementales l'exploitation des terres rares.

Marché mondial

Iode

Le marché mondial de l'iode était évalué à 1,88 milliards de dollars US (USD) en 2023, à 2,00 milliards USD en 2024 et prévu à 3,29 milliards USD d'ici 2032. Les applications de l'iode sont multiples allant d'un catalyseur dans la fabrication de polymères à un additif dans l'alimentation animale. La demande mondiale massive est portée par ses applications générales, telles que les films polarisants pour les écrans à cristaux liquides (LCD) et les diodes électroluminescentes organiques (OLED). Les PCI représentent environ un tiers de la demande.

PCG

L'exploitation des terres rares a été très modeste jusqu'au début des années 1980. Elle connaît ensuite un véritable essor à la suite de la production massive de téléviseurs couleur (fabrication des luminophores pour les pixels rouges, verts et bleus) et le développement des technologies laser qui nécessitent des terres rares. Les États-Unis sont

alors les principaux producteurs grâce à l'activité d'une unique mine en Californie qui fermera au début des années 1990 pour cause de pollution sévère conjuguée à un désintérêt pour ce type de production.
La Chine prend le relais de la production, car les gisements sont très importants (taille, qualité), les règles environnementales peu respectées et la main-d'œuvre est assez bon marché. On passe alors assez vite d'un marché de niche à un marché lié à de hautes technologies et à forts enjeux mondiaux.
Les réserves réelles et leur distribution à travers le globe sont encore mal connues. La production minière mondiale de TR est estimée en 2022 à 345 000 tonnes d'oxydes. Cinq pays ont produit près de 97 % de la production mondiale de TR (Chine, États-Unis surtout). La demande est soutenue en particulier pour la fabrication d'aimants Nd-Fe-B. La Chine demeure le premier producteur mondial de terres rares à hauteur de 60 %. 210 000 tonnes en 2022 contre 168 000 tonnes en 2021 et 140 000 tonnes en 2020. Les États-Unis achètent à la Chine 70 % des terres rares dont ils ont besoin. Les États-Unis sont aujourd'hui le deuxième producteur mondial en termes d'opérations minières, avec la reprise de la mine de Mountain Pass en Californie. L'extraction, qui avait été arrêtée, reprend dès 2017 avec huit personnes. En 2018, 14 000 tonnes de terres rares sont extraites, le double en 2019. Puis elle monte en 2020 à 38 500 tonnes et à 43 000 tonnes en 2021. Ainsi, les États-Unis extraient 15 % des terres rares mondiales. Les concentrés de terres rares sont expédiés en Chine qui produit plus de 90 % de la production mondiale d'oxydes de terres rares. Les États-Unis ont mis en place une stratégie pour réduire leur dépendance depuis 2010. Le 20 mars 2025, le président Donald Trump signe un décret qui donne à l'administration des pouvoirs exceptionnels pour doper la production nationale de terres rares en s'appuyant sur le *Defense Production Act*, loi adoptée en 1950 pendant la guerre de Corée. Les autres pays producteurs sont la Birmanie (9,4 %), l'Australie (7,9 %), la Thaïlande (2 %).
Pour satisfaire les objectifs de la transition énergétique, la production des terres rares raffinées devrait être multipliée par 7 d'ici 2050.
Les applications des terres rares sont multiples : fabrication des moteurs des véhicules électriques (aimants permanents), pales et générateurs d'électricité des éoliennes, tous les appareils digitaux, etc. Les PCG représentent 5 % de la demande mondiale en gadolinium.
Il existe au cœur de la géopolitique actuelle de nombreux gisements à haut potentiel pas encore exploités. La Norvège, la Finlande et la péninsule de Kola en Russie renferment des réserves importantes et intéressantes. L'exploitation au Groenland permettrait de réduire significativement (environ de 30 %) la dépendance chinoise pour les oxydes de terres rares. La province magmatique de Gardar, au sud du pays, contient des réserves estimées à plusieurs milliards de tonnes contenant au moins 1 % d'oxydes de terres rares. Les difficultés de mise en exploitation de ces gisements à haut potentiel sont nombreuses, liées au Groenland au manque d'infrastructures et de main-d'œuvre qualifiée. Ailleurs, les procédures administratives et les oppositions de la population locale freinent et empêchent la délivrance des autorisations nécessaires comme en Suède à Kiruna.
La dépendance à la Chine durera encore longtemps, ce qui n'est pas sans conséquence sur le plan géopolitique, comme en témoigne la situation en avril 2025.

Utilisation des produits de contraste à base d'iode et de gadolinium

En France en 2022, environ 12,5 millions de doses de PCI ont été injectées avec une moyenne de 80 ml soit 1 million de litres. L'utilisation mondiale de PCG est estimée à 63 millions de doses en 2023 correspondant à 945 000 litres de gadolinium avec une consommation moyenne de 15 ml par IRM. En France, environ 3 millions de doses par an de chélates de gadolinium sont administrées aux patients, soit 45 000 litres avec un total d'environ 3,2 kg de gadolinium par an et par machine d'IRM. Globalement, 25 à 35 % des examens IRM ont utilisé des PCG, en fonction de la zone anatomique et de l'indication d'imagerie spécifique. La neuroradiologie (environ 40 %) et la radiologie cardiovasculaire (environ 20 %) y contribuent fortement.

Mesures visant à réduire l'utilisation

Rappelons ces mesures qui sont détaillées dans les chapitres 1 et 3.

- Justification des demandes de TDM et d'IRM et des injections.
- Optimisation des injections.
- Personnalisation de la quantité de PCI et PCG injectée en fonction de l'indication et du poids du patient ou de la surface corporelle pour les patients en surcharge pondérale devant bénéficier d'une TDM.
- La dose de PCI peut être réduite en baissant les kV ou en utilisant des scanners multiénergétiques. La dose de PCG peut être réduite avec des PCG de haute relaxivité, l'utilisation de séquences et de post-traitement augmentant le rehaussement ou de séquences rendant non nécessaire l'injection avec des résultats identiques.

Mesures visant à réduire le gaspillage

Les systèmes d'injection multipatients permettent l'utilisation de flacons ou bouteilles jusqu'à 100 ml en IRM et 500 ml ou plus en TDM. Cela permet d'individualiser la quantité de produit de contraste injectée sans augmenter le gaspillage. La journée peut commencer avec un flacon de grande taille avec ajustement de la taille du flacon en fin de journée. Les durées maximales d'utilisation après le perçage du bouchon doivent être respectées, allant de 12 à 24 heures selon les fabricants.

Un rinçage au sérum physiologique est appliqué, permettant d'optimiser le bolus et d'éviter le gâchis dans les tubulures (cf. chapitre 8).

L'utilisation d'un grand conditionnement présente l'avantage supplémentaire de réduire le gaspillage global d'emballage lié aux petits volumes. Une étude avec des injecteurs sans et avec seringue à usage multiple a montré une réduction de 84,6 % des déchets plastiques avec l'usage multiple.

Récupération de l'iode et du gadolinium non utilisé

Des mesures de collecte des résidus de produits de contraste sont proposées par les laboratoires pour les PCI et une association Megadore pour les PCG.

Les produits de contraste iodés non utilisés ne doivent absolument pas être jetés dans les eaux usées. Chaque centre de TDM et d'IRM doit être équipé d'un conteneur spécial pour la collecte des résidus de PCI et de PCG. Le projet Megadore récupère les fonds de seringue des PCG non injectés au patient (flacon « IRM verte ») et les stocke à Brest avant retraitement.

La récupération est bien entendu préférable à la destruction dans un incinérateur. Depuis la réforme de 2024, la quantité de produits de contraste iodés et gadolinés non utilisée a été considérablement réduite grâce à l'usage multipatients.

Services de recyclage de l'iode et du gadolinium

Une fois récupérés, les produits de contraste peuvent être recyclés. Le recyclage des résidus de PCI et l'extraction de l'iode prolongent ainsi efficacement le cycle de vie de l'iode. Le recyclage du gadolinium reste en phase de développement, car très complexe et très coûteux, et il n'est pas opérationnel à ce jour.

Éviter la contamination aquatique

La contamination aquatique la plus importante est liée à l'urine des patients à qui ont été administrés des PC. Les PCI représentent jusqu'à 80 % du total des effluents pharmaceutiques d'un hôpital. Pour limiter cette contamination, les urines émises après l'examen au minimum dans l'heure au mieux dans les 4 heures devraient être recueillies.

Aux Pays-Bas et en Allemagne, des études pilotes ont été menées sur des patients ambulatoires après un scanner avec injection de produit de contraste. Les poches à urine jetables contiennent un matériau absorbant et peuvent être scellées. Les patients utilisent les poches à domicile pendant les quatre premières mictions suivant l'administration de produit de contraste intraveineux. Les poches sont éliminées avec les ordures ménagères. Cette méthode pourrait également être utilisée chez les patients ambulatoires après une IRM avec injection de produit de contraste.

Deux études sont en cours demandant aux patients ambulatoires ayant bénéficié d'un examen IRM de rester 30 minutes (Pays-Bas) ou une heure (Greenwater en Italie) après l'examen et d'uriner dans une poche à urines. Le taux d'acceptation est très bon. Les volumes récupérés sont variables selon les patients. La généralisation de cette approche paraît être la plus efficace pour réduire la pollution aquatique.

En France, depuis fin 2024, à l'hôpital de la Cavale-Blanche (Brest), des toilettes Contrast-Catch conçues par l'entreprise néerlandaise Zereau ont un système de filtre capable de retenir 99 % du gadolinium et de l'iode des urines des patients.

La durabilité est une priorité dans de nombreux pays et est constamment débattue lors de grandes réunions transnationales, telles que la COP24. C'est également un élément clé des principaux congrès de radiologie, avec un rapport sur radiologie et écoresponsabilité par la SFR en décembre 2021 suivi d'une charte d'écoresponsabilité et produit de contraste en 2022 ou le congrès européen de radiologie ECR 2025 « Planet Radiology ». La promotion de la durabilité en radiographie, en particulier en ce qui concerne l'utilisation des produits de contraste, conduit à d'établir des programmes d'éducation et de formation incluant la sensibilisation à l'environnement des équipes médicales et paramédicales.

Bibliographie

Bendszus M, Laghi A, Munuera J, Tanenbaum LN, Taouli B, Thoeny HC. MRI Gadolinium-Based Contrast Media: Meeting Radiological, Clinical, and Environmental Needs. J Magn Reson Imaging 2024;60(5):1774-85.

Dekker HM, Beltman HB, Prokop M. Are patients willing to help reduce contrast material in the environment? The outpatient use of urine bags after contrast-enhanced computed tomography. Eur Radiol 2025 Apr 11.

England A, Rawashdeh M, Moore N, Young R, Curran G, McEntee MF. More sustainable use of iodinated contrast media – Why? Radiography (Lond) 2024;30(Suppl 1):74-80.

Kumasaka S, Kartamihardja AAP, Kumasaka Y, Kameo S, Koyama H, Tsushima Y. Anthropogenic gadolinium in the Tone River (Japan): an update showing a 7.7-fold increase from 1996 to 2020. Eur Radiol Exp 2024;8(1):64.

Lenkinski RE, Rofsky NM. Contrast Media-driven Anthropogenic Gadolinium: Knowns and Unknowns. Radiology 2024;311(1):e240020.

Lojo-Lendoiro S, Rovira À, Morales Santos Á. Green radiology: How to develop sustainable radiology. Radiologia (Engl Ed) 2024;66(3):248-59.

Moreira I, Pereira E, Soares A, Freitas R. Gadolinium: a review on concentrations and impacts in marine and coastal systems. Environ Pollut 2025 May 13:126453.

Pichler V, Martinho RP, Temming L, Segers T, Wurm FR, Koshkina O. The Environmental Impact of Medical Imaging Agents and the Roadmap to Sustainable Medical Imaging. Adv Sci (Weinh) 2025;12(9):e2404411.

Rafiei Alavi N, Limfueco J, Yamamoto R, Shi J, Houshyar R, Yaghmai V. Impact of Patient Volume on Iodinated Contrast Material Waste with Multidose Contrast Injectors. Acad Radiol 2024;S1076-6332(24):00960-967.

Rusandu A, Bustadmo L, Gravvold H, Anvik MS, Skilleås Olsen K, Hanger N. Iodinated contrast media waste management in hospitals in central Norway. Radiography (Lond) 2024;30(5):1272-6.

Société française de radiologie et d'imagerie médicale. Charte « Écoresponsabilité et produit de contraste ». 2021. https://www.radiologie.fr/sites/www.radiologie.fr/files/medias/documents/Charte%20écoresponsabilité%20et%20produit%20de%20contraste_1302023.pdf.

Société française de radiologie et d'imagerie médicale. Radiologie et écoresponsabilité. 2022. https://www.radiologie.fr/files/medias/documents/livret%20blanc%20-%20version%20web%2010%20dec%202021_.pdf.

Toia GV, Ananthakrishnan L. The Environmental Impact of Iodinated Contrast Media: Strategies for Optimized Use and Recycling. J Comput Assist Tomogr 2024 Dec 2.

Yan H, Zhang T, Yang Y, Li J, Liu Y, Qu D, Feng L, Zhang L. Occurrence of iodinated contrast media (ICM) in water environments and their control strategies with a particular focus on iodinated by-products formation: A comprehensive review. J Environ Manage 2024;351:119931.

Terres rares

Brgm. Ressources minérales : les terres rares. https://www.brgm.fr/fr/actualite/dossier-thematique/ressources-minerales-terres-rares.

http://eduterre.ens-lyon.fr/thematiques/mineraux-et-ressources-minerales/terres-rares/les-terres-rares. Ifé.

L'élémentarium. Terres rares. https://lelementarium.fr/product/terres-rares/.

Plateforme ACCES – Eduterre. https://www.mineralinfo.fr/fr/ecomine.

Vie publique. Terres rares : quels enjeux pour la France et l'Europe ? https://www.vie-publique.fr/parole-dexpert/289457-terres-rares-quels-enjeux-pour-la-france-et-leurope.

Projet Megadore.

https://megadore.org.

Iode

Fortune Business Insights. Marché mondial de l'iode. https://www.fortunebusinessinsights.com/fr/iodine-market-103889.

CHAPITRE 12

Responsabilité et réglementation

PLAN DU CHAPITRE

- **Responsabilité liée à l'utilisation des produits de contraste**
- **Procédures médico-légales liées aux produits de contraste aux États-Unis**
  - Réactions d'hypersensibilité
  - Extravasation de produit de contraste
  - Lésion rénale aiguë induite par un produit de contraste
  - Complications neurologiques
  - Défaut de demande d'examen de produit de contraste malgré une indication clinique
  - Défaut d'injection de produit de contraste malgré une indication clinique
- **Comment limiter le risque médico-légal ?**
  - Consentement éclairé
  - Respect de l'obligation de moyens, des référentiels et des bonnes pratiques
  - Utilisation hors AMM
- **Résumé des caractéristiques du produit, sociétés savantes**
- **Responsabilité du radiologue pour ses actes**
  - Antécédents médicaux
  - Attention particulière à certaines populations
  - Prémédication
  - Précision et rapidité de la prise en charge des effets indésirables
- **Réglementation sur la fourniture des produits de contraste depuis le 1er mars 2024**

Produits de contraste en imagerie médicale

Responsabilité liée à l'utilisation des produits de contraste

Les risques liés à l'utilisation de produit de contraste ont été développés dans les chapitres précédents. Le respect des critères de justification et d'optimisation, le consentement éclairé, l'évaluation des populations de patients particulières et la capacité à gérer les situations d'urgence après l'administration de l'agent de contraste relèvent de la responsabilité du radiologue.

Procédures médico-légales liées aux produits de contraste aux États-Unis

Il existe peu d'articles concernant les implications médico-légales liées à l'utilisation des agents de contraste. Khan et al. rapportent les motifs de la mise en cause du radiologue aux États-Unis en relation avec les produits de contraste.

Réactions d'hypersensibilité

Ce sont les cas les plus fréquents (30 %). Les mises en cause concernent essentiellement un défaut de diagnostic d'anaphylaxie ou un défaut de traitement rapide par adrénaline intramusculaire ou intraveineuse. Dans 38 % des cas, les patients ont développé un arrêt cardiorespiratoire et sont décédés peu après et dans 11 % des cas des lésions cérébrales anoxiques permanentes. La réaction anaphylactique était légère dans 40 % des cas et spontanément résolutive.

À noter également des poursuites pour un défaut de prémédication par antihistaminiques ou corticostéroïdes (guidelines ACR différentes de celles de l'ESUR à l'époque) ou l'administration d'une dose excessive d'adrénaline pour traiter une réaction anaphylactique, ayant entraîné un infarctus du myocarde,

Extravasation de produit de contraste

Vingt-sept pour cent des cas impliquaient une extravasation de produit de contraste, le plus souvent au niveau du compartiment dorsal de la main et du coude, avec 34 % de complications par syndrome des loges nécessitant une fasciotomie en urgence. Dans tous les cas, une plainte pour séquelles a été formulée, avec des paresthésies, un engourdissement, une altération de l'état fonctionnel de la zone atteinte, des douleurs chroniques et/ou des cicatrices.

Une erreur technique dans l'administration du produit de contraste, notamment un débit anormalement élevé, des réglages incorrects sur un injecteur électrique, un mauvais positionnement de l'aiguille ou un choix ou un calibre d'aiguille incorrect sont incriminés. Si le manipulateur peut être considéré comme négligent, le radiologue ou l'hôpital sont reconnus comme responsables.

Lésion rénale aiguë induite par un produit de contraste

Les plaintes portent sur l'injection malgré l'absence d'indications cliniques raisonnables ayant entraîné une IRA.
Tous les cas d'insuffisance rénale aiguë post-contraste portés en justice ont donné raison aux radiologues. Les recommandations pour la prévention de l'insuffisance rénale aiguë post-contraste doivent être appliquées. L'utilisation de produit de contraste pour l'angioscanner a été jugée raisonnable chez les patients victimes d'un accident vasculaire cérébral aigu chez lesquels une occlusion des gros vaisseaux est suspectée avant la mesure de la créatinine sérique confirmant la primauté du rapport bénéfice-risque en urgence.

Complications neurologiques

Elles étaient essentiellement liées aux myélographies.

Défaut de demande d'examen de produit de contraste malgré une indication clinique

Des cliniciens ont été poursuivis pour non-prescription d'examen avec injection malgré une indication clinique : urgentistes devant des signes et symptômes de dissection aortique et un chirurgien maxillo-facial pour défaut de prescription d'une IRM avec injection de produit de contraste pour caractérisation d'une masse qui a été biopsiée alors qu'il s'agissait d'une fistule artérioveineuse, ce qui a entraîné un saignement important.

Défaut d'injection de produit de contraste malgré une indication clinique

Des plaintes ont été jugées pour non-injection de produit de contraste en raison de comorbidités préexistantes et d'une créatininémie initiale élevée, alors qu'il y avait des indications cliniques, ce qui souligne à nouveau l'importance du rapport bénéfice-risque.

Comment limiter le risque médico-légal ?

De bonnes pratiques peuvent limiter le risque médico-légal lors de l'utilisation des produits de contraste.

Consentement éclairé

L'absence de consentement éclairé est une cause fréquente de poursuites judiciaires venant juste après les erreurs de diagnostic et les complications procédurales.
Aucun examen diagnostique ne peut être réalisé sans le consentement valable du patient qui doit recevoir des informations adéquates et des données suffisantes pour pouvoir prendre une décision éclairée concernant l'examen.

Le consentement ne peut pas se résumer à une brève rencontre, ce qui est le cas de la majorité des relations patient-radiologue, rendant difficile une relation établie avec le patient et la discussion des risques et des complications de leurs interventions avec lui. Ceci est bien entendu beaucoup plus important en radiologie interventionnelle que pour l'utilisation des produits de contraste. Le patient doit avoir suffisamment de temps pour analyser les informations reçues, au mieux au moins 24 heures.

La plupart des patients souhaitent être informés avant une injection de produit de contraste. La quantité et la qualité des informations à fournir aux patients doivent être adaptées, notamment concernant les risques.

Une information excessive et détaillée sur les risques de la procédure peut augmenter le niveau d'anxiété chez un patient en attente d'administration de produits de contraste. Au contraire, une communication équilibrée sur les risques peut réduire ce niveau d'anxiété. La faible fréquence des complications, notamment celles engageant le pronostic vital, ne dispense pas les radiologues de leur devoir d'informer les patients de ces risques spécifiques. Communiquer l'essentiel sans se référer aux statistiques, adapter l'information aux besoins du patient et faciliter la compréhension sont des éléments essentiels du consentement éclairé.

La lisibilité des formulaires de consentement éclairé est un enjeu crucial.

En pratique, les fiches d'information et de consentement de la SFR sont à utiliser et à expliquer si nécessaire au patient.

Respect de l'obligation de moyens, des référentiels et des bonnes pratiques

Le régime de la responsabilité médicale résulte de l'arrêt Mercier de 1936 (Cour de cassation, Civ. 20 mai 1936) définissant la nature contractuelle de la relation entre médecin et patient, et oblige le praticien à une obligation de soins et de moyens.

Le Code de la santé publique (CSP) reprenant le Code de déontologie apporte des précisions.

Art. 8(Art. R. 4127- 8 du CSP) – Dans les limites fixées par la loi et compte tenu des données acquises de la science, le médecin est libre de ses prescriptions qui seront celles qu'il estime les plus appropriées en la circonstance.

Il doit, sans négliger son devoir d'assistance morale, limiter ses prescriptions et ses actes à ce qui est nécessaire à la qualité, à la sécurité et à l'efficacité des soins.

Il doit tenir compte des avantages, des inconvénients et des conséquences des différentes investigations et thérapeutiques possibles

Art. 32(Art. R. 4127-32 du CSP) – Dès lors qu'il a accepté de répondre à une demande, le médecin s'engage à assurer personnellement au patient des soins consciencieux, dévoués et fondés sur les données acquises de la science, en faisant appel, s'il y a lieu, à l'aide de tiers compétents.

Art. 33(Art. R. 4127-33 du CSP) – Le médecin doit toujours élaborer son diagnostic avec le plus grand soin, en y consacrant le temps nécessaire, en s'aidant dans

toute la mesure du possible des méthodes scientifiques les mieux adaptées et, s'il y a lieu, de concours appropriés.
Art. 36(Art. R. 4127-36 du CSP) – Le consentement de la personne examinée ou soignée doit être recherché dans tous les cas.
Lorsque le malade, en état d'exprimer sa volonté, refuse les investigations ou le traitement proposés, le médecin doit respecter ce refus après avoir informé le malade de ses conséquences.
Si le malade est hors d'état d'exprimer sa volonté, le médecin ne peut intervenir sans que la personne de confiance, à défaut, la famille ou un de ses proches ait été prévenu et informé, sauf urgence ou impossibilité.
Les obligations du médecin à l'égard du patient lorsque celui-ci est un mineur ou un majeur faisant l'objet d'une mesure de protection juridique sont définies à l'article R. 4127-42.
Art. 40(Art. R. 4127-40 du CSP) – Le médecin doit s'interdire, dans les investigations et interventions qu'il pratique comme dans les thérapeutiques qu'il prescrit, de faire courir au patient un risque injustifié.
Art. 69(Art. R. 4127-69 du CSP) – L'exercice de la médecine est personnel ; chaque médecin est responsable de ses décisions et de ses actes.

Depuis la loi du 4 mars 2002, l'article L. 1142-1, *i*, alinéa 1er, du Code de la santé publique prévoit que les professionnels de santé n'engagent leur responsabilité personnelle qu'en cas de faute (en dehors du cas où leur responsabilité est encourue en raison d'un défaut d'un produit de santé). La faute doit donc être prouvée et la preuve de la faute d'un professionnel de santé comme celle d'un lien causal avec le dommage invoqué incombe en principe au demandeur.
L'arrêt rendu le 16 octobre 2024 par la première chambre civile de la Cour de cassation (Civ. 1, 16 octobre 2024, n° 22-23.433) semble poser le principe d'une présomption de faute. La Cour de cassation rappelle que le médecin a « l'obligation d'accomplir des actes de soins appropriés », c'est-à-dire conformes aux données acquises de la science, mais au visa des articles L1142-1, I, alinéa 1er, du Code de la santé publique et 1353 du Code civil énonce le principe selon lequel : « *dans le cas d'une absence ou d'une insuffisance d'informations sur la prise en charge du patient, plaçant celui-ci ou ses ayants droit dans l'impossibilité de s'assurer que les actes de prévention, de diagnostic ou de soins réalisés ont été appropriés, il incombe alors au professionnel de santé d'en rapporter la preuve* ». Il s'agissait d'une complication au cours d'une arthroscopie de hanche où le rapport d'intervention ne mentionnait pas que les recommandations de la Société française d'arthroscopie avaient été suivies, alors que le praticien les appliquait. Ainsi la Cour de cassation inverse la charge de la preuve, en exigeant des professionnels de santé qu'ils démontrent que les soins, actes de prévention ou de diagnostic étaient adaptés, en l'absence d'informations suffisantes, instaurant une forme de présomption de faute en cas de compte-rendu incomplet. Cette décision est dans l'esprit de décisions antérieures en 2012, 2014 et 2018 dans lesquelles la Cour de cassation tient compte des difficultés pour la victime d'apporter la preuve d'une faute lorsque ceci n'est pas possible en raison de la perte du dossier médical. Ici, le dossier n'était pas perdu mais incomplet.

Le recueil du consentement et de la preuve de l'information, la rédaction des dossiers médicaux et des comptes-rendus doivent être rigoureux, permettant en cas de litiges de prouver que les recommandations et les protocoles appropriés ont été suivis et que les soins étaient appropriés.
Il apparaît donc essentiel de se référer aux recommandations des sociétés savantes et de les indiquer si nécessaire sur les comptes-rendus : SFR, CIRTACI, ESUR, ESR pour nous et, en l'absence sur un sujet précis, d'autres sociétés savantes (ACR...) ou articles reconnus pour leur qualité. Tout est possible pour assurer des soins de qualité dans l'intérêt du patient dès lors que l'on peut argumenter scientifiquement la démarche et la prouver.

Utilisation hors AMM

Une utilisation hors AMM désigne une utilisation autre que les indications initialement testées et autorisées ; l'obtention d'autorisations dépend de la législation sur les médicaments, qui peut varier d'un pays à l'autre.
Dans le cadre normatif européen (directive 2004/27/CE du 31 mars 2004), le médicament se définit comme « toute substance ou combinaison de substances qui peut être utilisée ou administrée chez l'être humain en vue de restaurer, de corriger ou de modifier des fonctions physiologiques, en exerçant une action pharmacologique, immunologique ou action métabolique, ou à l'établissement d'un diagnostic médical ». L'utilisation hors indication d'un produit médical correspond à sa prescription et à son utilisation d'une manière et à des fins autres que celles approuvées par les agences compétentes et les lois nationales sur les médicaments. Ces agences ne réglementant que l'étiquetage des produits médicaux et non la pratique de la médecine, l'utilisation hors AMM de médicaments et de produits médicaux est de plus en plus courante.
Cependant, des différences existent entre les produits de contraste et les autres médicaments. Les produits de contraste « ne sont pas conçus pour avoir des effets thérapeutiques et sont administrés en une seule dose, sous surveillance médicale, et produisent leurs effets selon les principes de la physique, et non ceux de la pharmacologie » écrit Thomsen dans un éditorial. Selon la réglementation en vigueur, les produits de contraste sont officiellement approuvés pour certaines utilisations spécifiques et pour certaines zones corporelles. Leur utilisation pour l'imagerie du reste du corps est considérée comme « hors AMM ». Ainsi, les indications approuvées ne correspondent pas toujours aux besoins cliniques et diagnostiques réels. En pratique quotidienne, l'utilisation hors AMM des produits de contraste est extrêmement fréquente, principalement pour les agents de contraste à base de gadolinium (PCG), notamment en angiographie par IRM, en cardiologie et en pédiatrie. L'utilisation hors AMM de produits de contraste peut engendrer des risques, car elle reste formellement en dehors des limites réglementaires. Cela entraîne des risques médicolégaux accrus pour le radiologue. L'augmentation de l'utilisation hors AMM n'a pas entraîné de différence significative dans l'incidence des effets indésirables graves entre les utilisations approuvées et non approuvées des produits de contraste. Néanmoins, en cas d'effet indésirable, en particulier s'il est grave et engage le pronostic vital, le radiologue devra démontrer que l'utilisation hors AMM de ce PC était pleinement étayée par des preuves scientifiques valides et qu'il n'existait aucune contre-indication pour la sécurité du

patient. C'est l'état d'esprit de plusieurs sociétés savantes ou organe de régulation. Ainsi, la FDA comme la *Society of Interventional Radiology* indiquent que l'utilisation d'un médicament ou d'un dispositif médical hors AMM doit être fondée sur des preuves médicales solides avec tenue d'un registre des produits utilisés et de leurs effets éventuels. Le consentement éclairé formel du patient est indispensable dans ce cas. Des informations exhaustives doivent lui être fournies en soulignant les avantages en termes de diagnostic efficace. Les radiologues doivent signaler tout effet indésirable suspecté associé à l'utilisation d'un produit de contraste aux autorités responsables de la pharmacovigilance. La collecte de ces informations vise à garantir le meilleur niveau de sécurité pour les patients.

Résumé des caractéristiques du produit (RCP), rôle des sociétés savantes

Lorsqu'il s'agit d'assouplir des mesures de sécurité dans le RCP, les autorités de santé prennent leur temps et ne tiennent pas forcément compte des recommandations des sociétés savantes. Ceci peut poser un problème quand les RCP sont en contradiction avec les recommandations des sociétés savantes. Ainsi, pour le gadolinium, des examens de laboratoire afin de rechercher une altération de la fonction rénale sont recommandés chez tous les patients. Ce libellé traduit les mesures de minimisation du risque vis-à-vis de la fibrose systémique néphrogénique, décidée au niveau EMA en 2010. Il n'a pas été modifié en 2017 et s'applique à tous les produits macrocycliques incluant le gadopiclénol ainsi que les hépato-spécifiques. Seul le Prohance® (gadotéridol) a une RCP actualisée entre temps lors d'une procédure européenne de reconnaissance mutuelle en 2019. En 2025, la fibrose systémique néphrogénique a pourtant disparu avec l'arrêt en Europe des PCG linéaires incriminés et la recherche d'une insuffisance rénale avant l'injection d'un PCG n'est pas recommandée par les sociétés savantes.

☑ *Exemples de RCP*

- « Avant l'administration de **Gadovist®**, il est recommandé de procéder à des examens de laboratoire chez tous les patients afin de rechercher une altération de la fonction rénale. »
- « Avant l'administration de **gadopiclénol**, des examens de laboratoire afin de rechercher une altération de la fonction rénale sont recommandés chez tous les patients. »
- « Avant l'administration de **Prohance®**, un bilan biologique afin de rechercher une altération de la fonction rénale est recommandé chez les patients ayant des facteurs de risque et chez le sujet âgé. »
- « Avant l'administration de **Multihance®**, des examens de laboratoire afin de rechercher une altération de la fonction rénale sont recommandés chez tous les patients. »
- « Avant l'administration de **Primovist®**, il est recommandé de procéder à des examens de laboratoire chez tous les patients afin de rechercher une altération de la fonction rénale. »

D'autres éléments concernent l'usage **multipatients** où les RCP sont ambiguës.

☑ *Exemples de RCP pour l'usage multipatients des PCG*

Gadovist® 30 ml

- Ce produit n'est destiné qu'à un usage unique. Tout produit de contraste restant après un examen doit être jeté.
- Si le produit de contraste doit être administré à l'aide d'un injecteur automatique, sa compatibilité avec l'utilisation envisagée doit être démontrée par le fabricant du dispositif médical. Les instructions complémentaires des fabricants des appareils utilisés doivent être rigoureusement respectées.

Elucirem® 50 ml

- Le bouchon du flacon ne doit être percé qu'une seule fois.
- La stabilité chimique et physique en cours d'utilisation a été démontrée pendant 24 heures à une température maximale de 25 °C. D'un point de vue microbiologique, le produit doit être utilisé immédiatement. Si le produit n'est pas utilisé immédiatement, la durée de conservation avant et en cours d'utilisation est sous la responsabilité de l'utilisateur et ne devrait en principe pas dépasser 24 heures à une température comprise entre 2 et 8 °C, sauf si l'ouverture a eu lieu dans des conditions aseptiques contrôlées et validées.

À ce jour (juillet 2025), seul l'acide gadotérique 60 et 100 ml a une RCP utilisation multipatient 24 heures.

Dotarem® et Senajor®

- Instructions pour l'utilisation multipatients à partir de récipients de 60 ml et plus.
- Le produit de contraste doit être administré au moyen d'un injecteur automatique agréé pour des utilisations multiples.
- Le bouchon du flacon doit être percé une seule fois.
- La connexion entre l'injecteur et le patient (ligne patient) doit être changée après chaque patient.
- Les tubulures de connexion et tous les éléments jetables du système d'injection doivent être remplacés conformément aux instructions du fabricant du système d'injection.
- Les instructions du fabricant du dispositif doivent être respectées.
- 24 heures après première ouverture, tout produit de contraste non utilisé contenu dans le flacon doit être éliminé.

D'autres mises à jour sont attentes de validation. L'usage multipatient de flacons de PCI et de PCG nécessite un injecteur automatique validé pour cet usage. Les ponctions multiples ou les spikes ne sont pas autorisés par l'ANSM.
La RCP de la **metformine** n'est pas en conformité avec les recommandations des sociétés savantes (chapitre 6).

RCP de la metformine

Administration de produits de contraste iodés

L'administration intravasculaire de produits de contraste iodés peut provoquer une néphropathie induite par le produit de contraste qui entraînera une accumulation de metformine et une augmentation du risque d'acidose lactique. La metformine doit être arrêtée avant ou au moment de l'examen d'imagerie et ne doit être reprise qu'après un délai minimum de 48 heures, à condition que la fonction rénale ait été réévaluée et jugée stable.

Responsabilité du radiologue pour ses actes

À l'exception des examens de dépistage, les radiologues reçoivent généralement les demandes d'examen d'un médecin traitant. La décision de réaliser ou non l'examen et d'utiliser ou non un produit de contraste est laissée au radiologue. C'est à lui en dernier ressort de vérifier la justification et la pertinence de l'indication du produit de contraste et de peser les bénéfices diagnostiques et thérapeutiques par rapport aux risques. Les recommandations existantes des différentes sociétés savantes doivent aider le radiologue à prendre la décision d'imagerie la plus appropriée pour un patient spécifique.

Antécédents médicaux

Recherche d'éventuelles réactions antérieures au produit de contraste et d'altération de la fonction rénale (cf. chapitres 5 et 6).

Attention particulière à certaines populations

Certains patients nécessitent une attention encore plus grande avant d'administrer un produit de contraste (cf. chapitres 1, 3, 6 et 9).

Femmes enceintes et allaitantes

L'utilisation de produits de contraste chez la femme enceinte doit être limitée aux cas où les bénéfices l'emportent sur les risques. Il est recommandé de fournir à la mère des informations complètes sur la possibilité d'un arrêt temporaire de l'allaitement.

Patients diabétiques sous metformine

Les recommandations de l'ESUR préconisent une vigilance accrue en fonction de l'existence et de la gravité de l'insuffisance rénale pour les PCI. Aucune précaution particulière n'est requise pour les PCG.

Patients ayant des antécédents d'insuffisance rénale

Ces patients méritent une attention particulière lors de la prise de décision concernant le recours à un produit de contraste iodé.

Prémédication

Les prémédications classiques à base de corticoïdes et d'antihistaminiques ne sont pas recommandées, car le plus souvent inefficaces et pouvant entraîner des effets secondaires. Ils ne protègent ni d'un accident d'hypersensibilité parfois plus grave ni d'un problème médico-légal. Il est indispensable de respecter les recommandations des sociétés savantes, en l'occurrence la SFR, l'ESUR et le CIRTACI. Les mesures à prendre en cas d'antécédents d'accident d'hypersensibilité aux produits de contraste sont détaillées dans le chapitre 5. Le consentement éclairé du patient et le dialogue avec le médecin demandeur sont essentiels. Dans tous les cas, les radiologues doivent être préparés à gérer les réactions possibles.

Précision et rapidité de la prise en charge des effets indésirables

Les radiologues peuvent être poursuivis si la prise en charge d'un effet indésirable induit par un produit de contraste n'est pas rapide et correcte. Les radiologues et les manipulateurs manquent souvent de pratique en raison de la rareté de ces accidents et peuvent ne pas avoir les réflexes indispensables en situation d'urgence. Il est donc important d'avoir une formation continue renouvelée et des exercices de simulation au moins une fois voire deux fois par an (cf. chapitre 5).

Réglementation sur la fourniture des produits de contraste depuis le 1er avril 2024

La réforme des produits de contraste entrée en vigueur au 1er avril 2024 modifie le circuit d'approvisionnement et les modalités de financement des produits de contraste pour les scanners et les IRM. Ces produits sont intégrés dans le périmètre des charges financées par les forfaits techniques en imagerie médicale qui ont été partiellement revalorisées. L'article 59 de la loi de financement de la Sécurité sociale pour 2024 a autorisé également la création de suppléments facturables pour certains actes médicaux utilisant des produits de contraste ne relevant pas des forfaits techniques, comme les angio-mammographies ou des actes d'urologie.

Les produits de contraste concernés ne sont plus pris en charge au titre de la liste des spécialités remboursables aux assurés sociaux ni délivrés sur prescription médicale par les pharmaciens d'officine aux patients. Il revient alors à la structure qui percevra le forfait technique de fournir les produits de contraste nécessaires à la réalisation de l'acte après achat auprès des laboratoires ou centrales d'achat.

Les produits de contraste iodé d'une contenance strictement inférieure à 50 ml continuent à être délivrés selon le circuit actuel (grossistes-répartiteurs et pharmacies d'officine) et remboursés aux patients par la Sécurité sociale. En pratique, il s'agit des produits iodés en 10, 15 et 20 ml utilisés en arthrographie, lors d'infiltrations ou lors d'opacifications digestives en TDM. Pour les produits gadolinés, seul l'Artirem® (acide gadotérique) pour les arthro-IRM reste chez le pharmacien.

Pour s'approvisionner auprès des laboratoires pharmaceutiques, il revient aux centres ou cabinets médicaux de désigner un médecin responsable et de fournir aux laboratoires les informations minimales figurant dans le modèle de formulaire de désignation du médecin responsable. Un médecin responsable peut être désigné pour une ou plusieurs structures juridiques titulaires d'autorisation d'équipement matériel lourd (EML) et il remplira autant de formulaires que de structures disposant d'autorisation d'EML. Un manipulateur ou un cadre manipulateur peut gérer l'approvisionnement ; cependant, le radiologue responsable doit être le signataire des commandes.

Les laboratoires sont autorisés à vendre directement des médicaments utilisés en diagnostic médical aux praticiens habilités à les utiliser et en vue de l'emploi exclusif par ces praticiens pour leur usage professionnel, sur commande écrite du praticien, conformément à la disposition de l'article R. 5124-43 du Code de la santé publique. Cette « commande à usage professionnel » est décrite à l'article R. 5132-4.

En cas de décision de rappel de lot convenue avec l'ANSM, les laboratoires devront informer les cabinets de radiologie et autres praticiens concernés par l'achat de produits de contraste, par messagerie électronique en utilisant les coordonnées du médecin responsable désigné de la structure ou celles du praticien ayant passé une commande à usage professionnel et en lui joignant les instructions à suivre sur les modalités de rappel.

Le ministère du Travail, de la Santé et des Solidarités a précisé le circuit pharmaceutique et en particulier le rôle des pharmacies à usage interne (PUI) (figure 12.1).

L'article L. 5126-1 du Code de la santé publique indique que les PUI ne peuvent approvisionner que le circuit hospitalier : « Les pharmacies à usage intérieur répondent aux besoins pharmaceutiques des personnes prises en charge par l'établissement, service ou organisme dont elles relèvent, ou au sein d'un groupement hospitalier de territoire ou d'un groupement de coopération sanitaire dans lequel elles ont été constituées. » Ainsi, il n'est pas possible à un groupement d'intérêt économique (GIE) d'imagerie médicale ou à un groupement de coopération sanitaire (GCS) d'imagerie d'établir une convention avec une PUI pour acheter les produits de contraste dès lors qu'il s'agit d'une activité libérale ou de patients non hospitalisés.

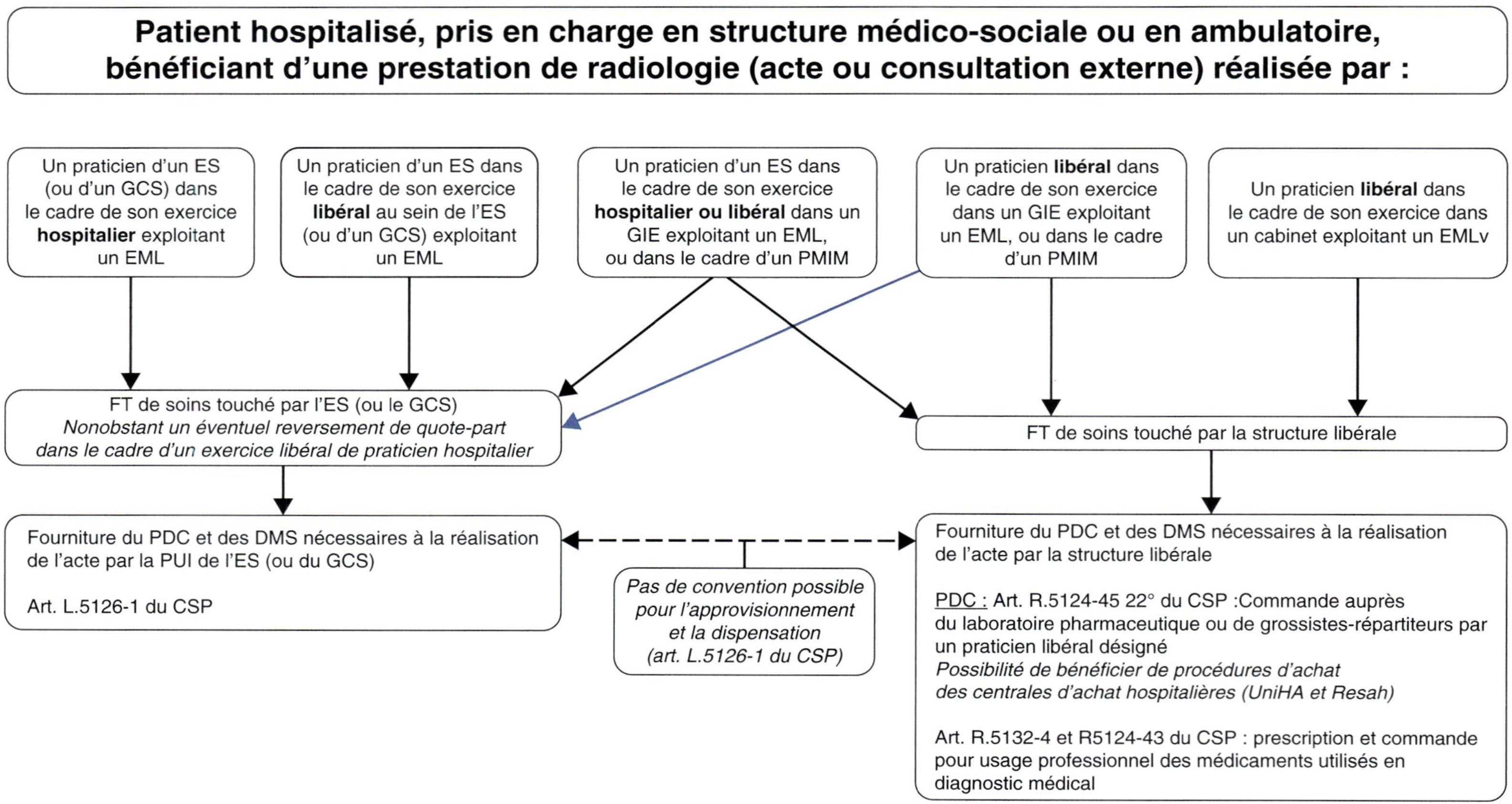
Patient hospitalisé, pris en charge en structure médico-sociale ou en ambulatoire, bénéficiant d'une prestation de radiologie (acte ou consultation externe) réalisée par :
Un praticien d'un ES (ou d'un GCS) dans le cadre de son exercice hospitalier exploitant un EML
Un praticien d'un ES dans le cadre de son exercice libéral au sein de l'ES (ou d'un GCS) exploitant un EML
Un praticien d'un ES dans le cadre de son exercice hospitalier ou libéral dans un GIE exploitant un EML, ou dans le cadre d'un PMIM
Un praticien libéral dans le cadre de son exercice dans un GIE exploitant un EML, ou dans le cadre d'un PMIM
Un praticien libéral dans le cadre de son exercice dans un cabinet exploitant un EMLv
FT de soins touché par l'ES (ou le GCS)
Nonobstant un éventuel reversement de quote-part dans le cadre d'un exercice libéral de praticien hospitalier
FT de soins touché par la structure libérale
Fourniture du PDC et des DMS nécessaires à la réalisation de l'acte par la PUI de l'ES (ou du GCS)
Art. L.5126-1 du CSP
Pas de convention possible pour l'approvisionnement et la dispensation (art. L.5126-1 du CSP)
Fourniture du PDC et des DMS nécessaires à la réalisation de l'acte par la structure libérale
PDC : Art. R.5124-45 22° du CSP :Commande auprès du laboratoire pharmaceutique ou de grossistes-répartiteurs par un praticien libéral désigné
Possibilité de bénéficier de procédures d'achat des centrales d'achat hospitalières (UniHA et Resah)
Art. R.5132-4 et R5124-43 du CSP : prescription et commande pour usage professionnel des médicaments utilisés en diagnostic médical

▷

▷ **Figure 12.1. Circuit pharmaceutique et logistique des produits de santé utilisés en radiologie.**
DMS : dispositifs médicaux stériles ; EML : équipements matériels lourds ; ES : établissement de santé ; FT : Forfait technique ; GCS : groupement de coopération sanitaire ; GIE : groupement d'intérêt économique ; PDC : produits de contraste ; PMIM : plateau mutualisé d'imagerie médicale. * Les PDC iodés de petit volume < 50 ml restent remboursables et disponibles en officine.
Source : Ministère du Travail, de la Santé et des Solidarités. 03 Avril 2024. https://sante.gouv.fr/IMG/pdf/logigramme_pdc_mtss_3avril2024.pdf.

Bibliographie

Khan A, Bajaj S, Khunte M, Payabvash S, Wintermark M, Gandhi D, Mezrich J, Malhotra A. Contrast Agent Administration as a Source of Liability: A Legal Database Analysis. Radiology 2023;308(3):e230802.

Pomara C, Pascale N, Maglietta F, Neri M, Riezzo I, Turillazzi E. Use of contrast media in diagnostic imaging: medico-legal considerations. Radiol Med (Torino) 2015;120(9):802-9.

Hassani H. Accidents médicaux liés à l'utilisation des produits de contraste iodés en radiodiagnostic : éléments pour la détermination de la responsabilité médicale du radiologue. La revue de médecine légale 2012;3:103-14.

Martines V, Magnaldi S, Di Fazio N, Volonnino G, Marinelli E, De Paola L. Enhancing patient safety and delineating professional liability in radiological procedures involving contrast medium administration. Clin Ter 2025;176(1):42-6.

Rodríguez Carnero P, Sebastià Cerqueda C, Oleaga Zufiria L. Responsibility of the radiologist in the management of contrast medias. Informed consent and other controversies. Radiologia (Engl Ed) 2024;66(Suppl 2): S124-31.

Thomsen HS. For whom? Acta Radiol 2013;54(5):473-5.

Schouman-claeys E, Clément O. Dossier : La gestion des risques. Produits de contraste et gestion des risques : aménager des règles de conduite simples. Health Management 2012;5(1).

Cour de cassation, civile, Chambre civile 1, 16 octobre 2024, 22-23.433, Publié au bulletin. https://www.legifrance.gouv.fr/juri/id/JURITEXT000050384792?init=true&page=1&query=22-23.433&searchField=ALL&tab_selection=all.

Gadolinium H-A-31-1097 : Assessment Report. Reference Number:EMA/740640/2010. https://www.ema.europa.eu/en/medicines/human/referrals/gadolinium-containing-contrast-agents-0.

Gadolinium: Article 31 referral - Annex I, II, III, IV. Reference Number: Doc. Ref. EMEA/727399/2009 Annex. https://www.ema.europa.eu/en/documents/referral/gadolinium-article-31-referral-annex-i-ii-iii-iv_en.pdf.

Index

H

I

J

K

L

M

N

O

Elsevier Masson S.A.S.
65, rue Camille-Desmoulins,
92442 Issy-les-Moulineaux Cedex
Dépôt légal : septembre 2025

Composition : Thomson

Imprimé en Pologne par Dimograf